E. E. Rösen

Pflegedokumentation in der Altenpflege

Elke Erika Rösen

Pflegedokumentation in der Altenpflege

Sachgerecht, sicher und professionell

5. Auflage

Mit einem Geleitwort von: Peter Frings, Münster

ELSEVIER

Elsevier GmbH, Bernhard-Wicki-Str. 5, 80636 München, Deutschland
Wir freuen uns über Ihr Feedback und Ihre Anregungen an kundendienst@elsevier.com

ISBN 978-3-437-27954-6
eISBN 978-3-437-05143-2

5. Auflage 2024

Wichtiger Hinweis
Die medizinischen Wissenschaften unterliegen einem sehr schnellen Wissenszuwachs. Der stetige Wandel von Methoden, Wirkstoffen und Erkenntnissen ist allen an diesem Werk Beteiligten bewusst. Sowohl der Verlag als auch die Autorinnen und Autoren und alle, die an der Entstehung dieses Werkes beteiligt waren, haben große Sorgfalt darauf verwandt, dass die Angaben zu Methoden, Anweisungen, Produkten, Anwendungen oder Konzepten dem aktuellen Wissensstand zum Zeitpunkt der Fertigstellung des Werkes entsprechen.
Der Verlag kann jedoch keine Gewähr für Angaben zu Dosierung und Applikationsformen übernehmen. Es sollte stets eine unabhängige und sorgfältige Überprüfung von Diagnosen und Arzneimitteldosierungen sowie möglicher Kontraindikationen erfolgen. Jede Dosierung oder Applikation liegt in der Verantwortung der Anwenderin oder des Anwenders. Die Elsevier GmbH, die Autorinnen und Autoren und alle, die an der Entstehung des Werkes mitgewirkt haben, können keinerlei Haftung in Bezug auf jegliche Verletzung und/oder Schäden an Personen oder Eigentum, im Rahmen von Produkthaftung, Fahrlässigkeit oder anderweitig übernehmen.

Bibliografische Information der Deutschen Nationalbibliothek
Die Deutsche Nationalbibliothek verzeichnet diese Publikation in der Deutschen Nationalbibliografie; detaillierte bibliografische Daten sind im Internet über https://www.dnb.de abrufbar.

24 25 26 27 28 5 4 3 2 1

In ihren Veröffentlichungen verfolgt die Elsevier GmbH das Ziel, genderneutrale Formulierungen für Personengruppen zu verwenden. Um jedoch den Textfluss nicht zu stören sowie die gestalterische Freiheit nicht einzuschränken, wurden bisweilen Kompromisse eingegangen. Selbstverständlich sind **immer alle Geschlechter** gemeint.

Planung: Regina Pappers, München
Projektmanagement: Marion Kraus, München
Redaktion und Herstellung: Hildegard Graf, Germering
Satz: Thomson Digital, Noida/Indien
Druck und Bindung: Drukarnia Dimograf Sp. z o.o., Bielsko-Biała/Polen
Umschlaggestaltung: SpieszDesign, Neu-Ulm
Titelfotografie: Hauptbild © Ingo Bartussek - stock.adobe.com | Einklinker © JackF - stock.adobe.com

Aktuelle Informationen finden Sie im Internet unter **www.elsevier.de**

Geleitwort zur 4. Auflage

„Die Pflege muss gestärkt werden!" „Wir brauchen mehr Menschen, die sich wieder in der Pflege engagieren." „Es braucht mehr Wertschätzung für die Pflegenden!"

Diese und ähnliche Sätze hört man seit vielen Jahren – ohne dass sich wirklich Grundlegendes in der Pflege geändert hat. Viele Pflegekräfte haben kein Verständnis dafür, dass man ihnen auf der einen Seite großen Respekt für ihre verantwortungsvolle Aufgabe zollt, gleichzeitig aber jeder – sicherlich manchmal nur schwer oder nicht zu entschuldigende – Fehler dazu führt, dass öffentlich „die Pflege" nahezu schrankenlos schlecht geredet wird. Wer die Pflege schlecht redet, darf sich nicht wundern, wenn Menschen dann auch nicht in dieses Berufsfeld drängen.

Viel zu lange ist man der Ansicht gewesen, dass die Qualität von Pflege anhand der Pflegedokumentation „gemessen" werden kann. Das führte folgerichtig dazu, dass Pflegekräfte nahezu alles in der Dokumentation festhielten – immer getragen von der Vorstellung, dadurch einem Vorwurf fehlender Fachlichkeit qualifiziert entgegen treten zu können.

Ein grundlegender Wandel in der Bewertung dieser Sichtweise ist in den letzten Jahren erst eingetreten, als im Rahmen des viel beachteten Bundesprojektes „Einführung des Strukturmodells zur Entbürokratisierung in der Langzeitpflege (EinSTEP)" deutlich wurde, dass nur eine wirklich sinnvolle Dokumentation auch im Interesse der pflegebedürftigen Menschen ist. Zwingend dazu gehört die Erkenntnis, dass man „der Pflege" und den dort tätigen Menschen mehr Vertrauen entgegenbringen und die Fachlichkeit der Pflegekräfte entsprechend respektieren muss.

Im vorliegenden Werk setzt sich die Autorin umfangreich und detailliert mit einer Vielzahl von Aspekten auseinander, die bei einer gut geführten Pflegedokumentation von Bedeutung sind. Wenn Pflegekräfte die hier zusammengetragenen Erkenntnisse umsetzen, dient das einerseits der Stärkung der eigenen Profession und andererseits der Erkenntnis, dass man eben nicht dauernd in einem fast aussichtlosen Begründungszwang steht, die eigenen Arbeiten immer wieder rechtfertigen zu müssen.

Eine gute Fachlichkeit gepaart mit einer gesunden Portion Selbstbewusstsein führt dann hoffentlich dazu, dass Pflegende den Grad an Wertschätzung erhalten, der ihnen schon lange als eigene Profession zukommen sollte.

Münster, im Oktober 2018

Peter Frings
Rechtsanwalt, Mitglied der juristischen Expertenrunde, die die Kassler Erklärungen erarbeitet hat

Vorwort

Die Entwicklung im Gesundheitswesen ging in den letzten Jahren mit Riesenschritten voran und hatte immer auch Einfluss auf das Führen einer Pflegedokumentation. Da auch in der nächsten Zeit weitere Veränderungen absehbar sind, wird sich die Pflegedokumentation fortlaufend diesem Prozess anpassen.

Mit dem Projekt auf Bundesebene „Einführung des Strukturmodells zur Entbürokratisierung der Pflegedokumentation (EinSTEP)" wurde 2015 die Möglichkeit einer deutlichen Verschlankung der bisherigen Pflegeprozessplanung empfohlen (www.ein-step.de).

Laut Einschätzung der Einrichtungsträgerverbände auf Bundesebene haben sich bis Ende des Jahres 2020 etwa 80 % aller ambulanten und stationären Pflegeeinrichtungen in Deutschland für eine Entbürokratisierung bzw. die Einführung des Strukturmodells entschieden. Dies ist ein deutliches Zeichen, dass eine aussagekräftige Pflegedokumentation nicht von der Anzahl der Wörter abhängt. Weniger ist eben doch oft mehr. Unbenommen bleibt, dass im Rahmen einer professionellen Vorgehensweise eine Pflegedokumentation den individuellen Pflegeprozess einer zu pflegenden Person nachvollziehbar darstellen muss.

Warum dieses Buch?

Dieses Fachbuch klärt über die verschiedenen Aspekte der pflegerischen Dokumentation auf und gibt Anregung, die eigene pflegerische Dokumentation zu hinterfragen und zu reflektieren.

Neben der Darstellung der gesetzlichen Mindestanforderungen an eine Pflegedokumentation nach SGB XI finden sich viele Vorschläge und Hinweise, wie die pflegerische Dokumentation effektiv und sachgerecht erfolgen kann, ohne zum unliebsamen „Zeitfresser" zu werden. Die Anmerkungen zum Strukturmodell beinhalten Grundsatzaussagen und möchten „neugierig" auf das Strukturmodell machen. Und den Leserinnen und Lesern, die bereits das Strukturmodell nutzen, Bestätigung in der sachgerechten Anwendung bieten.

Durch Fallbeispiele, Reflexionsaufgaben und Formulierungshilfen erhalten die Leserinnen und Leser Sicherheit beim Führen einer sachgerechten Pflegedokumentation entsprechend den gesetzlichen Anforderungen.

Das Buch möchte professionell Pflegende motivieren, die Pflegedokumentation in der täglichen Praxis zu schätzen und in ihr ein wirkungsvolles Instrument der Darstellung der pflegefachlichen Qualität zu sehen.

Persönliches Anliegen der Autorin

Die Pflegedokumentation hat bei Pflegenden nur eine Akzeptanz, wenn sie als sinnvoll erlebt wird. Deshalb lade ich alle Pflegenden ein, grundsätzlich alle Forderungen und Aussagen zum Thema Pflegedokumentation zu hinterfragen und zu reflektieren. Testen Sie und probieren Sie verschiedene Varianten der Pflegedokumentation und Pflegeplanung aus. Diskutieren Sie mit den MD-Gutachtern und -Prüfern, der WTG-Behörde und anderen Pflegeexperten. Finden Sie Ihren eigenen Standpunkt, den Sie auch begründen und vertreten können. Fragen Sie sich und andere immer, warum eine Information dokumentiert werden soll und woraus sich dies ableiten lässt.

Im Rahmen der weiteren Entwicklung in der Pflege gewinnt das „Fachgespräch" zwischen Pflegenden und den Prüfinstanzen zunehmend an Wichtigkeit und das ist gut so!

Damit ist nicht gemeint, dass jetzt jeder so dokumentiert, wie er denkt, dass es richtig ist! Da wir in der Pflege in der Regel im Team arbeiten, muss es klare Vorgaben zur Dokumentation für alle Beteiligten geben. Ich appelliere an dieser Stelle an alle Leitungskräfte, die dieses Buch lesen, gemeinsam mit den Mitarbeitern diese Vorgaben zu erarbeiten, und – genauso wichtig –, diese auch aktuell zu halten.

Pflegedokumentation ist ein Hauptthema für die Pflegenden und gehört zu den Vorbehaltsaufgaben einer Pflegefachkraft. Machen Sie Ihren Pflege- und Betreuungsplan öffentlich. Seien Sie stolz darauf und nutzen Sie ihn aktiv bei jeder Gelegenheit im Praxisalltag. Dies bedeutet unbedingt auch, die zu pflegende Person und ihre Bezugspersonen mit einzubeziehen. Zeigen Sie die Pflegedokumentation und Maßnahmenplanung z. B. bei der Pflegevisite oder Fallbesprechung auch der zu pflegenden Person und/oder ihren Bezugspersonen.

Das vorliegende Buch ist für alle Interessierten im Berufsfeld der Altenpflege geeignet. Die Besonderheiten der ambulanten und falls erforderlich auch der teilstationären Pflege wurden berücksichtigt. Kolleginnen und Kollegen, die neu in den Beruf ein- oder umsteigen, wünsche ich, dass sie in diesem Buch Orientierung finden und den Mut haben, sich aktiv an den Diskussionen einer sach- und fachgerechten Pflegedokumentation zu beteiligen.

Leserinnen und Lesern, die bereits ein Verbesserungspotenzial der Pflegedokumentation festgestellt haben, wünsche ich, dass sie viele Anregungen und Vorschläge finden, die erforderlichen Maßnahmen zu planen und in die Tat umzusetzen.

Insbesondere den Nutzerinnen und Nutzern des Buches, die beim Lesen die Bestätigung finden, dass sie ihre Pflegedokumentation bereits sach- und fachgerecht führen, wünsche ich, dass sich ein Gefühl des „Stolzes“ einstellt und die Pflegedokumentation aus echter Überzeugung zu einem unverzichtbaren Bestandteil pflegerischen Handelns wird.

Ich freue mich auf Ihre Anregungen und Kritik!

Hinweis

Alle Personen in den Beispielen sind fiktiv. Jede Übereinstimmung mit lebenden oder verstorbenen Personen wäre rein zufällig und ist nicht beabsichtigt.

Um alle Arbeitsfelder der Altenpflege gleichermaßen anzusprechen, wurde die Bezeichnung „die pflegebedürftige Person“ oder „die zu pflegende Person“ gewählt. Nur wenn eine besondere Klientel angesprochen ist, wurden die in der Praxis üblichen Bezeichnungen wie Bewohner/Bewohnerin, Gast (für die Tages- oder Kurzzeitpflege) oder Patient/Patientin verwendet.

Die im Buch getätigten Aussagen erheben keinen Anspruch auf Vollständigkeit und erfolgten nach bestem Wissen und Gewissen.

Danksagung

Danken möchte ich der Projektmanagerin beim Elsevier-Verlag, Frau Marion Kraus, und der Redakteurin Frau Hildegard Graf, die mich mit großem Verständnis und Geduld in die 5. Auflage geführt und begleitet haben. Danke auch noch einmal an Frau Dagmar Wiederhold und Frau Regina Pappers vom Elsevier-Verlag, die mir in der Vergangenheit stets wertschätzend mit Rat und Tat zur Seite standen.

Die Zusammenarbeit mit Frau Bärbel Hummelsbeck, die insbesondere das Kapitel 1 recherchiert und aufgearbeitet hat und mir auch bei der Ausarbeitung und dem Feinschliff in allen weiteren Kapiteln häufig bis spät in die Nacht zur Seite stand und wunderbare Formulierungen hat mit einfließen lassen, habe ich als so sehr aufbauend und erfrischend erlebt – ganz herzlichen Dank dafür!

Frau Elisabeth Beikirch und dem gesamten Team des ehemaligen Projektbüros „EinSTEP“ in Berlin möchte ich danken, weil sich mir durch die enge Zusammenarbeit im Rahmen des Bundesprojektes „Einführung des Strukturmodells zur Entbürokratisierung der Pflegedokumentation“ eine deutlich veränderte Sichtweise zur Dokumentation eröffnet hat. Nämlich weg von dem Gedanken einer prüfungs- und rechtsicheren, perfekten Pflegedokumentation, die jedes Detail zur vermeintlichen Absicherung beinhaltet, zurück zum Ursprung der personzentrierten Grundhaltung der zu pflegenden Person gegenüber.

Herzlichen Dank auch an Herrn Peter Frings, für sein Geleitwort und für seinen unermüdlichen Einsatz, professionell Pflegende von ihrem „Begründungszwang“ zu erlösen und zu einer selbstbewussten Vertretung einer wirklich sinnvollen Pflegedokumentation zu ermuntern.

Meinen Söhnen Alexander und Viktor danke ich für ihre Hilfe bei allen EDV-technischen Fragen, meinem Sohn Jonathan für Ausarbeitung und Gestaltung verschiedener Grafiken. Meinem Sohn Lorenz dafür, dass er durch seine eigenen Erfahrungen mit Ärzten und Pflegepersonal insbesondere in Kapitel 3 zu verschiedenen Formulierungshilfen beigetragen hat. Meine Tochter Anna hat mich immer wieder zum Durchhalten ermuntert, auch dafür ein großes Danke!

Meine Freundin und Berufskollegin Frau Anke Koschel hat mich von Beginn an beim Schreiben dieses Fachbuchs begleitet und mich bei jeder neuen Auflage mit ihrem pflegefachlichen Know-how unterstützt. Und vielleicht noch wichtiger: Frau Koschel hat mir insbesondere bei dieser 5. Auflage immer wieder Mut zugesprochen, dieses Projekt trotz vieler widriger Umstände zu Ende zu führen. Ich danke ihr sehr dafür. Zudem schätze ich die pragmatische und klare Art von Frau Koschel genauso wie die wunderbaren fachlichen Diskussionen, deren Ergebnisse sich auch in diesem Fachbuch widerspiegeln.

Meinem Lebenspartner Herrn Torsten Landau danke ich sehr für sein Verständnis, mich erneut während der langen Schreibphasen zu entbehren und immer wieder auf gemeinsamen Austausch oder Unternehmungen verzichtet zu haben. Niemals hat er dabei die Geduld mir gegenüber verloren. Zudem möchte ich meine Bewunderung für seine lakonische Art ausdrücken, Dinge einfach hinzunehmen, die nicht zu ändern sind.

Nicht vergessen zu danken möchte ich auch meiner langjährigen Büroassistentin Frau Elke Mintert, die mir seit Jahren den Rücken freihält und in der langen Überarbeitungsphase der jetzigen Auflage alle Dinge so wunderbar für mich geregelt hat.

Mein größter Dank gilt allerdings immer wieder all den Teilnehmenden meiner Fort- und Weiterbildungen und den Einrichtungen, die mich zu Beratungen bzw. Inhouseschulungen einladen. Durch ihr Hinterfragen, den aktiven Austausch und den Informationen aus der Praxis bin ich immer wieder aufgefordert, vermeintlich feststehende Vorgaben und Aussagen zu hinterfragen, zu recherchieren und eigene Antworten zu finden. Ganz herzlichen Dank dafür! Sie haben entscheidend zur Entstehung der nunmehr 5. Auflage dieses Buches beigetragen.

Rheine, im Winter 2023
Elke Erika Rösen

Die Autorin

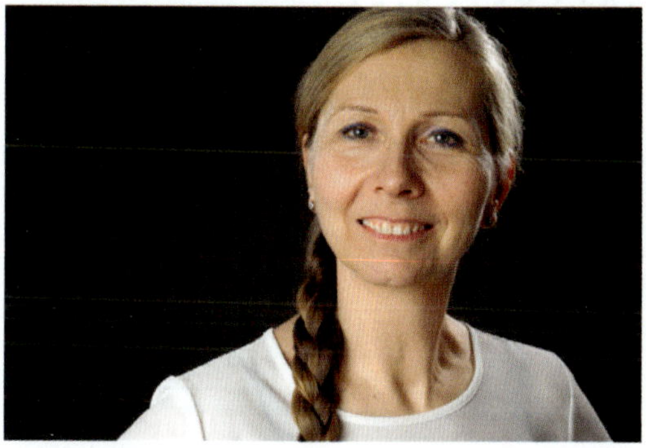

Elke Erika Rösen (Jahrgang 1966) ist Krankenschwester mit Zusatzqualifikation zur leitenden Pflegefachkraft nach SGB XI und zur Pflegesachverständigen (TÜV). Sie hat Weiterbildungen zur Organisationsberaterin und Resilienz-Coach und -Trainerin abgeschlossen und eine Zusatzqualifikation in Gewaltfreier Kommunikation. Sie lebt in Duisburg und Münster (Greven) und ist beruflich in ganz Deutschland tätig.

Die Berufspraxis von Frau Rösen umfasst neben ihrer Ausbildung in der Psychiatrie den Aufbau und die Leitung eines Sozialdienstes und einer Tagespflegeeinrichtung sowie die Leitung eines ambulanten psychiatrischen Pflegedienstes. Des Weiteren war sie Pflegegutachterin beim sozialmedizinischen Dienst (SMD) der Bundesknappschaft, beim MDK-Nordrhein und langjährige freie Mitarbeiterin der Firma Medicproof.

Seit über 15 Jahren ist Frau Rösen selbstständig als freie Beraterin in ambulanten, teilstationären und stationären Einrichtungen der Altenpflege und auch in der Behindertenhilfe tätig. An verschiedenen Fort- und Weiterbildungsinstitutionen ist sie als Dozentin verpflichtet.

Im Bundesprojekt „Einführung des Strukturmodells zur Entbürokratisierung der Pflegedokumentation (EinSTEP)" war sie im Rahmen der Implementierungsstrategie als Regionalkoordinatorin für die Bundesländer NRW und Hessen tätig. Sie ist offizielle Multiplikatorin zur Vermittlung und Implementierung des Strukturmodell (SIS®) in der Praxis.

Frau Rösen berät Einrichtungen bei der Einführung und Implementierung des Strukturmodells und führt Reflexions- und Vertiefungsschulungen durch. Weitere Schwerpunktthemen sind Fortbildungen zu Pflegeeingraduierung, wertschätzender Kommunikation und Resilienz.

Der direkte Draht zur Autorin:
info@elkeroesen.de und www.elkeroesen.de

Benutzerhinweise

Das Buch kann entweder ganz herkömmlich vom ersten bis zum letzten Kapitel gelesen werden oder aber punktuell und quer, je nach Interesse und Wissensstand der Leserin bzw. des Lesers.

In der Randspalte jeder Buchseite finden Sie wichtige Schlagworte, sodass Sie sich leichter im Text orientieren können.

Wichtige Informationen im Text sind durch farbige Schrift bzw. farbige Kästen gekennzeichnet. Für die unterschiedlichen Inhalte wird dabei ein durchgängiges Farbleitsystem verwendet:

Farbige Schrift hebt allgemein wichtige, herausragende Inhalte hervor.

FORMULIERUNGSBEISPIEL

Praxisnahe Musterformulierungen helfen bei der eigenen Dokumentation.

FALLBEISPIEL

Vielseitige Situationsbeschreibungen aus der Praxis unterstreichen die dargelegten Inhalte praxisnah.

REFLEXION

Übertragen Sie mithilfe der Fragen und Vorschläge in diesem Kasten die Inhalte aus dem Buch auf Ihren eigenen Arbeitsalltag.

ANMERKUNG STRUKTURMODELL

Hier finden sich die Grundlagen und Besonderheiten bei der Anwendung des Strukturmodells SIS®.

Fehler gefunden?

An unsere Inhalte haben wir sehr hohe Ansprüche. Trotz aller Sorgfalt kann es jedoch passieren, dass sich ein Fehler einschleicht oder fachlich-inhaltliche Aktualisierungen notwendig geworden sind. Sobald ein relevanter Fehler entdeckt wird, stellen wir eine Korrektur zur Verfügung. Mit diesem QR-Code gelingt der schnelle Zugriff.

https://else4.de/978-3-437-27954-6

Wir sind dankbar für jeden Hinweis, der uns hilft, dieses Werk zu verbessern. Bitte richten Sie Ihre Anregungen, Lob und Kritik an folgende E-Mail-Adresse: kundendienst@elsevier.com

Abbildungsnachweis

Der Verweis auf die jeweilige Abbildungsquelle befindet sich bei allen Abbildungen im Werk am Ende des Legendentextes in eckigen Klammern. Alle nicht besonders gekennzeichneten Grafiken und Abbildungen © Elsevier GmbH, München.

L143	Heike Hübner, Berlin
V738	Projektbüro EinSTEP c / o IGES Institut GmbH, Berlin

Inhaltsverzeichnis

Anhang

KAPITEL

1 Warum dokumentieren?

1.1 Einführung in die Pflegedokumentation

Bei der professionellen pflegerischen Versorgung eines Menschen nehmen die Pflegenden eine Vielzahl von Daten auf, geben sie weiter und verarbeiten sie. Früher geschah der Austausch dieser Daten überwiegend mündlich, teilweise erfolgte auch eine Dokumentation in sogenannten „Übergabebüchern". Die Erfassung pflege- und betreuungsrelevanter Informationen war häufig unvollständig, und Aussagen zur Durchführung pflegerischer Handlungen wurden eher zufällig getroffen. Manchmal war es sogar so, dass die Weitergabe von Informationen vom hierarchischen Stand der Pflegenden abhängig war.

Durch den lückenlosen Informationsfluss kam es daher oft zu den unterschiedlichsten Missständen bei der Versorgung eines Menschen:

- Pflegehandlungen wurden vergessen oder doppelt ausgeführt,
- Pflegemaßnahmen wurden auf unterschiedlichste Art und Weise durchgeführt,
- die zu pflegende Person und / oder ihre Bezugspersonen wurden unzureichend oder gar nicht informiert.

Mit einer systematisch geplanten Pflege hatte dies sicherlich wenig zu tun.

Dies stellten auch die in der Pflege Tätigen fest, und so wurde die Notwendigkeit einer aussagekräftigen Dokumentation im Rahmen einer Professionalisierung der Pflege immer offensichtlicher. Viele in der Pflege Tätige haben letztlich aktiv dazu beigetragen, die Daten- und Informationssammlung systematischer zu gestalten, und die Zeiten der „zufälligen und ungeplanten" Pflege gehören nunmehr der Vergangenheit an.

Lückenloser Informationsfluss

Heute sollte es oberstes Ziel aller professionell Pflegenden sein, einen lückenlosen Informationsfluss zu gewährleisten. Im Rahmen der Sammlung und Weitergabe von Daten steht die schriftliche Dokumentation dabei deutlich im Vordergrund. Ergänzt werden kann sie durch eine mündliche Informationsweitergabe, z. B. im Sinne einer Dienstübergabe. Dies hat sich in der Praxis etabliert, und es ist allgemein üblich, ein Übergabegespräch mit der nachfolgenden Schicht zu führen.

Für die Gewährleistung eines lückenlosen Informationsaustausches ist eine mündliche Übergabe allerdings nicht zwingend erforderlich. Sicherlich ist ein mündlicher Austausch mit den anderen Pflegekräften wichtig und sinnvoll, er kann aber niemals eine systematische schriftliche Datensammlung ersetzen.

Da eine Pflegedokumentation von den Pflegekräften in einer Form zu führen ist, dass sich die anderen Mitarbeitenden einen genauen Überblick über die Situation der zu pflegenden Person verschaffen können, werden diese auch ohne ein Übergabegespräch in der Lage sein, anhand der schriftlichen Informationen fachgerecht pflegen zu können.

Professionelle Bearbeitung von Informationen

Die Pflegedokumentation informiert ausführlich über die Art und Weise des pflegerischen Handelns. Sie beschreibt detailliert, wie, was, wann, wie oft etc. Pflege- und Betreuungsleistungen bei einer zu pflegenden Person erbracht werden. Damit stellt die Pflegedokumentation allen an der Pflege Beteiligten die notwendigen Informationen für eine sachgerechte Pflege zur Verfügung.

Um eine wirklich aussagekräftige Dokumentation gewährleisten zu können, müssen alle auf eine zu pflegende Person bezogenen Daten systematisch gesammelt und in einem standardisierten Dokumentationssystem hinterlegt werden. Auf diese Weise ist der Pflegeprozess in jeder Phase auch für Außenstehende nachvollziehbar.

Handwerkszeug Pflegedokumentation

Die Pflegedokumentation ist unverzichtbares „Handwerkszeug" für professionell Tätige im Arbeitsfeld der Altenpflege.

So wie andere Berufstätige bei der Arbeit auf ihr Werkzeug angewiesen sind, benötigen die Pflegenden ein geeignetes Dokumentationssystem. Und so, wie das Werkzeug nach getaner Arbeit auf Vollzähligkeit und Funktionstüchtigkeit kontrolliert werden muss, stellen Pflegekräfte nach der Durchführung der Pflege eine aussagekräftige und nachvollziehbare Dokumentation aller relevanten Informationen sicher. Fehlt das „Werkzeug" Pflegedokumentation oder ist es fehlerhaft, kann es leicht zu unschönen Situationen kommen.

PRAXISBEISPIEL

Eine Pflegefachkraft aus der ambulanten Pflege kommt nach drei Tagen Urlaub wieder in den Haushalt von Frau S. Sie führt bei Frau S. die grundpflegerische Versorgung durch und unterstützt sie beim Ankleiden. Anschließend begleitet sie die alte Dame in die Küche, wo die Tochter schon das Frühstück zubereitet. Gerade als sich die Pflegekraft verabschieden möchte, wird sie von der Tochter gefragt, ob sie die vor zwei Tagen von der Ärztin verordnete Salbe benutzt und ob sich der Hautausschlag an den Beinen bereits gebessert habe. Die Pflegekraft kann die Frage nicht beantworten. Sie eilt mit dem Hinweis auf die fortgeschrittene Zeit zur Tür und verlässt die Wohnung mit einem unangenehmen Gefühl.

Bei dem beschriebenen Beispiel war der erforderliche lückenlose Informationsfluss zwischen den Pflegenden unterbrochen, was zur Folge hatte,

- dass die Pflegekraft keine gezielte Krankenbeobachtung durchführte; sie achtete nicht gezielt auf einen Hautausschlag an den Beinen, da ihr dieses Pflegeproblem nicht bekannt war;
- dass die Pflegekraft eine ärztliche Verordnung nicht durchführte, woraus sich evtl. abrechnungstechnische und versorgungsrechtliche Konsequenzen mit der Krankenkasse oder der zuständigen Ärztin ergeben könnten;
- dass sich der Heilungsprozess unter Umständen verzögert;
- dass das Verhalten der Pflegekraft einen schlechten Eindruck bei der zu Pflegenden und deren Tochter hinterlassen hat; diese vermutet möglicherweise organisatorische Mängel innerhalb des Pflegedienstes oder eine schlechte Zusammenarbeit der Pflegekräfte untereinander.

Natürlich stellt sich auch die Frage, wie es zu der geschilderten Situation kommen konnte. Vielleicht hat eine Mitarbeitende vergessen, die ärztliche Anordnung in die Dokumentation einzutragen, oder die Pflegekraft selbst hat an diesem Morgen ihre Sorgfaltspflicht verletzt und versäumt, vor Beginn der Pflege in die Pflegedokumentation zu schauen und sich zu informieren (➤ 1.2).

Tatsache ist, dass mit einer aussagekräftigen und lückenlosen Pflegedokumentation dieses Ereignis hätte vermieden werden können.

Sinnvolles Arbeitsinstrument Pflegedokumentation

Eine gute Dokumentation, dies muss an dieser Stelle betont werden, setzt voraus, dass die Pflegenden die Pflegedokumentation als sinnvolles Arbeitsinstrument und nicht als lästiges Übel betrachten. Die Durchführung fachlich versierter Pflege ohne Pflegedokumentation ist mittlerweile undenkbar geworden.

Professionelles pflegerisches Handeln und das Führen einer Pflegedokumentation sind untrennbar miteinander verbunden. Dies sollte allen Mitarbeitenden in der Pflege bewusst sein!

1.2 Rechtliche Grundlagen der Pflegedokumentation

1.2.1 Gesetzliche Vorgaben

Berufsordnung für Pflegekräfte

Rechtliche Dokumentationspflicht für Pflegekräfte

Das Berufsrecht der Pflegefachberufe in Bezug auf die Dokumentationspflicht ist in den bundesgesetzlichen Regelungen und den Berufsverordnungen der Länder geregelt. Die Dokumentationspflicht gilt als sogenannte Nebenpflicht des Arbeitsvertrages der Pflegekraft [1] und unterliegt der Sorgfaltspflicht.

Im Folgenden werden einige relevante Beispiele aufgeführt sowie Vorgaben und Konsequenzen der gesetzlichen Regelungen für den Pflegenden aufgezeigt.

Rahmen-Berufsordnung des deutschen Pflegerates

Im Rahmen der Professionalisierung der Pflege ist diese Berufsverpflichtung in den Kernaussagen der Rahmen-Berufsordnung des deutschen Pflegerates [2] für alle professionell Pflegenden festgeschrieben.

- § 2 „Aufgaben", Punkt III:
  „Eigenverantwortliche Aufgaben professionell Pflegender sind:
  - *Feststellung des Pflegebedarfs, Planung, Organisation, Durchführung und Dokumentation der Pflege,*
  - *Evaluation der Pflege, Sicherung und Entwicklung der Qualität der Pflege,*
  - *Beratung, Anleitung und Unterstützung von Leistungsempfängern und ihrer Bezugspersonen*
  - *…"*

- § 3 „Berufspflichten", Punkt 4 „Dokumentationspflicht":
  „Professionell Pflegende dokumentieren den gesamten Pflegeprozess und verwenden ein entsprechend standardisiertes Dokumentationssystem. ..."

Pflegeberufereformgesetz

Berufliche Verpflichtung zur Dokumentation

Seit dem 01.01.2020 wird die Ausbildung zum Pflegefachfrau / Pflegefachmann durch das Pflegeberufereformgesetz geregelt (BMFSFJ – Gesetz zur Reform der Pflegeberufe, Pflegeberufereformgesetz). Das bis dahin geltende Altenpflege- und Krankenpflegegesetz ist damit außer Kraft.

Im Pflegeberufereformgesetz wird in Teil 1 Abschnitt 2 § 4 die Organisation, Gestaltung und Steuerung des Pflegeprozesses als den Pflegefachpersonen vorbehaltene Tätigkeit fest verankert:

„... (2) Die pflegerischen Aufgaben im Sinne des Absatzes 1 umfassen: ...
2. die Organisation, Gestaltung und Steuerung des Pflegeprozesses ..."[1]

Teil 2 Abschnitt 1 „Ausbildung" benennt in § 5 die Befähigung zur Dokumentation als festes Ausbildungsziel:

„... (3) Die Ausbildung soll insbesondere dazu befähigen
1. die folgenden Aufgaben selbstständig auszuführen: ...
c) Durchführung der Pflege und Dokumentation der angewendeten Maßnahmen, ..."[2]

BGH – Bundesgerichtshofurteile

Unter anderen gehört laut Urteil des Bundesgerichtshofes (BGH) vom 18.12.1990 eine sach- und fachgerechte Dokumentation zu den Pflichten einer Pflegefachkraft. Nach einem Grundsatzurteil des BGH vom 18.03.1986 können Maßnahmen, die nicht dokumentiert wurden, als nicht durchgeführt gewertet werden.

SGB XI – gesetzliche Pflegeversicherung

Durch das Pflegeversicherungsgesetz von 1995 mit seinen vielfältigen Anpassungen ergeben sich für die ambulanten, die stationären und auch die teilstationären Einrichtungen der Altenhilfe wesentliche Rahmenbedingungen zu den Anforderungen an eine Pflegedokumentation. Diese finden sich in den Maßstäben und Grundsätzen (MuG) für die Qualität, die Qualitätssicherung und -darstellung sowie für die Entwicklung eines einrichtungsinternen Qualitätsmanagements nach § 113 SGB XI in der vollstationären Pflege vom 23.11.2018, zuletzt geändert am 17.06.2022, in der ambulanten Pflege vom 27.05.2011, für die teilstationäre Pflege (Tagespflege) vom 18.02.2020, zuletzt geändert am 06.09.2022 und in der Kurzzeitpflege vom 08.09.2020, zuletzt geändert am 06.09.2022 [6]:

[1] BGBl. 2017 Teil I Nr. 49 vom 17. Juli 2017: Teil 1 Abschn. 2 § 4
[2] BGBl. 2017 Teil I Nr. 49 Teil 2 Abschn. 1 § 5 Ausbildungsziel

„Die Pflegedokumentation dient als intra- und interprofessionelles Kommunikationsinstrument. Sie bildet den Pflegeprozess nachvollziehbar ab und unterstützt dessen Umsetzung.“

„Die Pflegedokumentation muss praxistauglich sein.“ [3]

In einem weiteren Abschnitt heißt es:

„... Pflege unter ständiger Verantwortung einer ausgebildeten Pflegefachkraft bedeutet, dass diese auf der Basis der unter 1.1 genannten Ziele u. a. verantwortlich ist für: die fachgerechte Führung der Pflegedokumentation, ...“ [4]

Auf Grundlage der gesetzlichen Anforderungen werden in diesem Zusammenhang alle ambulanten, stationären und teilstationären Einrichtungen regelmäßig im Auftrag der Pflegekassen auf ihre Qualität hin überprüft. Neben der Inaugenscheinnahme der zu pflegenden Person und dem fachlichen Austausch mit den pflegenden und betreuenden Fachkräften stellt bei diesen Qualitätsprüfverfahren die Pflegedokumentation immer auch eine wichtige Informationsquelle zur Bewertung der Pflegequalität dar.

ANMERKUNG STRUKTURMODELL

Im Jahre 2015 erfolgte auf Initiative des Pflegebevollmächtigten der Bundesregierung in enger Zusammenarbeit mit den Verbänden, den Einrichtungs- und Kostenträgern auf Bundes- und Landesebene sowie den Prüfinstanzen und den (Bundes-)Ländern die Einführung des Strukturmodells in der Langzeitpflege. Es handelt sich dabei um eine der größten bundespolitischen Aktionen zur Entbürokratisierung der Pflegedokumentation.

Die Einführung des neuen Strukturmodells bedeutet einen Paradigmenwechsel in der Pflege. Statt einer Dokumentation entlang der etablierten Pflegemodelle wie z. B. „Aktivitäten des täglichen Lebens“ (ATL) oder „Aktivitäten, Bedürfnisse und existenzielle Erfahrungen des Lebens“ (ABEDL®) wird stattdessen ein wissenschaftsbasiertes Konzept mit dem Kerngedanken des personzentrierten Ansatzes verfolgt, der die Individualität und die Selbstbestimmung der Pflegebedürftigen in den Mittelpunkt stellt.

Das Strukturmodell ist mit seinen vier Elementen an den vierphasigen Pflegeprozess der WHO angelehnt (➤ Abb. 1.1, ➤ Abb. 5.1).

Mitte 2014 wurde durch einen als Presseerklärung kommunizierten Beschluss der Vertragspartner nach § 113 SGB XI festgestellt, dass eine Pflegedokumentation basierend auf den Prinzipien des Strukturmodells mit den geltenden „Maßstäben und Grundsätzen zur Sicherung und Weiterentwicklung der Pflegequalität“ (MuG) sowie den Qualitätsprüfrichtlinien (QPR) des Spitzenverbandes Bund der Pflegekassen vereinbar ist [22]. Dies bedeutet konkret, dass es bei dem Strukturmodell um *„eine praxistaugliche, den Pflegeprozess unterstützende und die Pflegequalität fördernde Pflegedokumentation“* handelt, die *„über ein für die Pflegeeinrichtungen vertretbares und wirtschaftliches Maß“* nicht hinausgeht (§ 113 Abs. 1 Satz 4 Nr. 1 SGB XI). Des Weiteren findet sich in den Begründungen zum zweiten Pflegestärkungsgesetz zu den Änderungen im § 113 Abs. 1 Satz 3 folgender Absatz: *„Mit dem Strukturmodell wird der Praxis nun erstmals eine verlässliche, das heißt mit den Kosten- und Einrichtungsträgern sowie den Prüfinstanzen konsentierte und hinsichtlich wichtiger Rechtsfragen geprüfte Richtschnur zur angemessenen und sachgerechten Gestaltung der Pflegedokumentation an die Hand gegeben. Auf dieser Grundlage kann überflüssiger Dokumentationsaufwand erheblich reduziert werden, ohne fachliche Standards zu vernachlässigen, die Qualität der pflegerischen Versorgung zu gefährden oder haftungsrechtliche Risiken aufzuwerfen.“* [9]

[3] Auszug aus den Maßstäben und Grundsätzen für die Qualität und Qualitätssicherung sowie für die Entwicklung eines einrichtungsinternen Qualitätsmanagements nach § 113 SGB XI in der vollstationären Pflege unter Punkt 3.1.3 Pflegedokumentation

[4] Auszug aus den Maßstäben und Grundsätzen für die Qualität und Qualitätssicherung sowie für die Entwicklung eines einrichtungsinternen Qualitätsmanagements nach § 113 SGB XI in der vollstationären Pflege unter Punkt 2.3.1 Funktion der verantwortlichen Pflegefachkraft

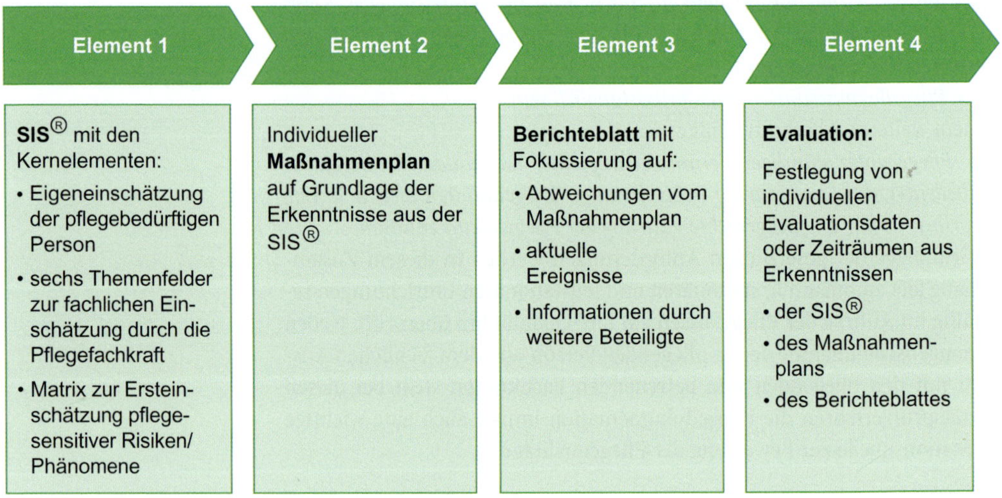

Abb. 1.1 Die vier Elemente des Strukturmodells [V738, L143]

SGB V – gesetzliche Krankenversicherung

Anders als in der stationären Pflege, wo derzeit noch eine Pauschalvergütung der behandlungspflegerischen Maßnahmen über den Pflegesatz erfolgt, ergibt sich für die ambulante Pflege auf der Grundlage des Rahmenvertrags über häusliche Krankenpflege gemäß §§ 132, 132a SGB V [10] eine eindeutige Verpflichtung zur Dokumentation.

So beispielsweise im Rahmenvertrag NRW Anlage 1 § 11 Pflegedokumentation: *„Der Leistungserbringer ist verpflichtet, für jeden Patienten eine detaillierte und zeitnahe Pflegedokumentation zur jeweils aktuellen Informationsvermittlung – grundsätzlich beim Patienten – zu führen. Sie muss einen zuverlässigen und umfassenden Überblick über die Entwicklung des Gesundheitszustands des Patienten und der Versorgung ermöglichen …"*

Heimgesetze der Bundesländer

Für die Einrichtungen der stationären Altenpflege ergeben sich weitere Forderungen aus dem jeweiligen Landesheimgesetz. Jedes Bundesland verabschiedet hierbei sein eigenes Gesetz. Für alle Bundesländer gilt, dass im Heimgesetz immer auch Aussagen bezüglich der Dokumentationsverpflichtung einer Pflegeeinrichtung beschrieben sind. Diese leiten sich vom vorherigen Bundesheimgesetz ab, welches im § 13 vom Träger verlangt, *„nach den Grundsätzen einer ordnungsgemäßen Buch- und Aktenführung Aufzeichnungen über den Betrieb zu machen und die Qualitätssicherungsmaßnahmen und deren Ergebnisse so zu dokumentieren, dass sich aus ihnen der ordnungsgemäße Betrieb des Heimes ergibt".*

Arbeitsrechtliche Vorgaben und Konsequenzen

Aufzeichnungspflicht

Auf Grundlage der beruflichen Ausbildung kann ein Betrieb voraussetzen, dass eine Pflegefachkraft eine Pflegedokumentation sach- und fachgerecht führen kann. Im Pflegeberufereformgesetz ist beispielsweise aufgeführt, dass die Ausbildung zur Pflegefachfrau / Pflegefachmann dazu befähigt, die Durchführung der Pflege und Dokumentation der angewendeten Maßnahmen selbstständig durchzuführen. Diese Aufgabe stellt eine der Grundvoraussetzungen für den Abschluss eines Arbeitsvertrags dar. Bei Nichterfüllung des Vertrags können auf die Mitarbeitenden arbeitsrechtliche Konsequenzen zukommen.

Für alle Mitarbeitenden ergibt sich also mit dem Zustandekommen eines Arbeitsvertrags die Verpflichtung, die ihnen übertragenen Aufgaben und Aufträge entsprechend den arbeitsrechtlichen Vorschriften zu erfüllen. Des Weiteren verpflichten sich die Mitarbeitenden, die besonderen Anweisungen des beschäftigenden Betriebs und der Vorgesetzten sorgfältig und gewissenhaft auszuführen.

Arbeitsrechtliche Konsequenzen

Ist eine Arbeitskraft z. B. nicht in der Lage, eine Pflegedokumentation sach- und fachgerecht zu führen bzw. sieht sie die Notwendigkeit dessen nicht ein, muss der beschäftigende Betrieb diese Verstöße gegen die Aufzeichnungspflichten nicht hinnehmen. Der Betrieb kann die betreffenden Mitarbeitenden abmahnen und auffordern, sich selbst durch eigene Fortbildung zu befähigen, eine Pflegedokumentation sach- und fachgerecht führen zu können. Der Betrieb kann ggf. den „Verstoß gegen die Aufzeichnungspflicht" zum Gegenstand einer Kündigung machen. Solch ein Verstoß liegt vor, wenn die Pflegekraft vorsätzlich oder fahrlässig der Dokumentationspflicht nicht, nicht vollständig oder nicht zeit- und handlungsnah nachkommt.

Den Pflegenden sollte daher auf Grundlage ihrer abgeschlossenen Berufsausbildung in der Pflege oder Generalistik bewusst sein, dass sie als Pflegefachkräfte in der Lage sein müssen, eine Pflegedokumentation entsprechend den gesetzlichen Vorschriften zu führen. Pflegende müssen ggf. von sich aus tätig werden und sich z. B. durch Fort- und Weiterbildung und / oder dem Lesen von Fachliteratur selbst befähigen, diese Aufgabe zu erfüllen.

PRAXISBEISPIEL

In Ihrem Wohnbereich fängt eine neue Mitarbeitende an. Diese Pflegefachkraft war bereits viele Jahre in der Altenpflege tätig gewesen und möchte nun nach mehreren Jahren in Elternzeit wieder in ihren Beruf als Altenpflegerin zurückkehren. Sie arbeiten die neue Kollegin ein und haben den Eindruck, dass sie wirklich fachkompetent ist. Als es allerdings zur Besprechung der Pflegedokumentation kommt, macht die neue Mitarbeitende die Bemerkung, dass sie Dokumentationen für unnötig hält und sich damit noch nie anfreunden konnte. Sie habe auch gar keine Lust, eine Pflege- / Maßnahmenplanung zu schreiben, und würde dies zudem auch gar nicht können. Bei ihrem vorherigen Betrieb seien alle Planungen von der Wohnbereichsleitung geschrieben worden. Sie sähe in der Dokumentation nur ein lästiges Übel und davon lasse sie sich auch nicht abbringen.

Jeder Leser möge nun für sich entscheiden, ob er diese Arbeitskraft, die über viele Jahre Praxiserfahrung verfügt und ein hohes fachliches Verständnis hat, tatsächlich einstellen würde. Ständige Diskussionen mit einzelnen Mitarbeitenden bezüglich der Notwendigkeit der sachgerechten Führung einer Pflegedokumentation sind äußerst kontraproduktiv für einen reibungslosen Arbeitsablauf und nervenaufreibend für das gesamte Team. Von vielen Betrieben wird daher immer häufiger bereits im Vorstellungsgespräch das Können der Mitarbeitenden in Form einer „Übungsaufgabe“ überprüft. Die entsprechenden Personen werden z. B. gebeten, eine kurze Pflege- / Maßnahmenplanung zu schreiben oder eine Beispieldokumentation zu bewerten.

In diesem Zusammenhang ist ebenfalls auf die berufsethische Sicht der professionellen Pflegedokumentation hinzuweisen. Sie ist unabdingbar, da sie die notwendige pflegerische Versorgung der zu pflegenden Menschen in allen arbeitsteiligen Behandlungsabläufen einer Einrichtung sicherstellt und einen schnellen Überblick über die notwendige Versorgung ermöglicht. Da die rechtliche Beurteilung von strittigen Fragen in Pflegeberufen auch immer unter ethischen Gesichtspunkten beleuchtet wird, sollte sich eine Pflegekraft der Bedeutung der professionellen Dokumentation als genaue Beschreibung der Pflegesituation bewusst sein.

ANMERKUNG STRUKTURMODELL

Bei Anwendung des Strukturmodells reduziert sich der Umfang der Pflegedokumentation deutlich (➤ Abb. 1.1). Da neben der strukturierten Informationssammlung „SIS®“ und einem individuellen Maßnahmenplan im Berichtswesen nur noch Abweichungen und akute Ereignisse / Besonderheiten dokumentiert werden, ist auch der oftmals auftretende berufsethische Konflikt zwischen Zeitaufwand der Dokumentation und der dadurch nicht für die Pflege zur Verfügung stehenden Zeit deutlich gemildert. Den Pflegenden erschließt sich dadurch wieder leichter die Sinnhaftigkeit der Dokumentation, was zumeist auch zu erhöhter Akzeptanz derselben führt.

Haftungsrechtliche Vorgaben und Konsequenzen

Sorgfaltspflicht des Pflegenden

Die im Rahmen der Behandlungspflege erbrachten Maßnahmen sind uneingeschränkt dokumentationspflichtig!

Die Verletzung der Sorgfaltspflicht durch Pflegende kann zu zivil- und strafrechtlichen Ansprüchen nicht nur gegenüber dem Träger (Pflegeeinrichtung), sondern ebenfalls gegenüber der Pflegekraft führen.

ANMERKUNG STRUKTURMODELL

Im Strukturmodell erstreckt sich die Verpflichtung zur Dokumentation auf wichtige diagnostische und therapeutische Maßnahmen und auf die wesentlichen Verlaufsdaten [11]. Nicht dokumentationspflichtig sind Standardaufgaben, Routinemaßnahmen und Selbstverständlichkeiten [12].

Dies setzt voraus, dass eben jene standardisierten Routineaufgaben und Üblichkeiten in Form einer übergeordneten Verfahrensanleitung schriftlich niedergelegt sind und die Kenntnisnahme der Pflegekräfte durch Gegenzeichnung hinterlegt ist. Dokumentiert durch die Pflegekraft wird somit eine individuell strukturierte Informationssammlung (SIS®) und der sich daraus ableitende Maßnahmenplan. Zusammengenommen mit einem Zeugenbeweis ergeben diese Instrumentarien bei einer etwaigen Unter-

stellung eines Dokumentationsmangels den sogenannten „Immer-so"-Beweis, welcher Haftungsansprüchen entgegenwirkt [9].
In der Zweiten Kasseler Erklärung der juristischen Expertengruppe zur Bedeutung der Einzelleistungsnachweise für Maßnahmen der Grundpflege in der (teil-)stationären Versorgung (November 2015) heißt es unter „Praktische Umsetzung und rechtliche Rahmenbedingungen": *„Im Rahmen der Umsetzung des Strukturmodells ist nun die Frage aufgetreten, ob auch bei Verzicht auf Einzelleistungsnachweise noch konkret erkennbar sein muss, wer die jeweilige Maßnahme – auch die Routinemaßnahme im Bereich der Grundpflege – konkret erbracht hat, ..."*
Dazu nimmt die juristische Expertengruppe wie folgt Stellung: *„Aus haftungsrechtlicher Sicht ist dies nicht notwendig. In einer haftungsrechtlichen Prozesssituation ist es ausreichend, wenn nachgewiesen ist, dass alle Mitarbeitenden, die mit der Versorgung einer Verbraucherin bzw. eines Verbrauchers zu tun haben, in die betreffende individuelle Maßnahmenplanung eingeführt worden sind, und wenn entsprechende Verfahrensanleitungen im Qualitätsmanagement hinterlegt sind und es regelmäßige Schulungen hierzu gibt."* [23]

Eine fehlerhafte Dokumentation ist für sich allein natürlich nicht justiziabel. Zu einer sogenannten Pflegefehlerhaftung kann nur ein schuldhaft herbeigeführter Schaden führen. Allerdings kann ein Verstoß gegen die Dokumentationspflicht beweisrechtliche Konsequenzen haben, sodass sich hieraus eine Haftungsverpflichtung ergeben kann [9].

Beweislastumkehr möglich

Wichtig: Um einen rechtlichen Anspruch geltend zu machen, müssen entsprechende Beweise durch den Kläger dargelegt werden. Eine mangelhafte Dokumentation kann bis hin zu einer Umkehr dieser sogenannten Beweislast führen, da der Dokumentationsmangel als Indiz für eine unterlassene und somit fehlerhafte Handlung angesehen werden kann [13] [14].

In einem Zivilprozess müsste eine Pflegefachkraft z. B. den Vorwurf einer mangelnden Versorgung selbst entkräften, wenn nachweisliche Dokumentationslücken festgestellt werden. Die Beweislast liegt dann bei der Pflegekraft. Sie muss beweisen, dass sie alle erforderlichen Maßnahmen sach- und fachgerecht erbracht hat. Der Vorwurf des Dokumentationsmangels kann grundsätzlich auch durch Zeugenaussagen und nachträgliche schriftliche Ergänzungen entkräftet werden. Es stellt sich allerdings die Frage, welche beteiligten Personen sich nach z. T. mehreren Jahren noch so genau an einen Pflegevorgang erinnern können, dass sie eine brauchbare Zeugenaussage tätigen können.

Allen Pflegenden muss bewusst sein, dass der Dokumentationsumfang einer Situation immer von dem zu erwartenden Risiko abhängt. Je risikoreicher eine Pflegesituation ist, desto unmissverständlicher muss dokumentiert werden!

„Sorgfalt" der Pflegenden muss erkennbar sein

Aus der Pflegedokumentation muss plausibel nachvollziehbar sein, dass ein eingetretener Schaden trotz aller angewandten Sorgfalt der Pflegekräfte nicht zu vermeiden war, z. B. eine Dekubitusentstehung trotz engmaschiger Kontrolle, individueller Positionswechselintervalle und Hilfsmitteleinsatz.

Sozialrechtliche Vorgaben und Konsequenzen

Das Qualitätsprüfungssystem der Pflegekassen und das Leistungserbringungsrecht der Pflegeversicherung regeln die Pflegedokumentation als Teil der Prozessqualität. Sämtliche für die Dokumentation relevanten Bereiche werden dort ausgeführt, wörtlich sind dies

- Stammdaten,
- Pflegeanamnese inkl. Biografiedaten,
- Pflege- / Maßnahmenplanung,
- Pflegebericht,
- Leistungsnachweis.

ANMERKUNG STRUKTURMODELL

Die Regelwerke der Pflegeversicherungen sind sprachlich noch nicht an die Neuerungen des Strukturmodells angepasst, was allerdings in der Praxis keine rechtlichen Schwierigkeiten aufwirft. Da die Entwicklung des Strukturmodells in Zusammenarbeit mit den Versicherungen erarbeitet wurde, wird trotz sprachlich anderslautender Vorgaben die Dokumentation im Rahmen des Modells von den Pflegeversicherungen vollumfänglich rechtlich anerkannt.

Die Entwicklung in der Pflege ist mit dem Strukturmodell nicht abgeschlossen. Auf verschiedenen Ebenen wurde und wird immer noch an einer Verbesserung gearbeitet (➤ Tab. 1.1).

Ordnungsrechtliche Vorgaben und Konsequenzen (heimrechtliche Perspektive)

Die Heimgesetzgebung ist Ländersache, jedoch müssen Teile wie die Regelung von Verträgen über Wohnraum mit Pflege- und Betreuungsleistungen dem Sozialgesetzbuch entsprechen und unterliegen damit den dort angegebenen Qualitätsvereinbarungen (s. o. „Sozialrechtliche Vorgaben und Konsequenzen"). Zumeist haben zudem die Länder das vorher gültige Bundesheimgesetz als Grundlage ihrer landesrechtlichen Regelungen übernommen.

So ergibt sich aus dieser Gesetzesgrundlage die Verpflichtung der Einrichtungsträger zur professionellen Dokumentation aus den Ableitungen des alten § 13 des Heimgesetzes, auch wenn die genaue Form dieser Dokumentation darin nicht festgelegt ist.

Jede Pflegeeinrichtung ist also verpflichtet, im Zuge der Qualitätssicherung und zur Qualitätsentwicklung eine ordnungsgemäße Dokumentation zu führen und entsprechend ihres Urkundenstatus aufzubewahren.

REFLEXION

Nehmen Sie Ihren Arbeitsvertrag zur Hand und suchen Sie die Textpassagen heraus, die sich speziell auf die Verpflichtung zur Dokumentation beziehen. Haben Sie auch eine Stellenbeschreibung? Lesen Sie alle Textstellen ganz bewusst, und fragen Sie sich kritisch, ob Sie die „Vertragsvorgaben" Ihrerseits erfüllen.

Tab. 1.1 Aktivitäten auf Bundes- und Landesebene zur Entbürokratisierung der Pflegedokumentation [Quelle: Beikirch E., Nolting, H.-D., Wipp, M.: Dokumentieren mit dem Strukturmodell. Grundlagen – Einführung – Management. VINCENTZ NETWORK, Hannover 2017]

Beauftragung	Inhalt
Forschungsbericht 261 im Auftrag des BMAS, 1996	Die Bedeutung des Pflegeplans für Qualitätssicherung in der Pflege
Projekt im Auftrag des Bayerischen Sozialministeriums, 2003	Entbürokratisierung der Pflegedokumentation einschließlich Rechtsgutachten
Projekt im Auftrag des Sozialministeriums Rheinland-Pfalz	Musterdokumentation für den stationären Bereich 2004 (2. Auflage 2008), für den ambulanten Bereich 2006 (2. Auflage 2011)
Modellvorhaben im Auftrag des Sozialministeriums Schleswig-Holstein, 2004	Das schleswig-holsteinische Modell: Vereinfachte Pflegeplanung und -dokumentation einschließlich Rechtsgutachten
Medizinischer Dienst des Spitzenverbandes Bund der Krankenkassen (MDS), 2005	Grundsatzstellungnahme Pflegeprozess und Pflegedokumentation
BMG und BMFSFJ, Runder Tisch Pflege, AG III Entbürokratisierung, 2005	Empfehlung zur Entwicklung einer Leitlinie oder Expertenstandard zur Pflegedokumentation
Gutachten im Auftrag des BMFSFJ Identifizierung von Entbürokratisierungspotenzialen … (2006)	Umfangreiche Empfehlungen zur Entbürokratisierung in der Pflege durch ein Kompetenzteam u. a. auch zur Pflegedokumentation
Berufsgenossenschaft für Gesundheitsdienst und Wohlfahrtspflege (BGW), 2006	Entbürokratisierung – ein Märchen wird wahr. Diskurs mit zentralen Akteuren aus Politik, Verbänden, Praxis und Wissenschaft zum „kooperativen Aufsichtshandeln" und Dokumentation
Modellvorhaben im Auftrag des Sozialministeriums Nordrhein-Westfalen – Näher am Menschen, 2007	Referenzmodell, Teilberichte 4 und 6: Grundsätze zur Ausgestaltung verbesserter Formen der Dokumentation anhand von vier Schwerpunkten
Arbeitsgemeinschaft Entbürokratisierung Pflegedokumentation in Hamburg, 2007	Erstellung eines Pflegedokumentationsmodells für das Land Hamburg
Initiative Neue Qualität der Arbeit, www.inqa.de, 2010	Handlungshilfe für die Praxis: Entbürokratisierung in der Pflege mit Schwerpunkt Pflegedokumentation und Qualitätsmanagement
Arbeitsgruppe im Auftrag des Sozialministeriums in Rheinland-Pfalz, 2011	Zwei Musterdokumentationen für ambulante und stationäre Pflegeeinrichtungen
Bericht der Bundesregierung zum Erfüllungsaufwand im Bereich Pflege (Statistisches Bundesamt), 2013	Umfangreiche Erhebungen zu Kosten und Aufwand von Antragsverfahren in der Pflege, u. a. eine Analyse der jährlichen Kosten für die Pflegedokumentation in ambulanten und stationären Pflegeeinrichtungen (SGB XI)
Bundesministerium für Gesundheit (BMG) Beauftragung einer Ombudsperson zur Entbürokratisierung der Pflege, 2011/2014	Entwicklung Lösungsstrategien u. a. Fokus Pflegedokumentation und Praxistest, Strukturmodell zur Effizienzsteigerung der Pflegedokumentation in fünf Bundesländern
Pflegebevollmächtigter der Bundesregierung in Zusammenarbeit mit den Einrichtungs- und Kostenträgern und den Ländern, 2015/2017	Bundesweite Implementierungsstrategie zur Entbürokratisierung der Pflegedokumentation in ambulanten und stationären Pflegeeinrichtungen der Langzeitpflege (SGB XI)

1.2.2 Anforderungen an eine Pflegedokumentation

Urkundenstatus

Sammlung von Urkunden

Die Pflegedokumentation ist als Urkunde definiert und damit ein vollwertiges Beweismittel in Zivilprozessen [15]. Da es sich somit bei der Pflegedokumentation um eine Ansammlung von Urkunden handelt, sind folgende Grundsätze zu beachten:

- Alle Eintragungen erfolgen mit Angabe des Datums, der Uhrzeit und des Handzeichens der dokumentierenden Person.
- Grundsätzlich sind alle Bereiche der Dokumentationsblätter vollständig zu bearbeiten; können vereinzelte Punkte nicht in Erfahrung gebracht werden, ist dies zu vermerken.
- Ausradieren oder Überkleben von Daten ist nicht erlaubt.
- Keine Verwendung von Korrekturrollern etc.
- Die Dokumentation muss mit dokumentenechten Stiften erfolgen, Bleistift, Füller oder auswaschbare Filzschreiber sind nicht geeignet.
- Leerzeilen innerhalb der Dokumentationsblätter, die sich aus arbeitstechnischen Gründen ergeben (z. B. Falzkante des Berichtswesens), sollten sauber durchgestrichen werden.
- Versehentlich vorgenommene Eintragungen dürfen sauber durchgestrichen werden und müssen lesbar bleiben; die Pflegekraft sollte zudem den Vermerk „Fehleintrag“ vornehmen und diesen Hinweis mit Datum und ihrem Handzeichen versehen.
- Die Datensammlung hat fortlaufend und nach Möglichkeit chronologisch zu erfolgen, nachträgliche Änderungen sind als solche zu kennzeichnen und mit Handzeichen und Datum zu versehen.

Archivierung

Bezüglich der Aufbewahrungsfristen einer Pflegedokumentation finden sich sowohl in den Rahmenverträgen der ambulanten und der stationären Altenpflege als auch in den Heimgesetzen der Länder Angaben zur Archivierung. Soweit keine anderen Vorschriften längere Aufbewahrungspflichten vorsehen, gilt grundsätzlich eine Archivierungszeit von fünf Jahren nach der letzten pflegebezogenen Eintragung.

Systematische Archivierung

Alle nicht mehr in Gebrauch befindlichen Dokumentationsblätter sind in einer extra dafür vorgesehenen Mappe zu archivieren. Es ist selbstverständlich, dass die Sortierung der Formulare nach einem systematischen Ordnungssystem erfolgen sollte. Nichts ist peinlicher, als wenn eine Pflegekraft z. B. bei einer Qualitätsprüfung in völlig unsortierten Ordnern verzweifelt nach den geforderten Unterlagen sucht!

Aufbewahrung

Verschlossene Aufbewahrung

Die Pflegedokumentation ist verschlossen aufzubewahren, unbefugte Personen dürfen keinen Zugang haben. Werden die Akten in einem Dienstzimmer aufbewahrt, ist keine zusätzliche verschlossene Aufbewahrung der Akten erforderlich. Allerdings ist darauf zu achten, dass das Dienstzimmer beim Verlassen immer abgeschlossen wird.

Wird die Pflegedokumentation mit zu den Pflegebedürftigen genommen, dürfen die Dokumentationsmappen nicht unbeobachtet auf dem Flur verbleiben, z. B. offen auf dem Pflegearbeitswagen ausliegen. Entweder nimmt die Pflegekraft die Mappen mit ins Zimmer, oder es muss eine Möglichkeit der sicheren Aufbewahrung geschaffen werden. In der Praxis haben sich abschließbare Pflegedokumentationswagen sehr bewährt.

Aufbewahrung von Ergänzungsdokumentationsformularen

Ergänzende Dokumentationsblätter wie Einfuhr- und Bewegungsprotokoll oder Positionierungsformulare können zur Sicherstellung einer zeitnahen und lückenlosen Dokumentation in unmittelbarer Umgebung der zu Pflegenden aufbewahrt werden. In der vollstationären Pflege und in Einrichtungen der Tages- und Kurzzeitpflege ist es sinnvoll, die entsprechenden Formulare unmittelbar im Zimmer der zu pflegenden Person zu hinterlegen.

Hierbei ist zu beachten, dass den datenschutzrechtlichen Vorschriften Genüge getan werden muss und keine unbefugte Person diese Unterlagen einsehen darf. Aber selbst Mitarbeitende des Medizinischen Dienstes (MD) und der WTG(Wohn- und Teilhabegesetz)-Behörde äußern diesbezüglich, dass die Einhaltung von datenschutzrechtlichen Vorschriften einer effektiven Arbeitsorganisation nicht entgegenstehen darf!

Persönliche Daten müssen geschützt bleiben

Das Platzieren der Zusatzdokumentationsblätter stellt datenschutzrechtlich kein Problem dar, wenn die Formulare z. B. in einem Schnellhefter, „geschützt“ durch ein Deckblatt, im Zimmer oder Aufenthaltsraum aufbewahrt werden. Auch das Mitführen der Formulare z. B. in einer Tasche am Rollstuhl einer zu pflegenden Person hat sich in der Praxis bewährt.

Es muss sichergestellt sein, dass eine direkte Einsicht der persönlichen Daten für Außenstehende nicht ohne weiteres möglich ist!

In besonderen Fällen können die Formulare ggf. „versteckt“ im Nachtschränkchen oder Kleiderschrank aufbewahrt werden. Achtung: In diesem Fall immer die zu pflegende Person um Erlaubnis fragen!

Aufbewahrung beim Patienten in der ambulanten Pflege

In ambulanten Pflegeeinrichtungen besteht die beschriebene Problematik nicht. Hier liegt sogar vertragsrechtlich die Verpflichtung vor, dass die Pflegedokumentation grundsätzlich im Haushalt der zu pflegenden Person verbleiben muss.

Nur in begründeten Ausnahmefällen kann von dieser Verpflichtung abgesehen werden, wenn z. B. die zu pflegende Person

- die Pflegedokumentation versteckt,
- die Pflegedokumentation vernichtet,
- Urkundenfälschung begeht, Eintragungen der Pflegekräfte durchstreicht oder diese unleserlich überschreibt, oder wenn
- die Eintragungen der Pflegenden eine ungünstige Wirkung auf den Heilungsverlauf der betreffenden Person haben, z. B. wenn diese schriftliche Aussagen aufgrund ihrer Erkrankung fehlinterpretiert, z. B. bei psychisch kranken Menschen.

„Entschlackte" Dokumentationsmappe

In solchen Fällen kann es sinnvoll sein, entweder keine oder eine „entschlackte“ Dokumentationsmappe bei der pflegebedürftigen Person zu belassen. Eine „entschlackte“ Mappe könnte z. B. neben dem Stammblatt nur noch ein Berichtblatt und evtl. ein Medikamentenblatt beinhalten. So stehen im Notfall die wichtigsten Informationen zur Verfügung.

Das Berichtblatt sollte hierbei von den Pflegenden nur in der Form genutzt werden, wie es von der pflegebedürftigen Person oder ihren Bezugspersonen toleriert wird. Tritt eine solche Situation ein, ist es zumeist erforderlich, ein zusätzliches Berichtblatt im Büro des Pflegedienstes zu führen. Wichtig ist dann, dass sich auf dem Stammblatt vor Ort ein unauffälliger Hinweis oder ein Zeichen, z. B. *B2,* findet, aus dem nur für die Pflegekräfte ableitbar ist, dass ein zweites Berichtblatt existiert.

Alle erforderlichen Dokumentationsformulare, die nicht bei der pflegebedürftigen Person im Haushalt belassen werden können, sind im Büro des Pflegedienstes zu führen. Es hat sich bewährt, dort eine zweite Dokumentationsmappe anzulegen.

Einsichtsrecht

Der pflegebedürftigen Person und allen von ihr bevollmächtigten Personen ist es jederzeit gestattet, die Pflegedokumentation einzusehen. Auch kann sie immer und zu jeder Zeit Kopien ihrer Dokumentation einfordern. Eventuell entstandene Kosten müssen allerdings erstattet werden (§ 810 BGB „Einsicht in Urkunden").

Kein Einsichtsrecht für Kranken- und Pflegekassen

Die Kranken- und Pflegekassen haben kein direktes Einsichtsrecht in die Pflegedokumentation. Sie können jedoch den MD mit der Prüfung einer Dokumentation beauftragen.

Im Gegensatz zu den Kranken- und Pflegekassen steht der WTG-Behörde aufgrund der Ausübung ihrer Aufsichtstätigkeit ein direktes Einsichtsrecht in die Pflegedokumentation zu.

Wichtig: MD und WTG-Behörde dürfen die Pflegedokumentation nur einsehen, wenn die zu pflegende Person oder eine bevollmächtigte Person ihr Einverständnis erteilt haben!

Möchte eine z. B. durch eine Betreuungsvollmacht berechtigte Person selbst Einsicht in die Pflegedokumentation nehmen, so ist vonseiten der Pflegenden unbedingt darauf zu achten, für welchen Betreuungsbereich diese zuständig ist. Nur wenn die Betreuung auch den Gesundheits- und Pflegebereich umfasst, ergibt sich unmittelbar das Recht zur Einsicht in die Pflegedokumentation. Im Zweifelsfall ist es immer sinnvoll, die pflegebedürftige Person selbst zu fragen, wem in welchem Umfang Akteneinsicht gewährt werden darf.

Lesbarkeit der Pflegedokumentation

Eintragungen müssen lesbar sein

Grundsätzlich ist eine Eintragung in der Pflegedokumentation in einer leserlichen Schrift vorzunehmen.

- Alle Eintragungen müssen auch für andere an der Pflege Beteiligte lesbar sein; Mitarbeitende mit einer unleserlichen Schrift sind aufgefordert, in Druckbuchstaben zu dokumentieren.

- Keinesfalls erlaubt ist die Streichung eines Wortes bis zur Unkenntlichkeit.
- Grundsätzlich sind allgemein anerkannte pflegerisch-medizinische Begrifflichkeiten zu verwenden.

Aussagekräftige Pflegedokumentation

Alle Aufzeichnungen sind aussagekräftig zu formulieren, sodass alle an der Versorgung Beteiligten diese ohne weitere Nachfrage verstehen können.

Eintragung muss ohne Nachfrage verständlich sein

- Jegliche Formulierungen in der Pflegedokumentation sind auf die pflegebedürftige Person bezogen zu dokumentieren.
- Alle Eintragungen erfolgen plausibel aufeinander aufbauend, ein lückenloser Verlauf ist jederzeit nachvollziehbar.
- Alle Eintragungen werden als wertneutrale Beobachtungen dokumentiert.
- Aussagen, z. B. der zu pflegenden Person oder ihrer Bezugsperson, können als Zitat aufgenommen werden.
- Dokumentiert wird nur, was aus einer Situation heraus wichtig ist bzw. das Fazit.
- Eintragungen können stichpunktartig vorgenommen werden, vollständige Sätze sind nicht erforderlich. Ein „Romanstil" ist nicht angebracht!
- Allgemein gebräuchliche Abkürzungen können genutzt werden. Weitere Abkürzungen, die nicht jeder Person auf Anhieb geläufig sind oder deren Bedeutungen nicht zweifelsfrei zugeordnet werden können, müssen in einer Legende hinterlegt sein, z. B. die genaue Erklärung der Abkürzung „Z. n. HWI". Dies kann den Zustand nach einem Harnwegsinfekt oder nach einem Hinterwandinfarkt bedeuten.

Zweifelsfreie Zuordnung der Pflegedokumentation

Um eine genaue Zuordnung der Dokumentationsblätter gewährleisten zu können, sind alle verwendeten Formulare fortlaufend zu nummerieren und mit dem Vor- und Nachnamen der zu pflegenden Person zu versehen.

Vollständiger Name der zu pflegenden Person

PRAXISBEISPIEL

Eine Pflegekraft bekam zu Beginn eines neuen Monats den Auftrag, die in der Ablage gesammelten Bewegungsförderungspläne in die Archivierungsordner der Bewohner und Bewohnerinnen zu sortieren. Jedoch war auf den Formularen immer nur der Familienname mit dem Anfangsbuchstaben des Vornamens vermerkt, und so führte die Angabe „T. Jansen" (da es sowohl einen Thomas Jansen als auch eine Thea Jansen gab) dazu, dass sich diese an sich leichte Sortierarbeit als ein sehr langwieriges und schwieriges Unterfangen darstellte.

Dieses Beispiel zeigt, dass sachgerechte Pflegedokumentation bereits mit der korrekten Beschriftung beginnt!

Grundsätzlich ist eine Dokumentation in Stichpunkten ausreichend. Daher kann bei sachgerecht beschrifteten Formularen auch gänzlich auf die Erwäh

Mehrfachangabe des Namens nicht erforderlich

nung des Namens der zu pflegenden Person, z. B. im Bericht oder in der Pflege- / Maßnahmenplanung, verzichtet werden.

Umfang und Häufigkeit der Pflegedokumentation

Erweiterte Dokumentation

Grundsätzlich ergibt sich aus den verschiedenen Rahmenverträgen zur Dokumentation die Verpflichtung, täglich in jeder Schicht eine Bestätigung der erbrachten (Regel-)Leistungen zu dokumentieren. Dies kann auch pro Schicht für alle pflegerischen Maßnahmen zusammenfassend erfolgen (➤ 2.2.5 und ➤ 5.7). Zusätzlich erfolgt die Dokumentation der Durchführung aller behandlungspflegerischen Anordnungen im Durchführungsnachweis. Jegliche erweiterte Dokumentation, z. B. im Berichtswesen oder in Zusatzformularen, ist abhängig von der jeweiligen Situation und liegt im Ermessen der jeweiligen Pflegekraft.

Liegen bei einem pflegebedürftigen Menschen bestimmte Risiken vor, wie z. B. das Risiko einer Mangelernährung, das Risiko eines Flüssigkeitsdefizits oder eine Sturzgefahr, oder werden freiheitsbeschränkende oder -entziehende Maßnahmen durchgeführt, ist zumeist eine erweiterte Dokumentation erforderlich, z. B. befristetes Führen eines Einfuhrplans oder ergänzende Eintragungen im Berichtswesen.

Bestehen bei einem zu betreuenden Menschen nur wenige oder keine Risiken, kann die Dokumentation im Umfang entsprechend geringer ausfallen. Die Einschätzung eines möglichen Risikos und die daraus resultierende Verpflichtung einer erweiterten Dokumentation liegen im Ermessen der für die pflegebedürftige Person verantwortlichen Pflegekraft.

Umfang der Dokumentation abhängig von Aufenthaltsdauer

Auch sind der Umfang und die Häufigkeit der Dokumentation abhängig von der Dauer der Versorgung. So ist z. B. in der ersten Phase nach der Aufnahme einer zu pflegenden Person oftmals eine ausführliche Dokumentation erforderlich. Verbleibt eine zu pflegende Person länger in der pflegerischen Versorgung, kann die Dokumentation meist deutlich reduziert werden (➤ 3.5).

ANMERKUNG STRUKTURMODELL

Im Strukturmodell besteht unter bestimmten Voraussetzungen (u. a. bei vorliegenden Verfahrensanleitungen für die körperbezogenen Pflegemaßnahmen und pflegerischen Betreuungsmaßnahmen) die Möglichkeit, in der stationären und teilstationären Pflege auf das Abzeichnen regelhaft wiederkehrender Maßnahmen zu verzichten.
Wichtig: In der ambulanten Pflege besteht diese Regelung aufgrund leistungsrechtlicher Anforderungen (Abrechnung Pflegekasse / pflegebedürftige Person) nicht.
Zur Einschätzung von Risiken wurde durch die Möglichkeit der Beobachtung im Rahmen der Risikoeinschätzung in der SIS®, insbesondere bei Aufnahme einer zu pflegenden Person, die Möglichkeit geschaffen, ganz bewusst einzelne Risiken mit einer erhöhten Aufmerksamkeit zu belegen. Dies z. B. durch die Beschreibung des Ess- oder Ausscheidungsverhaltens etc. für einen (kurz) befristeten Zeitraum. Liegen nach Auswertung der dokumentierten Daten genügend Information vor, ist es das Ziel, die „erweiterte" Dokumentation bewusst wieder einzustellen.

Zweifelsfreie Zuordnung der Eintragungen

Eintragungen mit Datum und Uhrzeit

Grundsätzlich sollte bei jeder Eintragung der genaue Zeitpunkt der Dokumentation nachvollzogen werden können. Tageszeitliche Zuordnungen, z. B. morgens, oder die Angabe des tageszeitlichen Dienstes, z. B. Spätdienst, sind erlaubt, aber in bestimmten Situationen wenig hilfreich.

Da es beispielsweise in einem Streitfall entscheidend sein kann, ob der Hausarzt einer zu pflegenden Person um 10:30 Uhr oder erst um 12:00 Uhr über eine Angelegenheit informiert wurde, sollte zur eigenen Sicherheit der Pflegenden immer die genaue Uhrzeit einer Eintragung vorhanden sein.

Eintragungen müssen zuordnungsfähig sein

Um jede Information, die in einer Pflegedokumentation dokumentiert ist, zweifelsfrei einer Person zuordnen zu können, müssen sich alle Mitarbeitenden, die Eintragungen in der Pflegedokumentation vornehmen, mit einem eindeutig zuordnungsfähigen Handzeichen in eine Handzeichenliste eintragen. Dies sollte auch erfolgen, wenn eine Pflegekraft, z. B. als Springer, nur kurzfristig für einige Tage aushilft.

Die Liste muss neben dem Vor- und Zunamen die Nennung der Qualifikation der jeweiligen Person und den Beginn der Gültigkeit aufweisen. Ein Handzeichenkürzel muss mindestens zwei Buchstaben umfassen.

Eindeutiges Handzeichen der Pflegenden

Bei Namensgleichheit von zwei Pflegekräften sollten unterschiedliche Buchstaben als Handzeichen ausgewählt werden. Möglich wäre auch, dass eine Person ihre Initialen in Kleinschrift und die andere die gleichen Buchstaben in Großschrift nutzt.

Die Groß- und Kleinschreibung der Namenskürzel bietet dabei noch weitere Möglichkeiten der Anwendung. So kann es sinnvoll sein, Handzeichen in Kleinschrift den nicht examinierten Pflegekräften (Pflegeassistenten) und allen anderen an der Pflege Beteiligten zuzuordnen und Handzeichen mit Großbuchstaben ausschließlich den Pflegefachkräften.

Auch bei einer EDV-gestützten Pflegedokumentation muss eine zweifelsfreie Zuordnung der Eintragungen, z. B. über ein individuelles Passwort, gegeben sein. Achten Sie dabei jedoch immer darauf, sich nach durchgeführter Dokumentation auch wieder vom System abzumelden.

Pflegesystem wird überprüfbar

Durch die zweifelsfreie Zuordnung der Eintragungen aller Mitarbeitenden wird auch ersichtlich, ob die im Rahmen der Qualitätsprüfung sowohl in der ambulanten als auch in der vollstationären Altenpflege geforderte Organisation der Bezugspflege von den Pflegenden auch tatsächlich in der Praxis umgesetzt wird.

Qualifikation der dokumentierenden Person

Zweifelsfreie Nachvollziehbarkeit

Durch die Handzeichenkürzel kann die Qualifikation einer Person, die Eintragungen in der Pflegedokumentation vornimmt, zweifelsfrei nachvollzogen werden. Für die Prüfinstanzen ist so schnell ersichtlich, ob vertragsrechtliche Vorgaben eventuell nicht eingehalten werden, so z. B.

- ein fehlendes Erstgespräch,

- die Anamneseerhebung durch eine Pflegeassistentin,
- die Erstellung der Pflege- / Maßnahmenplanung durch eine nicht examinierte Pflegekraft.

Da die gesamte Steuerung des Pflegeprozesses in den Zuständigkeitsbereich der Pflegefachkräfte fällt, muss dies auch in der Pflegedokumentation sichtbar werden.

Welche Personen dokumentieren?

Dokumentation aller Berufsgruppen und beteiligter Personen

In der Pflegedokumentation eines pflegebedürftigen Menschen sollten alle unmittelbar am Pflegeprozess beteiligte Personen dokumentieren. Nur so ist eine effektive Auswertung der geplanten Pflege möglich.

Fehlen z. B. Eintragungen aus der physiotherapeutischen Behandlung im Hinblick auf die Bewegungsmöglichkeiten und -grenzen einer zu pflegenden Person, können Pflegekräfte keine gezielten Maßnahmen zur Unterstützung und weiteren Förderung in die Pflege einplanen. Wichtige Hinweise stehen den Pflegenden nicht zur Verfügung, die Förderung von eventuellen Ressourcen erfolgt aus mangelnder Informationsweitergabe vielleicht gar nicht oder aber zeitverzögert.

Um den Pflegeprozess insgesamt umfassend darzustellen, sind neben den Pflegekräften unbedingt auch andere unmittelbar an der Pflege beteiligte Berufsgruppen oder Personen mit einzubeziehen, z. B.:

- Mitarbeitende aus dem Sozialdienst
- Mitarbeitende aus der Hauswirtschaft / Küche
- Ärzte und Ärztinnen
- Therapeutisches Fachpersonal
- Externe Fachleute beispielsweise für die Wund- oder Ernährungsberatung
- ehrenamtliche Mitarbeitende
- Bezugspersonen der zu Pflegenden

Wichtig: Ggf. ist von der Pflegefachkraft Stellung zu nehmen zu Eintragungen anderer Personengruppen. Falls erforderlich, sind weitere pflegefachliche Handlungsschritte, die sich aus einer Eintragung einer anderen Person ergeben, zu dokumentieren.

FORMULIERUNGSBEISPIEL

Eintragung im Berichtswesen durch Mitarbeitende des Sozialdienstes

17.1. 17:00 Uhr: Frau T. heute beim Ausflug über Bordstein gestolpert und hingefallen, keine äußeren Verletzungen, alles in Ordnung …

Im geschilderten Beispiel stellt sich die Frage, ob Mitarbeitende des Sozialdienstes ohne pflegerisches Wissen die beschriebene Situation richtig einschätzen können. Es ist daher Aufgabe der Fachkraft, die Angelegenheit nochmals aus pflegefachlicher Sicht zu prüfen.

FORMULIERUNGSBEISPIEL

Eintragung im Berichtswesen durch Pflegefachkraft

17.1. 17:30 Uhr: Beine von Frau T. abgetastet und vorsichtig durchbewegt. Äußert auf Nachfrage Schmerzen an linker Hüfte. Rücksprache mit Hausarzt, stellt Taxischein zum Röntgen im KH Schönburg aus. Tochter ist informiert, übernimmt Begleitung …

Dokumentation von Beschäftigungsangeboten durch weitere Personen

Insbesondere wenn diese Personen Beschäftigungsgruppen oder Einzelbetreuungen mit den zu Pflegenden durchführen, sollten diese Aktivitäten auch dokumentiert werden. Die Erfahrungen in der Praxis zeigen, dass nach Anleitung und Schulung die Aufgabe des Dokumentierens gerade von diesem Personenkreis sehr gewissenhaft ausgeführt wird.

Pflegefachkräfte müssen für sich zunächst die grundsätzliche Entscheidung treffen, ob eine Dokumentation durch die oben genannten Personen gewünscht ist oder nicht. Wenn ja, bleibt zu klären, an welcher Stelle und in welcher Form dies geschehen kann.

REFLEXION

Überlegen Sie gemeinsam mit den anderen Pflegekräften, ob auch An- und Zugehörige und ehrenamtlich tätige Menschen die Durchführung ihrer Leistungen bestätigen sollen. Halten Sie es z. B. für sinnvoll, dass ehrenamtliche Mitarbeitende oder An- und Zugehörige Eintragungen auf einem Einfuhrprotokoll vornehmen oder Aussagen zur Befindlichkeit einer zu pflegenden Person dokumentieren? Falls ja, soll dies selbstständig durch die Person und innerhalb der Pflegedokumentation erfolgen, oder halten Sie eine andere Form für sinnvoller?

Wahrheitsgetreue Dokumentation

Dokumentation der tatsächlich erbrachten Leistungen

Grundsätzlich muss eine Pflegedokumentation wahrheitsgemäß geführt werden, und es dürfen nur die Handlungen dokumentiert werden, die auch tatsächlich erbracht wurden. Lässt sich eine Pflegekraft darauf ein, eine Pflegehandlung zu dokumentieren, die in der Realität nicht durchgeführt wurde, gilt dies als Urkundenfälschung:

„*Wer zur Täuschung im Rechtsverkehr eine unechte Urkunde herstellt, eine echte Urkunde verfälscht oder eine unechte oder verfälschte Urkunde gebraucht, wird mit Freiheitsstrafe bis zu fünf Jahren oder mit Geldstrafe bestraft.*" (§ 267 Abs. 1 StGB)

Dokumentation der eigenständig durchgeführten Leistungen

Jede Person sollte immer nur die Handlungen dokumentieren, die sie auch tatsächlich durchgeführt hat.

Selbst wenn Sie wissen, dass Ihre Kollegin die pflegebedürftige Frau M. geduscht hat, sollten sie diese Handlung keinesfalls mit Ihrem eigenen Handzeichen bestätigen. Vielleicht ist es beim Duschen zu einem Ereignis gekommen, aus dem sich später ein Gerichtsstreit entwickelt. Können Sie wirklich sicher sein, dass Ihre Kollegin vor Gericht bestätigt, dass **sie** es war, die die Bewohnerin geduscht hat? Vielleicht kann sie sich nicht mehr erinnern, und letztlich werden Sie als dokumentierende Pflegekraft zur Verantwortung gezogen.

Entbürokratisierte Pflegedokumentation

Eine Ausnahme stellt die Bestätigung der Pflegeleistungen bei Anwendung einer „entbürokratisierten Pflegedokumentation" dar. Bei dieser Form der

Dokumentation bestätigt die verantwortliche Pflegefachkraft alle Leistungen der gesamten Schicht mit ihrem Handzeichen, und zwar unabhängig davon, ob sie oder eine andere Pflegekraft die Pflegehandlungen erbracht hat. In der Regel sind hierbei alle geplanten Leistungen der zu pflegenden Person in einem Ablaufplan oder einer Tagesstruktur beschrieben (➤ 5.7).

Diese Vorgehensweise ist rechtlich nur haltbar, wenn bei Einführung einer entbürokratisierten Pflegedokumentation bestimmte Rahmenbedingungen erfüllt sind. So ist z. B. die Anwendung der Bezugspflege ebenso erforderlich wie eine bestimmte Anzahl an Vollzeitkräften und klar strukturierte Arbeitsabläufe.

Die Möglichkeit der entbürokratisierten Pflegedokumentation kann in der Praxis eine deutliche Zeitersparnis für die Pflegekräfte bedeuten. Allerdings sollten im Vorfeld alle Vor- und Nachteile gut abgewogen werden.

ANMERKUNG STRUKTURMODELL

Im Strukturmodell wird auf eine Dokumentation der regelmäßig erbrachten Leistungen verzichtet („Immer-so-Beweis" – Zweite Kasseler Erklärung der juristischen Expertengruppe zur Entbürokratisierung der Pflegedokumentation [23]).

Nachträgliche Dokumentation

Nachtrag ist erforderlich

Grundsätzlich ist die Pflegedokumentation fortlaufend zu führen. Wurde eine wichtige Eintragung z. B. im Berichtswesen vergessen, ist ein Nachtrag unbedingt erforderlich. Es besteht ansonsten die Gefahr, dass die Pflegenden oder auch Außenstehende den Pflegeverlauf nicht mehr nachvollziehen können.

In den meisten Fällen ist es ausreichend, wenn eine Pflegekraft versäumte Eintragungen in der Dokumentation an ihrem nächsten Arbeitstag vornimmt. Der Nachtrag erfolgt dann im Anschluss an die letzte Eintragung und ist als solcher zu kennzeichnen.

FORMULIERUNGSBEISPIEL

Nachtrag im Berichtswesen

01.03. 16.00 Uhr: Herr M. hat mit Freude am Marktbesuch teilgenommen. Hat sich Äpfel gekauft und diese danach freudig an die anderen verschenkt …
01.03. 22.00 Uhr: Kopfkissen frisch bezogen, war mit Blut verschmiert, Pflaster an Kopfwunde hatte sich gelöst, Wunde und umliegende Haut nur mit warmem Wasser gesäubert, Wunde nicht mehr blutend. Neues Pflaster zum Schutz angebracht. Auf Nachfrage äußert Herr M., keine Beschwerden zu haben …
Nachtrag:
02.03. 8.00 Uhr: Herr M. betrat gestern um 19:00 Uhr mit leicht blutender Platzwunde an re. Schläfe (1 cm × 2 mm) das Dienstzimmer. Gab an, sich den Kopf an der oberen Kleiderschranktüre gestoßen zu haben, als er seinen Schlafanzug herausholen wollte. Wunde mit YX desinfiziert, Pflaster aufgeklebt …

Dokumentation in Vertretung

Ist eine Information noch für den Tag von großer Wichtigkeit oder ist einer Pflegekraft ein Nachtrag am nächsten Tag, z. B. aufgrund eines Urlaubsantritts, nicht möglich, kann von der Möglichkeit der „Vertretungsdokumentation“ Gebrauch gemacht werden. Hierbei dokumentiert eine im Dienst befindliche Pflegekraft im Namen der abwesenden Pflegekraft, was in der vorherigen Schicht vorgefallen ist. Eine Vertretungsdokumentation ist immer als solche zu kennzeichnen.

Es ist empfehlenswert, in der Dokumentationslegende eine passende Abkürzung für eine Vertretungsdokumentation zu hinterlegen, z. B. VD.

FORMULIERUNGSBEISPIEL

Vertretungsdokumentation (VD) im Berichtswesen

24.11. 17.00 Uhr: VD: Anruf Pflegekraft Mia M. Berichtet, dass Frau T. zu Mittag heute nur eine Tasse Suppe zu sich genommen hat und über leichte Bauchschmerzen klagte. Angebotenes Wärmekissen und Tee hat sie abgelehnt …

Gefahr der Urkundenfälschung beachten

Keinesfalls sollten Handlungen, die von einer Kollegin oder einem Kollegen durchgeführt wurden, mit dem eigenen Handzeichen dokumentiert werden. Auch wenn diese Vorgehensweise arbeitsorganisatorisch auf den ersten Blick verlockend erscheint, sollte sich jede Pflegekraft darüber im Klaren sein, dass bei dieser Vorgehensweise schnell der Tatbestand einer Urkundenfälschung erfüllt sein kann.

Die „Don’ts“ in der Pflegedokumentation

- Unansehnliche, schmutzige oder verklebte Dokumentationsblätter
- Offenes Herumliegenlassen der Dokumentation
- Verwerfen von Dokumenten, z. B. (verknitterter) Einfuhrplan
- Fehlende Nummerierung und / oder Angabe der Jahreszahl auf den Formularen
- Fehlende Angabe des vollständigen Namens der zu pflegenden Person auf den Formularen
- Eintragende Person nicht nachvollzichbar
- Tageszeitliche Zuordnung bzw. Uhrzeit der Dokumentation nicht erkennbar
- Lückenhaft ausgefüllte Felder, z. B. Angabe der Adresse ohne Postleitzahl
- Unbekannte Abkürzungen
- Verwendung von Zeichen oder Pfeilen zur Beschreibung eines Zustands
- Verwendung von Textbausteinen
- Durchstreichen von Wörtern oder ganzen Sätzen bis zur Unkenntlichkeit
- Lückenhafte Eintragungen ohne Verlauf
- Auflistung von Regelleistung im Berichtswesen
- Bestätigung nicht erbrachter Leistungen
- Eintragungen ohne direkten Bezug zu einer Situation
- Selbst gestellte Diagnosen
- Bewertende Eintragungen über die zu pflegende oder andere Personen
- Interpretation, Mutmaßung oder persönliche Meinung der Pflegenden
- Interne Arbeitsanweisungen an die anderen Pflegekräfte ohne Bezug auf die zu pflegende Person
- Austragung von Streitigkeiten in der Dokumentation

1

REFLEXION

Kontrollieren Sie verschiedene, frei ausgewählte Pflegedokumentationen im Hinblick auf die Aspekte, die vermieden werden sollten. Besprechen Sie das Ergebnis mit Ihren Kolleginnen und Kollegen.

1.3 Ziel und Zweck der Pflegedokumentation

1.3.1 Arbeitsmittel zur Datensammlung

Effektive Sicherung von Informationen

Die Pflegedokumentation dient als geeignetes Instrument zur effektiven Datensammlung. Sämtliche Informationen, Hinweise und Aussagen aller an der Pflege Beteiligten können in einer Pflegedokumentation gesichert werden.

Die systematische Datensammlung unter Einsatz eines standardisierten Pflegedokumentationssystems bietet der pflegebedürftigen Person, ihren Bezugspersonen und allen Pflegenden ein hohes Maß an Sicherheit in der täglichen Versorgung.

Wichtige Informationen und alle erbrachten Pflegehandlungen von Beginn des ersten Pflegeauftrags bis zur dessen Beendigung sind jederzeit abrufbar.

1.3.2 Informations- und Kommunikationsmedium

Verbindungsglied für alle an der Pflege Beteiligten

Die Pflegedokumentation dient der Informationsübermittlung und unterstützt die Kommunikation aller an der Pflege Beteiligten. Mithilfe der Pflegedokumentation können sich neben der zu pflegenden Person selbst und den Pflegekräften auch jederzeit alle anderen an der Pflege beteiligten Berufsgruppen einen Überblick über den Pflegeverlauf verschaffen.

Die Möglichkeit, sich über eine betreute Person zu informieren, sollte jederzeit auch ohne das persönliche Erscheinen einer Pflegekraft gewährleistet sein.

PRAXISBEISPIEL

Die Mitarbeitende des Sozialdienstes kommt in den Wohnbereich und möchte eine Bewohnerin zum Kegeln abholen. Die Pflegekräfte sind noch anderweitig beschäftigt, sodass die Mitarbeitende direkt das Zimmer der Bewohnerin aufsucht. Eigentlich ist das Kegeln eine der Lieblingsbeschäftigungen der Bewohnerin. Heute äußert sie allerdings nur knapp, dass sie nicht mitkommen will. Auf Nachfrage wendet sie sich ab und gibt keine weitere Auskunft. Die Mitarbeitende des Sozialdienstes sucht das Dienstzimmer auf und nimmt sich die Pflegedokumentation zur Hand. Dort findet sie einen Hinweis für das Verhalten der Bewohnerin. Der Sohn hatte ihr bei seinem Besuch am Vortag eröffnet, dass er für zwei Jahre ins Ausland versetzt wurde und bereits im nächsten Monat mit der ganzen Familie umziehen werde. Laut Eintragungen der Pflegekräfte hat die Bewohnerin, die sehr an ihrem Sohn und den Enkelkindern hängt, sehr traurig und auch wütend auf diese Nachricht reagiert.

Gewährleistung des Informationsflusses

Eine nachvollziehbare schriftliche Dokumentation ist auch deshalb so dringend erforderlich, da in bestimmten Arbeitsfeldern der Altenpflege ein mündlicher Austausch der Pflegenden untereinander nicht immer möglich bzw. aus arbeitsorganisatorischen Gründen erschwert ist.

In der ambulanten Pflege finden z. B. oftmals keine persönlichen Übergaben zwischen den Pflegenden der einzelnen Schichten statt. Viele Informationen werden per Telefon oder aber mithilfe eines Übergabebuches übermittelt. Das wichtigste Kommunikations- und Informationsinstrument stellt allerdings die Pflegedokumentation dar. Alle darin enthaltenen Informationen und Anweisungen gelten verbindlich für die durchführende Pflegekraft.

Da die Versorgung durch den Pflegedienst in der Regel nur punktuell zu bestimmten Zeiten erfolgt, ist ein direkter persönlicher Kontakt z. B. zum medizinischen und therapeutischen Fachpersonal im Umfeld der pflegebedürftigen Person meist nicht möglich. Die Pflegedokumentation bietet dann eine sinnvolle Möglichkeit des professionellen Informationsaustausches aller Berufsgruppen untereinander.

PRAXISBEISPIEL

Herr M. erhält zweimal wöchentlich nachmittags Physiotherapie. Der Mitarbeitende des Pflegedienstes kennt die Therapeutin nicht persönlich, da Herr M. lediglich eine grundpflegerische Versorgung am Morgen „eingekauft" hat. Trotzdem ist er immer über den Verlauf und die Fortschritte der Therapie informiert und die Erfolge der Übungen können von der Pflegekraft mit in die Pflege-/Maßnahmenplanung einbezogen werden. Der Austausch der Informationen erfolgt schriftlich über die Pflegedokumentation des Pflegedienstes.

Der Erfolg pflegerischen Handelns und damit auch das Wohlbefinden und die Zufriedenheit einer zu pflegenden Person und ihrer Bezugspersonen hängt entscheidend vom Informations- und Kommunikationsfluss aller an der Pflege Beteiligten ab.

1.3.3 Planungs- und Organisationshilfe

Effektive Arbeitsorganisation

Die Pflegedokumentation dient der systematischen Planung und Organisation einer fachgerechten Pflege und unterstützt eine effektive Arbeitsorganisation. Sie bietet professionell Pflegenden Orientierung in Bezug auf die pflegerische Versorgung eines pflegebedürftigen Menschen. Alle an der Pflege Beteiligten müssen die benötigten Informationen aus der Dokumentation entnehmen können.

PRAXISBEISPIEL

Eine Pflegefachkraft hilft in einem ihr unbekannten Wohnbereich aus. Ihr wird ein Bereich mit sechs pflegebedürftigen Personen zugeteilt. Bereits während der mündlichen Übergabe nimmt sie die entsprechenden Pflegedokumentationen zur Hand und verschafft sich einen ersten Überblick. Die Pflegedokumentationen nimmt sie zur Pflege mit. Sie weiß, dass sie darin alle erforderlichen Informationen finden kann. So fühlt sie sich sicher und muss bei auftauchenden Fragen nicht ständig andere Pflegekräfte aufsuchen.

Wahrscheinlich wird diese Pflegefachkraft an diesem Morgen etwas länger für die Durchführung der Pflege benötigen, aber grundsätzlich wird sie unter Einbeziehung der Pflegedokumentation in der Lage sein, eine sach- und fachgerechte Versorgung durchzuführen.

Die Pflegedokumentation stellt Pflegenden alle Informationen zur Verfügung, die für die gezielte individuelle Durchführung der Pflege erforderlich sind.

Eine Pflegekraft muss auch nach längerer Abwesenheit den Ablauf und Hergang der Pflege lückenlos nachvollziehen können. Sie muss der Pflegedokumentation entnehmen können, aus welchem Grund eine Pflegehandlung nun eventuell anders erfolgt, und sie muss nachvollziehen können, was sich genau geändert hat und auf welche Art und Weise sie vorgehen muss.

Gelingt dies und bietet die Pflegedokumentation den Pflegenden eine klare Orientierung, stellt die Dokumentation tatsächlich eine geeignete Planungs- und Organisationshilfe dar.

REFLEXION

Überprüfen Sie die Sammlung aller pflegerelevanten Daten, die eine zu pflegende Person betreffen. Werden wirklich alle Informationen im Pflegedokumentationssystem festgehalten, oder finden sich einige Daten an anderer Stelle (Pinnwand, Übergabebuch etc.)? Gibt es einen nachvollziehbaren Grund dafür? Halten Sie die Vorgehensweise für sinnvoll?

Gedächtnisstütze für Pflegende

Abgesehen davon, dass die Pflegedokumentation als Planungs- und Organisationshilfe dient, werden teilweise auch Arbeitsanweisungen der Pflegenden an die nachfolgende Schicht vermerkt. Ob dies so gehandhabt werden soll, wird jedoch sehr unterschiedlich beurteilt. Letztlich liegt die Antwort auf der Hand: Wenn die Pflegedokumentation tatsächlich ein geeignetes Arbeitsmittel für Pflegende darstellen soll, kann es nur sinnvoll sein, wichtige Arbeitsanweisungen oder Hinweise, die unmittelbar auf eine pflegebedürftige Person bezogen sind und diese konkret betreffen, schriftlich in der Pflegedokumentation zu fixieren.

FORMULIERUNGSBEISPIEL

Berichtswesen Frau M.

Anruf von Tochter, kommt morgen um 9 Uhr und holt ihre Mutter für einen Ausflug ab. Frau M. morgen beim Duschen nicht die Haare waschen, Tochter ist in Sorge, dass sich ihre Mutter beim Ausflug mit frisch gewaschenen Haaren erkälten könnte …

FORMULIERUNGSBEISPIEL

Berichtswesen Herr S.

Herr S. hat kein Mittagessen zu sich genommen. Äußert Bauchschmerzen. Tee hat er getrunken. Bitte weiter beobachten …

Beim ersten Beispiel hätte vielleicht auch ein Klebezettel an der Pinnwand die Pflegekräfte daran erinnern können, dass Frau M. morgen nicht die Haare gewaschen bekommen soll. Beim zweiten Beispiel mag es durchaus selbstverständlich sein, dass sich die Pflegekraft der nächsten Schicht nach der Befindlichkeit von Herrn S. erkundigen und ihn beobachten werden. Aber warum auf andere „Zettel" ausweichen? Warum stattdessen nicht den anderen Pflegekräften eine kleine „Gedächtnisstütze" mit einer Eintragung in der Pflegedokumentation zukommen lassen?

Außerdem geht kostbare „Pflegezeit" verloren, wenn wichtige Informationen nicht gebündelt in der Pflegedokumentation zu finden sind, sondern erst an anderen Stellen (Tischkalender, Pinnwand etc.) gesucht werden müssen.

Zeitersparnis durch systematische Dokumentation

Jede Pflegekraft sollte überprüfen, wie in der Praxis die Datensammlung erfolgt und ob alle Daten an geeigneter Stelle fixiert werden. Die Abschaffung mancher zusätzlich genutzten Infobücher oder -hefte kann sich sehr positiv auf die knappen Zeitressourcen der Pflegekräfte auswirken.

1.3.4 Instrument zur internen Qualitätssicherung

Auswertung von Daten

Durch die schriftliche Fixierung aller relevanten Daten in der Pflegedokumentation können Informationen auf vielfache Art und Weise herausgefiltert und aus- oder bewertet werden. So stellt bei den von der Pflegekasse veranlassten Qualitätsprüfungen die Pflegedokumentation die Beurteilungsgrundlage für die Qualität der Umsetzung des Pflegeauftrags dar. Aber auch im Rahmen der internen Qualitätssicherung können aus einer Pflegedokumentation viele Rückschlüsse gezogen werden. Beispielsweise können aus den dokumentierten Reaktionen einer zu pflegenden Person wichtige Hinweise auf ihre Zufriedenheit mit der Versorgung abgeleitet werden.

Auch lässt die Pflegedokumentation ggf. einen potenziellen Schulungsbedarf der Mitarbeitenden erkennen, oder es wird deutlich, ob eine bereits erfolgte Fortbildung erfolgreich war und die Umsetzung der Schulungsinhalte in die Praxis tatsächlich gelungen ist. Außerdem kann eine Einrichtung unter anderem durch die Pflegedokumentation nachweisen, dass Maßnahmen der internen Qualitätssicherung durchgeführt werden, z. B.:

- Einsatz und Anwendung von Standards
- Pflegevisiten
- Fallbesprechungen

Es ist daher sinnvoll, in der Pflegedokumentation die Durchführung einer Pflegevisite oder einer Fallbesprechung deutlich sichtbar zu machen!

1.3.5 Schriftliches Beweismittel

Nachweisdokument für Pflegende

Die Pflegedokumentation gilt als das wichtigste Nachweisdokument bei der pflegerischen Versorgung eines Menschen überhaupt. Sie zeigt nicht nur auf, welche Leistungen erbracht wurden, sondern kann der persönlichen Absicherung einer Pflegekraft in einem Streitfall sowie dem Nachweis einer sach- und fachgerecht erbrachten Pflege dienen.

1

Für die zu pflegende Person und ihre Bezugspersonen

Übersicht der erbrachten Leistungen

Die zu pflegende Person und alle von ihr bevollmächtigten Personen haben jederzeit ein Einsichtsrecht in die gesamte Pflegedokumentation. Sie können sich so einen genauen Überblick über verschiedene Pflegeaspekte verschaffen, z. B.:

- Welche Leistungen wurden tatsächlich erbracht?
- Auf welche Art und Weise erfolgte die Leistungserbringung?
- Auf welcher Grundlage sind die Leistungen überhaupt erforderlich?

Für Pflegende selbst

Reflexion für Pflegende

Durch die Pflegedokumentation haben professionell Pflegende eine Möglichkeit, das eigene Handeln zu reflektieren. Insbesondere in schwierigen Pflegesituationen bietet die Dokumentation des Umgangs mit dieser Situation eine geeignete Möglichkeit, das eigene Handeln zu hinterfragen. Durch die Verschriftlichung des Pflegeverlaufs können Pflegekräfte Rückschlüsse ziehen auf das eigene Verhalten.

So dient die Pflegedokumentation unter anderem

- der Stärkung des Selbstbewusstseins der Pflegekräfte durch „Verschriftlichung" der eigenen Fachlichkeit,
- der Stärkung der Arbeitszufriedenheit durch „sichtbare" und dokumentierte Pflegeerfolge,
- der aktiven Auseinandersetzung mit dem eigenen Berufsverständnis bzw. der eigenen Fachlichkeit, z. B. fachgerechter Umgang mit pflegebedürftigen Personen mit herausforderndem Verhalten, Umgang mit sterbenden Menschen, Umgang mit zu pflegenden Personen unterschiedlicher Nationalität.

Pflegekräfte, die um die positiven Aspekte des Nachweisdokuments „Pflegedokumentation" wissen und diese auch gezielt z. B. in einer Diskussion oder Auseinandersetzung mit medizinischem Fachpersonal oder mit Prüfinstanzen einsetzen, werden die Pflegedokumentation nicht mehr missen wollen.

Für den beschäftigenden Betrieb

Überprüfung der Mitarbeitenden

Auf Grundlage des Arbeitsvertrags kann der Betrieb davon ausgehen, dass eine Pflegefachkraft in der Lage ist, eine Pflegedokumentation sach- und fachgerecht zu führen. Durch Einsicht und Prüfung der Pflegedokumentationen ist ableitbar, inwieweit die Mitarbeitenden ihrer Dokumentationsverpflichtung tatsächlich auch nachkommen.

Die Nichterfüllung des Vertrags kann für den Arbeitnehmer arbeitsrechtliche Konsequenzen nach sich ziehen (➤ 1.2).

Des Weiteren ergibt sich auf Grundlage des Arbeitsvertrags für eine Pflegefachkraft die Verpflichtung zur sach- und fachgerechten Pflege eines Menschen. Der Betrieb kann auf Grundlage der schriftlichen Aufzeichnungen in der Pflegedokumentation Auskunft über die Fachlichkeit des Pflegepersonals ableiten.

Die Pflegedokumentation gibt z. B. Antwort auf folgende Fragen:
- Kann der Pflegedokumentation ein situationsgerechtes Handeln der Mitarbeitenden entnommen werden (gilt insbesondere in Notfallsituationen)?
- Lässt die Pflegedokumentation die Fachkompetenz der Mitarbeitenden erkennen?
- Lässt die Dokumentation Wertschätzung der zu pflegenden Person gegenüber erkennen?
- Werden formale Anforderungen an die Pflegedokumentation von den Mitarbeitenden eingehalten?

Für verschiedene Prüfinstanzen, z. B. WTG-Behörde, MD

Sowohl bei der Durchführung einer Qualitätsprüfung nach §§ 114 ff. SGB XI durch den MD im Auftrag der Pflegekassen in ambulanten und stationären Einrichtungen der Altenhilfe als auch bei einem Besuch der WTG-Behörde stellt die Pflegedokumentation ein wichtiges Beweismittel dar.

Sachgerechte Pflege

Anhand der schriftlichen Aufzeichnungen des Pflegeprozesses und dessen Verlauf ist für die Prüfinstanzen schnell erkennbar, ob vonseiten der Pflegenden eine sach- und fachgerechte Pflege und Betreuung erbracht wird.

Durch verschiedene gesetzliche und rechtliche Vorgaben besteht hierbei grundsätzlich die Verpflichtung einer an der zu pflegenden Person orientierten Versorgung nach allgemein anerkanntem Stand des pflegefachlichen Wissens.

Mit einer aussagekräftig geführten Pflegedokumentation können Pflegekräfte den Nachweis einer sachgerechten Pflege nach allgemein anerkanntem Stand des pflegefachlichen Wissens mühelos erbringen (> 1.2.1).

Definition sachgerechter Pflege

Im Berufsfeld Pflege wird seit Langem ausführlich darüber diskutiert, was unter der Begrifflichkeit „sachgerechter Umgang“ mit einer Pflegesituation zu verstehen ist. Um mit in diese Diskussion einsteigen und sich ein eigenes Urteil bilden zu können, müssen Pflegende sehr gut informiert sein und ihr eigenes Verhalten immer wieder hinterfragen.

Für Pflegekräfte besteht die Chance, aber auch die Verpflichtung, sich mit den Aussagen zu den „neuesten pflegefachlichen Erkenntnissen“ auseinanderzusetzen. Es sollte im eigenen Interesse einer jeden Pflegekraft liegen, sich ständig fort- und weiterzubilden. Dazu verpflichtet sie letztlich schon der eigene Berufskodex.

Bei der Definition, was nun genau unter einer sach- und fachgerechten Pflege zu verstehen ist, können Pflegende verschiedene Unterlagen heranziehen:
- Expertenstandards des Deutschen Netzwerks für Qualitätsentwicklung in der Pflege (DNQP) [16]
- Grundsatzstellungnahmen des Medizinischen Dienstes Bund (MDB) [17]
- Fachliteratur

Die Aussagen in den Grundsatzstellungnahmen und auch die bisherigen Expertenstandards des DNQP haben „Leitfunktion“.

Expertenstandards sind wissenschaftlich fundierte Instrumente und bieten den Pflegekräften auf Grundlage pflegewissenschaftlicher Erkenntnisse und pflegepraktischer Erfahrungen Orientierung bei ihrem pflegerischen Handeln.

Expertenstandards tragen grundsätzlich zur Sicherung und Weiterentwicklung der Qualität in der Pflege bei. Die Erfahrungen im Umgang mit den Expertenstandards haben gezeigt, dass sie entscheidend zu einer Systematisierung der Pflegepraxis in den Pflegeeinrichtungen und ambulanten Pflegediensten beitragen.

Die Frage nach der Berücksichtigung und Umsetzung der Expertenstandards vonseiten der Prüfer wird in jeder Qualitätsprüfung gestellt.

Expertenstandards gelten als vorweggenommene Sachverständigengutachten

Die inhaltlichen Aussagen der Standards werden bei juristischen Auseinandersetzungen als Maßstab zur Beurteilung des aktuellen Standes der medizinisch-pflegewissenschaftlichen Erkenntnisse herangezogen. Expertenstandards werden auch als „vorweggenommene Sachverständigengutachten“ [18] gewertet.

Für alle Pflegenden ist es empfehlenswert, sich intensiv mit den Inhalten der Expertenstandards und den Ausarbeitungen des Medizinischen Dienstes Bund vertraut zu machen!

Dies bedeutet sicherlich nicht, kritiklos alle Vorgaben anzunehmen und mit blindem Handlungsaktionismus schnellstmöglich umzusetzen, sondern sich stattdessen gezielt mit den verschiedenen Themenbereichen auseinanderzusetzen und anschließend einzelne Handlungsschritte, die sinnvoll und für die Praxis geeignet erscheinen, systematisch umzusetzen.

Vonseiten der Pflegenden kann ggf. eine andere Vorgehensweise angewandt werden, wenn dies fachlich ausreichend begründet werden kann.

Dies kann bedeuten, dass sich eine Pflegefachkraft ganz bewusst anders als gefordert in ihrem Handeln entscheidet. Ist die „nicht sachgerecht“ erbrachte Pflege nachvollziehbar innerhalb der Pflegedokumentation begründet (➤ 6.1), wird dies z. B. in einer von den Pflegekassen initiierten Qualitätsprüfung akzeptiert werden.

Wissensstand der Pflegenden ist entscheidend

Die aktive Auseinandersetzung der Pflegenden mit den Anforderungen einer sachgerechten Pflege muss aus der Pflegedokumentation eines pflegebedürftigen Menschen ableitbar sein. Aber nur wenn Pflegende über das erforderliche Wissen in Bezug auf eine sach- bzw. fachgerechte Pflege verfügen, kann eine adäquate Dokumentation gelingen und falls erforderlich eine fachliche Diskussion z. B. mit den Prüfinstanzen (MD oder WTG-Behörde) geführt werden.

REFLEXION

Nehmen Sie sich einige Minuten Zeit und beantworten Sie ganz für sich die folgenden Fragen:

- Wie schätzen Sie selbst Ihren Wissensstand zu den aktuellen Themen in der Pflege ein? Sind Ihnen die einschlägigen Unterlagen des MDB bekannt? Welche Meinung haben Sie zu den Inhalten?
- In welchen Pflegesituationen fühlen Sie sich unsicher?
- Führen Sie die Pflege immer sach- und fachgerecht durch? Wo bemerken Sie vielleicht selbst, dass Sie mit einer Situation „nicht sachgerecht" umgehen?
- Liegt es in Ihrer Verantwortung, wenn Sie nicht sachgerecht arbeiten, oder sind andere Umstände / Personen dafür verantwortlich?
- Was möchten Sie für sich verändern? Welche konkreten Schritte sind möglich?

Für die Kostenträger zu Abrechnungszwecken

Die Pflegedokumentation ist immer auch Abrechnungsgrundlage für erbrachte Pflegeleistungen
- für die Krankenkasse im Rahmen der Behandlungspflege nach SGB V in der ambulanten Pflege,
- für die Pflegekasse bei Pflegeleistungen im Rahmen der Pflegeversicherung,
- falls erforderlich für den Sozialhilfeträger,
- für die pflegebedürftige Person oder ihre gesetzliche Vertretung als Kunden bzw. Kundinnen.

Leistungskomplexe in der ambulanten Pflege

Insbesondere in der ambulanten Pflege kommt dem Nachweisdokument Pflegedokumentation besondere Wichtigkeit zu. Dies ist bedingt durch eine direkte Abrechnung der Grund- und Behandlungspflege mit den Kostenträgern. Da die Abrechnung der Pflegeleistungen mit der Pflegeversicherung auf Grundlage von Leistungsmodulen erfolgt, ist ein genauer Nachweis zwingend erforderlich.

Ein Leistungskomplex ist dabei nur abrechnungsfähig, wenn sich dies plausibel aus den Erkrankungen und Fähigkeitsstörungen einer pflegebedürftigen Person ableiten lässt und wenn zudem alle Inhalte eines Komplexes von den Pflegekräften nahezu vollständig erbracht werden.

Für alle Pflegenden in der ambulanten Pflege hat dies zur Folge, dass sich aus der Pflegedokumentation sowohl die Notwendigkeit eines Leistungskomplexes als auch die inhaltliche Erfüllung lückenlos ableiten lassen muss. Dies setzt voraus, dass sich alle Pflegekräfte mit den genauen Inhalten der Leistungskomplexe vertraut machen müssen.

PRAXISBEISPIEL

Herr M. wird zweimal täglich von einem ambulanten Pflegedienst versorgt. Er benötigt aufgrund seiner Fähigkeitsstörungen Hilfe bei der Körperpflege und beim Ankleiden. Im Rahmen der Ausscheidung ist er überwiegend selbstständig. Er benötigt hier lediglich unterstützende Maßnahmen, wie Utensilien bereitstellen und die Vorlage entsorgen. Auch bei der Durchführung der Körperpflege verfügt Herr M. über große Ressourcen, und er kann viele Pflegehandlungen mit Unterstützung selbstständig durchführen. Insgesamt gestaltet sich die pflegerische Versorgung dadurch sehr zeitintensiv. Bei einer Qualitätsprüfung wird im Rahmen der Abrechnungsprüfung festgestellt, dass vonseiten des Pflegedienstes morgens der Komplex 19 (große Grundpflege) abgerechnet wird. Der Komplex 19 beinhaltet neben den Hilfen zur Ganzkörperwäsche und dem An- und Auskleiden auch die Hilfe zur Ausscheidung. Da sich aber kein entsprechender Bedarf der Hilfe bei der Ausscheidung aus der Pflegedokumentation ableiten lässt, wird dem Pflegedienst eine fehlerhafte Abrechnung unterstellt, was ggf. eine Rückzahlungsforderung der Pflegekasse nach sich ziehen könnte.

Was war passiert? Die Pflegekraft hatte den Unterstützungsbedarf von Herrn M. bei der Ausscheidung nicht direkt als solchen wahrgenommen. Die Vorlage war im Vergleich zur Körperpflege immer schnell entsorgt und das Bereitstellen der benötigten Utensilien wurde mehr „nebenbei" erbracht. Die Pflegekraft war sich ihrer eigenen Arbeit nicht wirklich bewusst und „vergaß" aus diesem Grund, den Hilfebedarf in der Pflege- / Maßnahmenplanung darzustellen. Der Beweis der Notwendigkeit zur Abrechnung des Leistungskomplexes 19 war deshalb für Außenstehende nicht mehr nachvollziehbar und ergab schlussfolgernd den Eindruck einer nicht sachgerechten Abrechnung.

Abrechnung Behandlungspflege ambulant

Auch im Rahmen der Abrechnung der Behandlungspflege ist die lückenlose Dokumentation der Leistungen in der ambulanten Pflege von größter Wichtigkeit. Wird ein Leistungsnachweis – aus welchen Gründen auch immer – fehlerhaft geführt, kann dies für einen Pflegedienst existenzielle Folgen haben. Da tatsächlich nur für jede einzelne mit Handzeichen der durchführenden Pflegekraft dokumentierte Behandlungspflege eine Vergütung erfolgt (➤ 2.2.5), sind Lücken im Leistungsnachweis für den Pflegedienst immer mit finanziellen Einbußen verbunden.

Leistungsnachweis bei Zuzahlung

Bei der Abrechnung von Pflegeleistungen hat jede betreute Person, unabhängig ob in der ambulanten oder stationären Pflege, ein Interesse, Leistungen möglichst kostengünstig einzukaufen. Nur mit einem detaillierten Nachweis ist eine Abrechnung für sie als Außenstehende nachvollziehbar. Dies gilt insbesondere in den Fällen, wenn das Geld der Pflegeversicherung nicht mehr ausreicht und eine Zuzahlung zu den ambulanten oder stationären Pflegeleistungen gezahlt werden muss. Um allen Interessengruppen gerecht zu werden, muss die Auswahl und Durchführung aller pflegerischen Maßnahmen lückenlos nachvollziehbar der Pflegedokumentation entnommen werden können.

Für den Medizinischen Dienst (MD)

Nachweisdokument zur Pflegeeingraduierung

Die Pflegedokumentation kann eine große Rolle bei der Eingraduierung einer pflegebedürftigen Person in einen Pflegegrad spielen. Da die Höhe der Geldleistungen der Pflegeversicherung sowohl für Einrichtungen der ambulanten als auch der stationären Altenhilfe grundsätzlich vom Pflegegrad abhängt, die einem Menschen von der Pflegekasse zugesprochen wurde, ist es im Rahmen einer Begutachtung durch den MD von besonderer Bedeutung, dass der tatsächliche Hilfebedarf bzw. die Einschränkungen der Selbstständigkeit eines Menschen plausibel aus der Pflegedokumentation abgeleitet werden kann.

Gerade in der ambulanten Pflege werden erforderliche Leistungen von den zu pflegenden Personen oftmals nur bei Vorliegen eines möglichst hohen Pflegegrades abgerufen. Denn nur wenn der pflegebedürftigen Person entsprechend ihres Pflegegrades eine möglichst hohe Sachleistung zur Verfügung steht, können eingekaufte Leistungen auch überwiegend von dem Geld der Pflegeversicherung bezahlt werden.

Die Pflegedokumentation stellt in der Begutachtungssituation eines Menschen ein geeignetes Instrument dar, die tatsächlichen Einschränkungen der Selbstständigkeit und Fähigkeiten einer pflegebedürftigen Person und den daraus resultierenden Hilfebedarf plausibel darzustellen und nachzuweisen.

Die Richtlinien des GKV-Spitzenverbandes zur Feststellung der Pflegebedürftigkeit nach dem XI. Buch des Sozialgesetzbuches (BRi) [20] beziehen sich an einigen Stellen auf dieses geeignete Hilfsmittel (Auszüge der BRi):

- BRi 4.5.1 F 1.1 Pflegerelevante Fremdbefunde:
  „Die vorliegenden Berichte sind zu prüfen und auszuwerten ... Zu den Befunden gehören zum Beispiel Pflegedokumentationen ...“
  „... eventuelle von den antragstellenden Personen vorgelegte Aufzeichnungen über den Pflegeverlauf wie z. B. Pflegetagebuch ...“

Von den Pflegekräften ist daher insbesondere in einer Begutachtungssituation ein selbstbewusster Umgang mit der Pflegedokumentation gefordert. Die begutachtende Person sollte aufgefordert werden, die für einen pflegebedürftigen Menschen erstellte Pflege- / Maßnahmenplanung wenigstens in Auszügen zu lesen, um sich ein genaueres Bild über die Situation machen zu können. Pflegekräfte sollten die Chance nutzen, in dieser Situation deutlich zu machen, dass sie tatsächlich auch von der Qualität ihrer Pflegedokumentation überzeugt sind und diese zur Unterstützung einer fachlichen Diskussion gezielt einsetzen.

Begutachtung muss Pflegedokumentation berücksichtigen

Für die Planstellenberechnung (nur stationäre Pflege)

In einer stationären Altenpflegeeinrichtung stellt sich die Situation besonders dar.

Da die Berechnung des Personalschlüssels in einer stationären Einrichtung auf Grundlage der Pflegegrade der Bewohnerinnen und Bewohner erfolgt, ist es entscheidend, dass auch alle dem Pflegegrad zugeordnet sind, der ihrem tatsächlichen Unterstützungsbedarf entspricht. Die Aussagekraft einer Pflegedokumentation hat somit gravierende Auswirkung auf die Stellenberechnung einer Einrichtung. Die Pflegedokumentation sollte daher zweifelsfrei und schlüssig den realen Hilfe- und Unterstützungsbedarf der betreuten Personen darstellen. Die Aufzeichnungen der Pflegenden sollten so erfolgen, dass sie als Beweismittel auch in einem eventuellen Rechtsstreit, z. B. beim Einklagen eines höheren Pflegegrades, standhalten können.

Bedarfsgerechte Pflegegrade durch schlüssige Pflegedokumentation

Unbestritten ist, dass für das Führen einer aussagekräftigen Pflegedokumentation Zeit investiert werden muss. Zeit und Zeitressourcen sind aber in der Pflege kaum mehr vorhanden, und Pflegende fühlen sich oftmals in einem Kreislauf gefangen (➤ Abb. 1.2).

Pflegende sind der Zeitnot nicht hilflos ausgeliefert. Insbesondere mit dem Beweismittel Pflegedokumentation können sie großen Einfluss auf die Personalausstattung ihrer Einrichtung nehmen. Daher sollten Pflegekräfte motiviert an die Bearbeitung ihrer Pflegedokumentation gehen und dieses Arbeitsinstrument professionell auf allen Ebenen einsetzen. Nur so kann es gelingen, den oben beschriebenen Kreislauf zu durchbrechen (➤ Abb. 1.3).

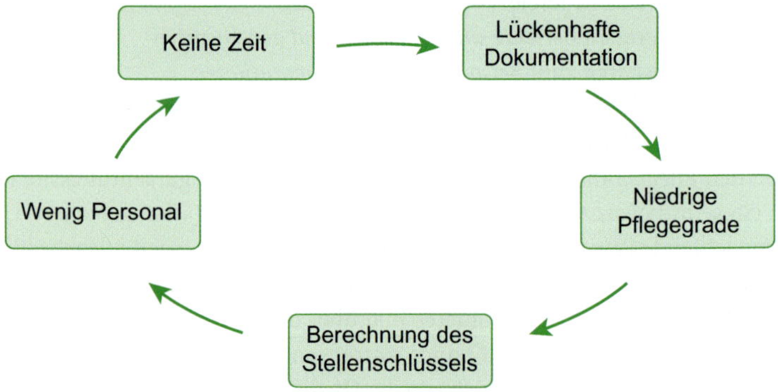

Abb. 1.2 Kreislauf der lückenhaften Pflegedokumentation durch Zeitmangel [L143]

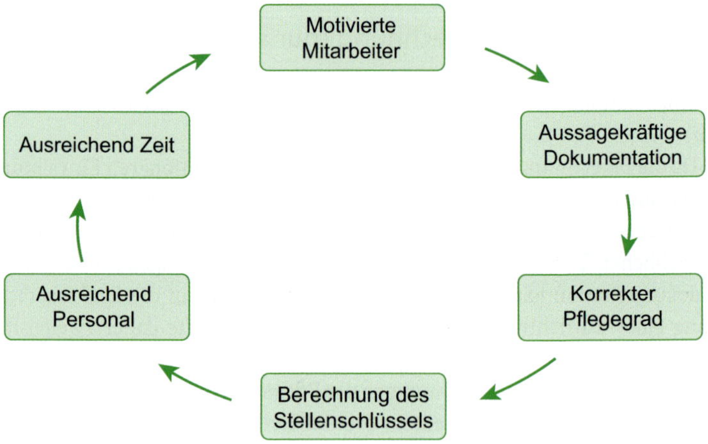

Abb. 1.3 Positive Auswirkungen unter Einsatz einer aussagekräftigen Pflegedokumentation [L143]

Dabei gilt „Weniger ist mehr“: Die Aussagekraft der Dokumentation ist entscheidend, nicht ihr Umfang.

REFLEXION

Stoppen Sie in Ihrem Dienst die Zeit, die Sie an einem Arbeitstag für das Führen der Ihnen zugeordneten Pflegedokumentationen benötigen. War die Zeit länger oder kürzer als von Ihnen erwartet? Haben Sie das Gefühl, allen Anforderungen gerecht geworden zu sein? Welche Dokumentationszeiten haben sich bei den anderen Pflegekräften ergeben? Gab es große Unterschiede? Wenn ja, worin lag dies begründet? Falls Ihnen die Dokumentation insgesamt zu zeitaufwändig erschien: Sehen Sie Möglichkeiten, den Zeitaufwand zu reduzieren?

KAPITEL

2 Wo und wie dokumentieren?

2.1 Auswahl eines geeigneten Pflegedokumentationssystems

Um die Vielzahl von Informationen und Daten, die von Pflegenden wahrgenommen, weitergegeben und verarbeitet werden müssen, in adäquater Weise zu sammeln, werden diese in unterschiedlichen Rubriken gesammelt.

Die Herausforderung für Pflegekräfte besteht darin, die Flut von mündlichen und schriftlichen Daten möglichst effektiv zu sichern und sie miteinander zu verknüpfen.

Geeigneter Platz zur Sammlung aller Daten

Ein standardisiertes und in sich schlüssiges Pflegedokumentationssystem stellt Pflegenden einen geeigneten Platz zur Sammlung aller Daten zur Verfügung. Dabei ist es unerheblich, ob es sich um eine Papier- oder EDV-Dokumentation handelt.

Die Systematik der Datensammlung sowie der Einsatz verschiedener Dokumentationsformulare liegen dabei in den Händen der Pflegekräfte. Da die einzelnen Formulare unterschiedlich eingesetzt werden können, sind klare Absprachen der Pflegenden untereinander sehr wichtig. Jede Pflegekraft sollte sich daher beim Führen einer Pflegedokumentation immer wieder fragen, ob die Verschriftlichung der gesammelten Informationen auch tatsächlich auf eine effektive und effiziente Art und Weise erfolgt. Gleiches gilt für die Nutzung einer EDV-gestützten Pflegedokumentation. Auch hier muss überlegt werden, unter welchem Button welche Informationen gesammelt werden sollen.

Effektive und effiziente Dokumentation

Stellt sich in der Praxis ein Gefühl von „doppelter Buchführung“ oder „unsinniger Dokumentation“ bei den Pflegenden ein, ist dies immer ernst zu nehmen!

Ob der Pflegeverlauf dokumentiert werden muss oder nicht, braucht nicht mehr diskutiert zu werden (➤ Kap. 1). Die Chance für professionell Pflegende liegt vielmehr in der Möglichkeit, die Art und Weise der Datensammlung inhaltlich möglichst praxistauglich und effizient zu gestalten.

Erarbeitung einer praxistauglichen Pflegedokumentation

Pflegekräfte einer Einrichtung, ob ambulant, teilstationär oder stationär, sind gut beraten, sich selbst über alle Möglichkeiten der Dokumentationssammlung zu informieren und gemeinsam mit den anderen Pflegekräften Zeit zu investieren, um eine wirklich „arbeitstaugliche“ Pflegedokumentation zu entwickeln. Dies setzt voraus, dass jede Pflegekraft die eigene Dokumentation immer wieder reflektiert und – falls erforderlich – in eine fachliche Diskussion mit den anderen tritt.

Bei den Überlegungen, was genau wo zu dokumentieren ist, kann ein Blick auf die verschiedenen Projekte zur Entbürokratisierung sehr hilfreich sein (➤ Tab. 1.1).

Insbesondere das erstmalig länderübergreifende Projekt „Strukturmodell zur Entbürokratisierung der Pflegedokumentation“ vom Bundesministerium für Gesundheit (BMG) [20] bietet eine gute Orientierung für eine effiziente Dokumentation.

Die Erarbeitung einer praxistauglichen Pflegedokumentation, die tatsächlich auch der Arbeitserleichterung dient, kann nur durch Pflegende an der Basis gelingen!

Bei der Erarbeitung bzw. Zusammenstellung einer individuellen, auf die Einrichtung und das Klientel ausgerichteten Dokumentation ist zu beachten, dass diese einheitlich für alle zu pflegenden Personen eingesetzt wird.

Freie Wahl des Pflegedokumentationssystems

Jeder Einrichtung steht es hierbei frei, ob sie ein auf dem Markt befindliches Pflegedokumentationssystem auswählt oder ein selbst entwickeltes System einsetzt. Es liegt ebenfalls in der alleinigen Entscheidung der Pflegeeinrichtung, ob die Datensammlung auf dem Papier oder EDV-gestützt erfolgen soll oder ob sich eine Einrichtung für eine Kombination aus beiden Möglichkeiten entscheidet.

Ein geeignetes Pflegedokumentationssystem muss dabei nur die Voraussetzung erfüllen, eine übersichtliche und jederzeit nachvollziehbare Dokumentation aller Stammdaten sowie des gesamten Pflegeprozesses zu ermöglichen!

Wie gut ein Dokumentationssystem tatsächlich für die Praxis geeignet ist, zeigt sich in der Regel erst im täglichen Gebrauch. Sollte eine Einrichtung sich mit dem Gedanken einer Dokumentationsumstellung beschäftigen, ist es immer empfehlenswert, ein neues System für mehrere Wochen bei verschiedenen zu pflegenden Personen zu testen.

Kombination verschiedener Dokumentationssysteme möglich

Sollten Mitarbeitende der Prüfinstanzen, z. B. MD oder WTG-Behörde, bei einer Qualitätsprüfung oder Heimbegehung äußern, dass es nicht möglich sei, Formulare verschiedener Hersteller untereinander zu mischen oder eigene zu erstellen, sollten die Einrichtungen unbedingt nach der Rechtsgrundlage einer solchen Aussage fragen und um Erläuterung bitten. Eine solche Behauptung ist weder pflegefachlich noch rechtlich nachvollziehbar. Die Nutzung von Dokumentationsblättern verschiedener Hersteller ist genauso möglich wie die Nutzung einrichtungsintern erstellter Formulare, Excel-Tabellen oder auch eine Kombination aus beiden Varianten. Sogar der Einsatz einer komplett selbst entwickelten EDV-gestützten Pflegedokumentation ist möglich.

Dokumentationsformulare oder EDV-Programme, die In einer Einrichtung selbst entwickelt wurden, haben häufig eine deutlich bessere Akzeptanz und werden daher von den Pflegenden oftmals genauer geführt.

Bei einer Kombination von standardisierten Formularen und selbst entwickelten Dokumentationsblättern ist allerdings besondere Aufmerksamkeit geboten. Durch die Unterbrechung des systematischen Aufbaus eines standardisierten Dokumentationssystems eines Herstellers kann die Gefahr einer unübersichtlichen Datensammlung und der doppelten Dokumentation von Daten bestehen.

Anforderung an selbst entwickelte Dokumentationsblätter

Werden Dokumentationsblätter einrichtungsintern entwickelt, sollten diese auch einem gewissen Qualitätsstandard entsprechen. Lieblos gestaltete und schlecht fotokopierte Formulare ohne fortlaufende Nummerierung, Angabe der Erstellung und Freigabe etc. wirken wenig professionell. Zudem sollte jeder Einrichtung bewusst sein, dass die Pflegedokumentation immer auch Aushängeschild einer Einrichtung ist. Dies trifft insbesondere auf die ambulanten Pflegedienste zu, da hier die Pflegedokumentation mehr (fremden) Personen zugänglich ist als in einer stationären Einrichtung.

2.1.1 EDV-gestützte Pflegedokumentation

Vielfältige Auswertungsmöglichkeiten von Daten

Mittlerweile nutzen die meisten Einrichtungen eine EDV-gestützte Pflegedokumentation. Und auch der ergänzende Einsatz von mobilen Geräten wie Smartphone oder Tablet findet immer größeren Zuspruch in der Pflegebranche. Den Pflegekräften bietet sich durch den Einsatz eines EDV-Systems eine Vielzahl von Möglichkeiten der Sammlung und Auswertung der erhobenen Daten. Auf Knopfdruck können die unterschiedlichsten Informationen übersichtlich dargestellt, ausgewertet und bei Bedarf auch ausgedruckt werden. Vieles gestaltet sich in der täglichen Praxis leichter, und der Schreibaufwand kann durch die Verknüpfung der gesammelten Daten deutlich geringer ausfallen.

Allerdings gilt auch hier, die verschiedenen auf dem Markt befindlichen Systeme gut zu prüfen.

Praxistauglichkeit des EDV-Programms vor Anschaffung prüfen

Die Vorauswahl eines EDV-Systems kann sicherlich auf Leitungsebene durchgeführt werden. Die Prüfung auf Praxistauglichkeit sollte allerdings unbedingt durch die Pflegefachkräfte erfolgen, die später mit dem EDV-System arbeiten sollen. Auch bei der Umstellung auf ein EDV-System sollte nicht auf die Durchführung eines „Probelaufs" verzichtet werden. Unter Einsatz einer Demoversion lässt sich am Beispiel ausgewählter zu pflegender Personen die tatsächliche Alltagstauglichkeit gut prüfen.

Bevor eine Einrichtung den Einsatz einer EDV-Dokumentation in Betracht zieht, muss seitens der Pflegekräfte ein grundsätzliches Verständnis in Bezug auf die Anwendung des Pflegeprozesses und der damit verbundenen Dokumentation vorhanden sein.

Ein Wechsel von der Papierdokumentation zur EDV-Dokumentation ist nicht geeignet, um bestehenden Dokumentationsdefiziten einer Einrichtung entgegenzuwirken. Es gibt Einrichtungen, in denen die Pflegedokumentation mit Einführung der EDV-Version deutlich schlechter geworden ist.

Einsatz zusätzlicher Papierformulare

Es ist ggf. sinnvoll, auch bei EDV-gestützten Dokumentationssystemen zusätzlich Papierformulare einzusetzen. Dies betrifft vorrangig die Dokumentation

- von Ein- und Ausfuhr,
- der Mobilisation (Bewegungsförderungsprotokoll),

- von freiheitseinschränkenden Maßnahmen,
- von Therapiemaßnahmen bzw. Heilbehandlungen (z. B. Physiotherapie).

Zeitnahe Dokumentation am PC

Werden neben einer EDV-gestützten Dokumentation keine Papierformulare mehr eingesetzt, bedeutet dies für eine Pflegekraft, wiederholt das Dienstzimmer aufsuchen zu müssen, um dort am PC die erforderlichen Informationen abzurufen bzw. deren Durchführung zeitnah zu bestätigen. Sind ausreichend PCs, Notebooks, Smartphones oder auch Tablets für die Pflegenden vorhanden, kann dies gut gelingen. Ansonsten bleibt die Frage, ob eine zeitnahe Dokumentation wirklich gewährleistet ist.

REFLEXION

Wenn Sie mit einer EDV-gestützten Pflegedokumentation arbeiten, wägen Sie gemeinsam mit Ihren Kolleginnen und Kollegen ab, ob Ihnen der zusätzliche Einsatz von Papierformularen sinnvoll erscheint. Wenn ja, überlegen Sie, wo diese Formulare aufbewahrt werden sollen. Was sind die Vor- und Nachteile? Gegebenenfalls können Sie auch die WTG-Behörde hinzuziehen und um Beratung bitten. Wie wäre Ihre Entscheidung, wenn Sie auch mobile Geräte mit einsetzen könnten? Bräuchten Sie dann noch zusätzliche Formulare in Papierform? Möchten Sie eine EDV-gestützte Pflegedokumentation demnächst einführen, hospitieren Sie am besten in anderen Einrichtungen, die bereits mit dem jeweiligen Programm arbeiten und überzeugen Sie sich von der Praxistauglichkeit.

2.1.2 Einsatz einer Musterdokumentation

Orientierung für alle Pflegenden

Für die Praxis ist es hilfreich, eine Musterdokumentation zu erarbeiten. Diese enthält alle in der Einrichtung gültigen Formulare bzw. bei EDV-gestützter Pflegedokumentation einen Screenshot aller genutzter Buttons sowie eine ausführliche Beschreibung mit den wichtigsten Ausfüllhinweisen. Ein Ausdruck bzw. die Abbildung eines beispielhaft ausgefüllten Dokumentationsformulars kann zur Orientierung mit in die Musterdokumentation eingeheftet bzw. abgebildet werden.

Aus der Musterdokumentation ist jederzeit für alle Mitarbeitenden ersichtlich, unter welchen Voraussetzungen ein Formular bzw. ein Button zu nutzen und in welcher Form genau auszufüllen ist.

Die Musterdokumentation sollte für alle Mitarbeitenden gut sichtbar im Dienstzimmer ausliegen oder aushängen. Dies hat sich auch bei einer EDV-gestützten Pflegedokumentation bewährt.

Unbedingt sollte im Einarbeitungskonzept auf die vorhandene Musterdokumentation verwiesen werden.

Ergänzung durch ein Dokumentationshandbuch

Um eine sach- und fachgerechte Pflegedokumentation zusätzlich zu fördern, kann ergänzend ein individuell auf die Einrichtung bezogenes Dokumentationshandbuch erstellt werden, in dem die Grundregeln der Pflegedokumentation nachvollziehbar beschrieben sind. Auch dieses sollte im Einarbeitungskonzept für neue Mitarbeitende vorgestellt werden.

Eine Musterdokumentation und ein Dokumentationshandbuch müssen regelmäßig überarbeitet werden. Die Verantwortlichkeit für eine kontinuierliche Aktualisierung und Anpassung sollte verbindlich geregelt werden.

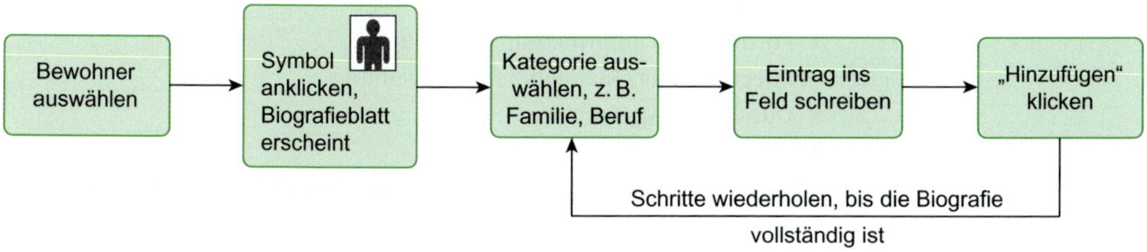

Abb. 2.1 Beispiel für eine Kurzanleitung einer EDV-Dokumentation [L143]

Kurzanleitung zur Bedienung bei EDV-Dokumentation

Im Falle einer EDV-gestützten Dokumentation bietet sich für die Musterdokumentation zudem an, in einer Kurzanleitung festzulegen, auf welche Art und Weise das EDV-Programm von den Mitarbeitenden bedient werden soll (➤ Abb. 2.1).

Pflicht- und Bedarfsdokumentation

Die systematische Sammlung und Dokumentation aller Informationen lässt sich in **„Pflichtinformationen"** und **„Bedarfsinformationen"** unterscheiden (➤ Tab. 2.1).

Tab. 2.1 Unterscheidung Pflicht- und Bedarfsinformationen

Pflichtinformationen	Bedarfsinformationen
Sind grundsätzlich bei jeder zu pflegenden Person zu erheben, unabhängig vom Gesundheitszustand oder den vorliegenden Erkrankungen.	Werden nur erhoben, wenn eine bestimmte Erkrankung oder ein bestimmter Zustand einer pflegebedürftigen Person vorliegt bzw. eintritt, z. B. Dokumentation von Positionswechsel bei mobilitätseingeschränkten Personen.

Bedarfsinformationen

Formulare für Bedarfsinformationen verbindlich festlegen

Deren Dokumentation liegt entweder in der Fachlichkeit einer Pflegekraft, hier zumeist der Pflegefachkraft, oder erfolgt, wenn bestimmte Merkmale bei der zu pflegenden Person erfüllt sind. Die Vorgaben für die Erhebung einer Bedarfsdokumentation sollten sich aus möglichst verbindlichen Vorgaben, z. B. aus Standards oder Richtlinien der Einrichtung, ableiten lassen.

Beispiel für die Bedarfsdokumentation im Rahmen der „Ernährung", z. B. Führen eines Einfuhrprotokolls

- nach Ermessen der jeweiligen Bezugspflegefachkraft oder
- auf Wunsch der zu pflegenden Person oder
- auf ärztliche Anordnung.

Pflichtinformationen

Welche Informationen verpflichtend dokumentiert werden müssen, ergibt sich aus verschiedenen gesetzlichen Vorschriften und Verträgen (➤ Kap. 1). Einen Orientierungsrahmen für die Festsetzung bietet auch die Grundsatzstellungnahme des MD zu „Pflegeprozess und Dokumentation" aus dem Jahr 2005 [17], die auch die vertraglichen Inhalte der Rahmenverträge in der ambulanten Pflege berücksichtigt. Demnach konzentriert sich die Pflegedokumentation im Wesentlichen auf die folgenden fünf Pflichtformulare:

- Stammblatt
- Formular zur Informationssammlung
- Pflegeplanung / Maßnahmenbeschreibung
- Durchführungsnachweis
- Pflegebericht

Soweit es die Situation erfordert, werden weitere Bedarfsinformationen auf ergänzenden Formularen dokumentiert. Die Auswahl der möglichen Bedarfsformulare, die in der Praxis zum Einsatz kommen, liegt in der Entscheidung der jeweiligen Einrichtung, hier in der Regel in der Verantwortlichkeit der Pflegedienstleitung.

REFLEXION

Erstellen Sie gemeinsam mit Ihren Kolleginnen und Kollegen eine Musterdokumentation und ggf. ein Dokumentationshandbuch. Legen Sie verbindlich fest, welche Informationen wo dokumentiert werden sollen. Falls Sie mit einem EDV-Programm dokumentieren, legen Sie die einfachsten Bedienerwege fest und drucken Sie die entsprechenden Screenshots mit Erklärungen aus.

2.2 Pflichtinformationen

Folgende aufgeführte Formulare sollten grundsätzlich für alle zu pflegenden Personen angelegt werden. Dies geschieht unabhängig davon, ob es sich z. B. um den Besuch einer Tages- oder Kurzzeitpflegeeinrichtung handelt oder um den Aufenthalt in einer ambulanten oder stationären Pflegeeinrichtung.

Umfang der Datensammlung der Betreuungsform anpassen

Der Umfang der Informationssammlung ist entsprechend der Betreuungsform anzupassen. So wird z. B. die Erhebung der biografischen Daten in einer Kurzzeitpflegeeinrichtung deutlich weniger umfangreich sein als in einer stationären Altenpflegeeinrichtung.

2.2.1 Stammblatt

Wichtige Informationen auf einen Blick

Die professionelle Sammlung aller für den Pflegeprozess relevanten Informationen beginnt mit der Anlage eines Stammblattes (➤ Tab. 2.2). Das Formular kann bereits vor Aufnahme mit den wichtigsten Stammdaten eröffnet werden. Dies gilt insbesondere für Gäste der Kurzzeitpflegeeinrichtung. Da die Bezugspersonen oftmals nicht erreichbar sind, ist es hier für Pflegende besonders schwer, im Nachhinein noch Informationen zu erhalten.

Das Stammblatt stellt alle wichtigen Daten strukturiert auf einen Blick dar. Es ermöglicht so allen an der Pflege Beteiligten einen direkten Zugriff auf die wichtigsten Informationen über den zu versorgenden Menschen.

Das Formular sollte deshalb unverzüglich und unbedingt immer vollständig ausgefüllt werden. Nicht ausgefüllte Felder können den Eindruck vermitteln, dass Pflegekräfte sich nicht um diese Information bemüht haben oder dass die Datenerhebung einfach vergessen wurde.

Tab. 2.2 Beispielformulierungen bei der Datenerhebung

Wo?	Beispielformulierung
Stammblatt im Feld „Allergien, Unverträglichkeiten"	• *Derzeit keine bekannt.* • *Derzeit keine Hinweise auf evtl. Allergien oder Unverträglichkeiten.*
Stammblatt im Feld „Kostform"	• *Siehe Anamnese / Informationssammlung / SIS®.* • *Siehe Pflegeplanung.*
Sonstiges	• *Informationen können aufgrund fehlender Bezugspersonen nicht in Erfahrung gebracht werden.*

Aussagekräftige und vollständige Datenerhebung

Bei der Erhebung der Stammdaten ist insbesondere darauf zu achten, dass
- alle Namen und Adressen grundsätzlich vollständig erhoben sind,
- alle aufgeführten Telefonnummern unbedingt mit Vorwahl angegeben sind,
- Aussagen zur gesetzlichen Betreuung vorhanden sind,
- Angaben zu einer evtl. Patientenverfügung oder Vorsorgevollmacht vorhanden sind,
- Name und Adresse der hausärztlichen Praxis immer komplett angegeben ist,
- bei der fachärztlichen Versorgung mindestens Name, Fachrichtung und die vollständige Telefonnummer ersichtlich ist,
- bei der Angabe der ärztlichen Diagnosen neben dem Datum auch immer die Quelle (Herkunft) der Diagnose aufgeführt ist,
- zusätzlich zum Datum eines Krankenhausaufenthaltes auch der Grund der Einweisung dokumentiert ist,
- unmittelbar zu Beginn des Pflegeauftrags die Erhebung aller Vitalwerte (RR, Puls, BZ) und des Gewichts erfolgt, um für spätere Vergleichsmessungen zur Verfügung zu stehen,
- auch die Körpergröße der zu pflegenden Person erhoben wird: Hierbei sollten sich die Pflegekräfte **nicht** auf die Angabe im Personalausweis verlassen; diese entspricht in der Regel nicht mehr der tatsächlichen Größe des alten Menschen. Stattdessen sollten geeignete Methoden ausgewählt werden, die auch bei immobilen Menschen angewandt werden können, z. B. Messung der Kniehöhe,
- grundsätzlich alle vorgegebenen Felder bearbeitet werden.

Ist eine vollständige Datensammlung nicht möglich oder erfolgt die Erhebung dieser Information an anderer Stelle, ist dies eindeutig zu vermerken.

Alle Stammdaten müssen jederzeit der aktuellen Situation entsprechen. Sie sind daher regelmäßig zu aktualisieren.

Dies betrifft insbesondere die Aktualität folgender Punkte:
- Adressen der Bezugspersonen
- Aussagen zur gesetzlichen Betreuung und zu freiheitseinschränkenden Maßnahmen

- Angaben zu Patientenverfügung oder Vorsorgevollmacht
- Hilfsmittel
- Krankenhausaufenthalte
- wichtige Informationen, Allergien, Unverträglichkeiten

REFLEXION

Überprüfen Sie die Stammblätter verschiedener Dokumentationen. Sind alle aufgeführten Kriterien erfüllt? Überarbeiten oder ergänzen Sie die Stammblätter, falls erforderlich.

2.2.2 Formular zur Anamneseerhebung und Informationssammlung / SIS®

Grundsätzliches zur Anlage und Erhebung

Begriffsdefinition

Das Wort **Anamnese** kommt aus dem Griechischen und bedeutet *„Erinnerung“*. Gemeint ist damit laut Wiktionary.org:

„Die Vorgeschichte einer Krankheit, die im Gespräch mit dem Kranken (Eigenanamnese) oder mit den Angehörigen (Fremdanamnese) zur Diagnosestellung ermittelt wird.“

Erhebung der Vorgeschichte der Erkrankung

Somit umfasst die Anamnese die Darstellung der Vorgeschichte einer zu pflegenden Person in Bezug auf die Erkrankungen und die daraus resultierende pflegerische Versorgung. Neben der Erhebung der „Krankengeschichte“ benötigen Pflegende für die Gewährleistung einer sach- und fachgerechten Versorgung eines Menschen jedoch noch weitere umfangreiche Informationen.

Sammlung weiterer pflegerelevanter Informationen

Aufgrund der Erhebung der vielfältigen Informationen wird die Begrifflichkeit „Anamneseformular“ immer seltener verwendet. Stattdessen findet sich immer häufiger der Kombinationsbegriff „Formular zur Anamnese / Informationssammlung“. Von verschiedenen Firmen wird inzwischen nur noch der Begriff „Informationssammlung“ für das ursprüngliche Anamneseformular benutzt.

Die Datenerhebung auf dem Formular zur Informationssammlung sollte sich also nicht nur auf Aussagen zur Vorgeschichte der Krankheiten der zu pflegenden Person beschränken, sondern zusätzlich auch die Dokumentation weiterer Daten ermöglichen, wie z. B.

- Angabe biografieorientierter Gewohnheiten, Rituale oder Abneigungen,
- Aussagen zu Wünschen, Abneigungen, Erwartungen, aber auch Sorgen der zu pflegenden Person (Selbstaussage) und / oder ihrer Bezugspersonen,
- Aussagen der zu pflegenden Person zur eigenen Einschätzung ihrer Situation,
- Angabe der Fähigkeiten und des Selbsthilfepotenzials der zu pflegenden Person,
- Ermittlung der Einschränkungen bzw. Probleme der zu pflegenden Person in ihrer Selbstständigkeit,

- Einschätzung der Risikopotenziale der zu pflegenden Person,
- Ressourcen / Hilfsmittel,
- Aussagen anderer an der Pflege beteiligter Personen wie An- und Zugehörige, therapeutisches Personal, Fachärztinnen und -ärzte etc.

ANMERKUNG STRUKTURMODELL

Der „strukturierten Informationssammlung" (**SIS®**) kommt im Strukturmodell eine besondere Bedeutung zu. Sie wird als Einstieg in den vierphasigen Pflegeprozess verwendet und vorrangig im Rahmen des Erstgespräches oder bei gravierenden Veränderungen im Laufe der Versorgung eingesetzt. Die SIS® ist im klassischen Sinne Informationssammlung und erfasst im Vergleich zu den üblichen Formularen zur Amnameseerhebung oder Informationssammlung zusätzlich

- die Sichtweise der zu pflegenden Person zu ihrer Lebens- und Pflegesituation einschließlich ihrer Wünsche und Bedarfe an Hilfe und Unterstützung im Originalton (wörtliche Rede),
- ggf. Ergebnisse des Verständigungsprozesses zwischen allen Beteiligten im Hinblick auf die gewünschten Lösungen für die Pflege und Betreuung,
- eine eigens entwickelte Risikoeinschätzung (Matrix) zu einer individuellen pflegerelevanten Ersteinschätzung von Phänomenen und Risiken.3

➤ Abb. 2.2 zeigt beispielhaft ein standardisiertes SIS®-Formular für die stationäre Pflege. Standardisierte SIS®-Bögen gibt es auch für die ambulante Pflege, die Tages- und die Kurzzeitpflege.

Die SIS® ist ein wissenschaftsbasiertes Konzept, das von Expertinnen und Experten entwickelt wurde und nicht mit anderen Pflegedokumentationssystemen vermischt werden kann.

Zeitnahe Erstellung

Die „pflegerelevante Vorgeschichte" eines Menschen sowie die ersten wichtigen Informationen sollten allen an der Pflege beteiligten Personen frühestmöglich bekannt sein. Pflegende werden ansonsten nur schwer in der Lage sein, sofort mit Beginn des Pflegeauftrags eine bedarfsgerechte individuelle Pflege entsprechend den Wünschen und Bedürfnissen der zu pflegenden Person sicherzustellen. Die Gefahr von Missverständnissen ist bei fehlender oder mangelnder Informationssammlung deutlich erhöht.

Die „Eröffnung" des Formulars zur Anamneseerhebung / Informationssammlung / SIS® sollte nach Möglichkeit bereits vor Aufnahme einer zu pflegenden Person, spätestens aber am Tag der Aufnahme des Pflegeauftrags erfolgen.

Zufällig gute Pflege oder geplante gute Pflege?

Wahrscheinlich wird eine Pflegekraft die Versorgung einer zu pflegenden Person auch ohne ausführliche Anamnese bzw. Informationssammlung / SIS® fachgerecht durchführen. Ob die Pflege dann allerdings auch entsprechend den Wünschen und Gewohnheiten der zu pflegenden Person erfolgt, ist fraglich. Selbst wenn dies so sein sollte, ist dies für eine außenstehende Person nicht nachvollziehbar. Die Versorgung ist also nur „zufällig" gut!

Professionell Pflegende müssen den eigenen Anspruch haben, eine ganz individuell auf den jeweiligen Menschen zugeschnittene Pflege leisten zu wollen. Dies setzt immer eine ausführliche Informationssammlung voraus.

SIS® – stationär –
Strukturierte Informationssammlung

Name der pflegebedürftigen Person	Geburtsdatum	Gespräch am/Handzeichen Pflegefachkraft	pflegebedürftige Person/Angehöriger/Betreuer

Was bewegt Sie im Augenblick? Was brauchen Sie? Was können wir für Sie tun?

Themenfeld 1 – kognitive und kommunikative Fähigkeiten

Themenfeld 2 – Mobilität und Beweglichkeit

Themenfeld 3 – krankheitsbezogene Anforderungen und Belastungen

Themenfeld 4 – Selbstversorgung

Themenfeld 5 – Leben in sozialen Beziehungen

Themenfeld 6 – Wohnen/Häuslichkeit

Erste fachliche Einschätzung der für die Pflege und Betreuung relevanten Risiken und Phänomene																					Sonstiges			
	Dekubitus				Sturz				Inkontinenz				Schmerz				Ernährung							
			weitere Einschätzung notwendig				weitere Einschätzung notwendig				weitere Einschätzung notwendig				weitere Einschätzung notwendig				weitere Einschätzung notwendig				weitere Einschätzung notwendig	
	ja	nein	ja	nein	ja	nein	ja	nein	ja	nein	ja	nein	ja	nein	ja	nein	ja	nein	ja	nein	ja	nein	ja	nein
1. kognitive und kommunikative Fähigkeiten	☐	☐	☐	☐	☐	☐	☐	☐	☐	☐	☐	☐	☐	☐	☐	☐	☐	☐	☐	☐	☐	☐	☐	☐
2. Mobilität und Beweglichkeit	☐	☐	☐	☐	☐	☐	☐	☐	☐	☐	☐	☐	☐	☐	☐	☐	☐	☐	☐	☐	☐	☐	☐	☐
3. krankheitsbezogene Anforderungen und Belastungen	☐	☐	☐	☐	☐	☐	☐	☐	☐	☐	☐	☐	☐	☐	☐	☐	☐	☐	☐	☐	☐	☐	☐	☐
4. Selbstversorgung	☐	☐	☐	☐	☐	☐	☐	☐	☐	☐	☐	☐	☐	☐	☐	☐	☐	☐	☐	☐	☐	☐	☐	☐
5. Leben in sozialen Beziehungen	☐	☐	☐	☐	☐	☐	☐	☐	☐	☐	☐	☐	☐	☐	☐	☐	☐	☐	☐	☐	☐	☐	☐	☐

Abb. 2.2 Strukturierte Informationssammlung (SIS®) [V738]

Nur wenn die Informationssammlung unmittelbar beginnt, ist der „Ist-Zustand“ einer zu pflegenden Person bei ihrer Aufnahme nachvollziehbar erkennbar.

Nachweis des „Ist-Zustands“ bei Aufnahme

Pflegenden dient die Dokumentation des „Ist-Zustands“ auch als Nachweis des Pflegeerfolges. Oftmals gelingt es z. B. Pflegenden durch ihre professionelle und aktivierende Pflege, Menschen, die lange Zeit völlig immobil waren, wieder zu mobilisieren und längst vergessene Fähigkeiten wieder sichtbar zu machen und zu fördern. Aber nur, wenn innerhalb der Pflegedokumentation ein Abgleich mit dem „Ist-Zustand“ zum Zeitpunkt der Aufnahme möglich ist, sind solche Erfolge auch deutlich erkennbar.

Die erste Informationssammlung sollte zeitnah erfolgen, um schnell einen Gesamtüberblick über die Situation der zu pflegenden Person zu erhalten und entsprechende pflegerische Maßnahmen einleiten zu können.

In der Anamnese / Informationssammlung / SIS® sollte vermerkt werden, welche Pflegehandlungen im Rahmen des Pflegeprozesses von welchen Personen erbracht werden und wer für welche Angelegenheiten wie Friseur- oder Fußpflegetermine oder Medikamentenbestellungen verantwortlich ist. Dies gilt insbesondere für den ambulanten Bereich, da hier oftmals viele Personen an der pflegerischen Versorgung eines Menschen beteiligt sind.

Verantwortlichkeit für Pflegehandlungen benennen

Je klarer die schriftlichen Absprachen und Vereinbarungen formuliert sind, desto weniger Möglichkeiten gibt es für Unstimmigkeiten.

In der Pflegeanamnese bzw. auf dem Formular zur Informationssammlung / SIS® geht es nicht darum, eine Ansammlung von erforderlichen Pflegemaßnahmen aufzulisten.

Vielmehr geht es neben der Erklärung, welche speziellen Pflegegewohnheiten und -wünsche vorhanden sind, darum, die Probleme und Einschränkungen einschließlich eventueller Risiken der zu pflegenden Person zu beschreiben und einzuschätzen. Auf Grundlage dieser „Zulieferungsinformationen“ sind die erforderlichen Pflegemaßnahmen plausibel ableitbar.

Ermittlung der Probleme und Einschränkungen

Immer häufiger werden auch biografische Daten mit in die Anamnese / Informationssammlung / SIS® aufgenommen. Wünsche, Abneigungen, Gewohnheiten, Rituale oder andere biografische Gegebenheiten haben oftmals Einfluss auf die Probleme und / oder Risiken eines Menschen. Daher erscheint es sehr sinnvoll, diese gemeinsam mit der Problem- und Risikoermittlung zu dokumentieren und kein extra Formular für diese Daten zu verwenden.

Auch Wünsche, Gewohnheiten, Rituale beschreiben

FORMULIERUNGSBEISPIEL

Anamnese / Informationssammlung / SIS®

Herr M. läuft mit vornübergebeugter Körperhaltung und kleinschrittig am Rollator. Er erwähnt, zeitweise über seine eigenen Füße zu stolpern. Bei weiten Strecken ist er es gewohnt, im Rollstuhl geschoben zu werden. War früher sehr sportlich, hat Fußball gespielt und ist mehrere Marathons gelaufen, ist sehr motiviert, möchte wieder besser laufen können …

Betonung der Fähigkeiten bei vorliegenden Einschränkungen

Haben sich Probleme / Einschränkungen oder Risiken herauskristallisiert, ist es wichtig, ein besonderes Augenmerk auf die „passenden" Ressourcen zu legen. Pflegekräfte, die bei der Betrachtung der Gesamtsituation einen Schwerpunkt auf die Benennung und das Hervorheben der (Rest-)Fähigkeiten einer zu pflegenden Person legen, zeigen eine große Wertschätzung dieser Person gegenüber. Sie signalisieren einem pflegebedürftigen Menschen, dass er als Person ernst genommen wird und jede noch so kleine (Rest-)Fähigkeit förderungswürdig ist.

FORMULIERUNGSBEISPIEL

Anamnese / Informationssammlung / SIS®

Frau D. ist oft zu schwach, die komplette Körperpflege selber durchzuführen. Ihre Zähne putzt sie sich selber und sie kämmt sich ihre vorderen Haare. Frau D ist sehr motiviert, möglichst viele Pflegehandlungen wieder selber übernehmen zu können, äußert klar ihre Wünsche und fordert Hilfe an …

Für eine Pflegekraft ist es oftmals wesentlich schwieriger, sich der zu pflegenden Person gegenüber zurückzunehmen und den Menschen lediglich in seinem eigenen Tun zu stärken und zu unterstützen, als selbst aktiv zu werden.

Pflegekräfte sollten sich bewusst machen, dass die zu pflegende Person vor der pflegerischen Versorgung ihr bisheriges Leben ohne Unterstützung gelebt hat und als gestandene Persönlichkeit in die Einrichtung kommt, um ihren Lebensabend dort zu verbringen.

Fähigkeiten / Ressourcen nicht immer leicht erkennbar

Es ist entscheidend, sich immer wieder die Fähigkeiten eines Menschen in Erinnerung zu rufen. Wenn sich Frau K. mit einem Löffel an ihrem Bettgitter Gehör verschafft, so mag dies für Pflegende nervenaufreibend sein. Andererseits besitzt diese Dame auf diese Weise noch die Fähigkeit, Wünsche und Bedürfnisse zu äußern! Da sie die Notrufklingel nicht bedienen kann, hat sie eine für sich wunderbare Strategie gefunden, sich bemerkbar zu machen – was für eine Leistung!

In der Anamnese / Informationssammlung / SIS® sind gerade die „versteckten" Fähigkeiten ausführlich zu beschreiben.

REFLEXION

Überlegen Sie genau, welche Fähigkeiten, aber auch Wünsche und Gewohnheiten die von Ihnen versorgten Personen haben. Beachten Sie insbesondere die nicht auf den ersten Blick ersichtlichen bzw. „versteckten" Ressourcen eines Menschen.

Umfang der Information

Erfolgt in der Anamnese / Informationssammlung / SIS® eine ausführliche Schilderung der Bedürfnisse, Wünsche und Fähigkeiten der zu pflegenden Person, kann nachvollziehbar abgeleitet werden, dass weder ein Problem vorhanden ist, noch ein potenzielles Risiko besteht, das differenzierter bearbeitet werden müsste.

FORMULIERUNGSBEISPIEL

Anamnese / Informationssammlung / SIS®

Frau S. äußert, gerne süße Speisen zu essen. Sie ist vier Mahlzeiten gewohnt und nimmt abends immer noch ein „Betthupferl" zu sich. Das Gewicht von Frau S. liegt seit vielen Jahren bei 60–62 Kilo …

Keine Aussagen zu Risiken, wenn keine vorliegen

Es ist **nicht** sinnvoll, in der Anamnese / Informationssammlung / SIS® Stellung zu Risiken zu nehmen, wenn keine vorhanden sind. Lange Zeit war dies üblich und wurde immer wieder auch von den Prüfinstanzen eingefordert:

FORMULIERUNGSBEISPIEL

Anamnese / Informationssammlung / SIS® – Negativbeispiel

Frau S. kann sich frei bewegen, derzeit **kein** *Risiko für Dekubitus und Sturz. Läuft sicher und kann sich selbst druckentlasten und alle Gelenke frei bewegen. Frau S. hat derzeit* **kein** *Kontrakturrisiko …*

Wenn sich in der Anamnese / Informationssammlung / SIS® die Aussage findet, dass die zu pflegende Person sich frei bewegen kann, bedeutet dies eindeutig, dass er kein Dekubitus-, Sturz- oder Kontrakturrisiko hat. Andernfalls hätte die Pflegefachkraft die Problematik beschrieben. Aussagekräftiger wäre es hier gewesen, Wünsche, Rituale und Gewohnheiten der zu pflegenden Person in Bezug auf die Bewegung und Mobilität zu beschreiben:

FORMULIERUNGSBEISPIEL

Anamnese / Informationssammlung / SIS®

Frau S. kann sich frei bewegen, äußert, sich immer gerne bewegt zu haben. Macht täglich einen kleinen Rundgang durch den Garten …

Wichtig: Aussagen zu Risiken, die nicht vorhanden sind, fördern eine Überdokumentation und sind zu vermeiden.

Aktualisierung bei Veränderungen

Eine Aktualisierung relevanter Daten wird immer dann erforderlich, wenn sich bei der zu pflegenden Person **gravierende** Veränderungen ergeben haben. Es ist dann zu prüfen, inwieweit mit Datum und Handzeichen der Pflegekraft Ergänzungen vorgenommen werden können oder wann eine „Neuanlage" sinnvoll erscheint. Sehr übersichtlich bleibt selbst eine mehrmalige Anpassung des Formulars, wenn unterschiedliche Farben zur Dokumentation der Zustandsveränderungen genutzt werden.

Bei Anwendung einer EDV-gestützten Dokumentation ist eine Anpassung leicht vorzunehmen, da die vorherige Anamnese / Informationssammlung / SIS® aufgerufen und nach der Ergänzung als weitere Version gespeichert werden kann.

Wichtig: Keinesfalls sollte jede „Kleinigkeit" in der Anamnese / Informationssammlung / SIS® ergänzt werden. Anpassungen müssen grundsätzliche Veränderungen beinhalten und eine gewisse Wichtigkeit für den Pflegeprozess haben.

Formularauswahl

Geeignete Formulare einsetzen

Pflegenden bietet eine gute Formularstruktur oftmals eine große Arbeitserleichterung. Dies gilt gleichermaßen bei einer händischen wie bei einer EDV-Dokumentation. So gibt es Varianten, in denen die Pflegenden an die Erhebung besonders wichtiger Aspekte, wie etwa die Einschätzung möglicher Risikopotenziale oder die Erhebung individueller Vorlieben oder Rituale einer zu pflegenden Person, durch bereits vorgedruckte Hinweise „erinnert" werden. Auch die Vorgabe beispielhaft aufgeführter Hilfsmittel kann Pflegende beim Ausfüllen eines Formulars unterstützen, wenn zusätzlich noch ausreichend Platz für individuelle Ergänzungen besteht.

Übersichtlichkeit der Informationen

Besonders übersichtlich ist es, wenn direkt angekreuzt werden kann, ob ergänzend eine Pflege- bzw. Maßnahmenplanung in einem bestimmten Bereich erstellt und welche ergänzenden Formulare eingesetzt wurden.

Reine Ankreuzformulare haben sich in der Praxis nicht bewährt, da diese keinen Raum für Individualisierungen bieten.

Fragenliste zur Informationserhebung

Zur eigenen Reflexion kann im Anschluss an das Ausfüllen einer Anamnese / Informationssammlung / SIS® eine Liste mit möglichen Fragen zu den Inhalten genutzt werden (s. Anhang, ➤ Tab. A.1, ➤ Tab. A.2, ➤ Tab. A.3, ➤ Tab. A.4, ➤ Tab. A.5).

Diese sollte lediglich zur Orientierung der Pflegenden dienen. Keinesfalls ist es sinnvoll, im Sinne eines „Verhörs" alle Inhalte abzufragen.

REFLEXION

Überprüfen Sie die Praktikabilität Ihres derzeit eingesetzten Formulars zur Anamnese bzw. Informationssammlung. Hat es sich in der Praxis bewährt oder gibt es Schwierigkeiten? Testen Sie nach Absprache mit Ihrer Leitung verschiedene andere Formulare.

2.2.3 (Pflege-)Bericht

Da Berichte in der Regel nicht ausschließlich von Pflegekräften, sondern auch von begleitenden Fachinstanzen (Sozialer Dienst, Betreuungsassistenz, Therapie) genutzt werden, ist die übliche Bezeichnung Pflegebericht rückläufig. Treffender ist die Anwendung des Begriffs Bericht / Berichtswesen.

Informationssammelstelle und Verbindungsglied

Das Berichtswesen dient dem fortlaufenden Informationsaustausch im gesamten Pflegeprozess. Es enthält Aussagen und Situationsschilderungen zu aktuellen Problemen und deren Verlaufsbeschreibung sowie Notizen zu Absprachen oder Vereinbarungen. Auch Abweichungen von der geplanten Pflege und Betreuung und Beschreibungen zur Befindlichkeit der pflegebedürftigen Person oder zum Ergebnis / Erfolg der Maßnahmen werden hier gesammelt.

Grundsätzlich können alle an der Pflege beteiligten Personen in den Berichten dokumentieren und diese für einen lückenlosen Informationsaustausch nutzen.

Die Berichte sind das entscheidende Verbindungsglied zu allen in der Pflegedokumentation enthaltenen Dokumentationsblättern. Alle Informationen

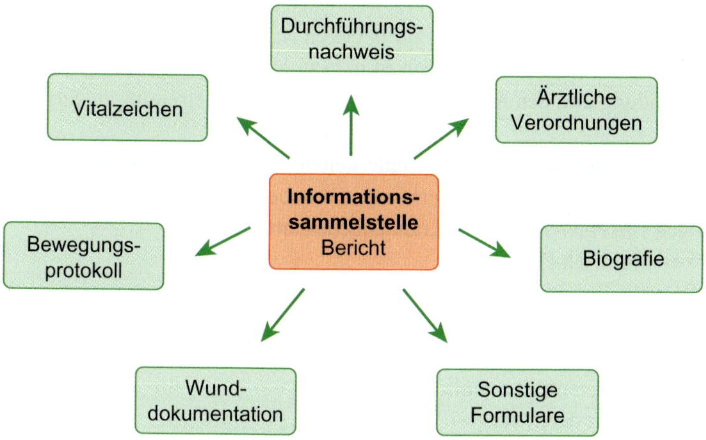

Abb. 2.3 Der Bericht als Informationssammelstelle [L143]

fließen an dieser Stelle ein und werden falls erforderlich weitergeleitet (➢ Abb. 2.3).

Durch die Erfassung akut auftretender Ereignisse und deren Handhabung ist ein situationsgerechtes Handeln der Pflegekräfte immer nachvollziehbar. Den Berichten kann problemlos entnommen werden, welche Maßnahmen wann und durch wen eingeleitet wurden.

Situationsgerechtes Handeln immer nachvollziehbar

Die Häufigkeit der Eintragung im Berichtswesen ergibt sich immer aus der jeweiligen Situation der zu pflegenden Person. Vorgaben bezüglich der Häufigkeit der Eintragungen z. B. vom Pflegegrad abhängig zu machen, ist nicht empfehlenswert. Es ist durchaus möglich, dass sich bei einer immobilen Person mit Pflegegrad V wesentlich weniger Eintragungen ergeben als bei einer mobilen, an Demenz erkrankten Person mit Pflegegrad III oder IV.

Berichte müssen nicht täglich geschrieben werden

Es gibt keinerlei Vorgaben oder gesetzliche Regelungen, das Berichtswesen täglich zu führen!

Folgen die Pflegekräfte ihren Impulsen bei der Versorgung eines Menschen, werden auch positive Einträge selbstverständlicher Bestandteil des Berichtes sein. Wenn Pflegende einen schönen Kontakt, ein nettes Erlebnis oder Ähnliches mit einer zu pflegenden Person gehabt haben, ist es sehr sinnvoll, dies im Bericht zu dokumentieren. So können sich alle Beteiligten sicher fühlen, dass es der zu pflegenden Person gut geht und sie sich mit der geplanten Pflege und Betreuung wohl fühlt.

Auch positive Aussagen beschreiben

Eine tägliche „Eintragungsverpflichtung“ für jede Schicht hat sich nicht bewährt. Das Berichtswesen wird dadurch mit „Nebensächlichkeiten“ blockiert, und wirklich wichtige Informationen treten in den Hintergrund bzw. sind im Verlauf nicht mehr sichtbar.

Nebensächlichkeiten blockieren das Berichtswesen

Eine Ausnahme stellt das Berichtswesen im Rahmen der Aufnahme einer zu pflegenden Person oder auch bei Wiederaufnahme (z. B. nach Kranken-

Berichtswesen bei Aufnahme ausführlich führen

hausentlassung) dar. Hier kann es, wenn sich der Zustand der zu pflegenden Person deutlich verändert hat, zur besseren Nachvollziehbarkeit erforderlich sein, in den ersten 2 bis 5 Tagen in nahezu jeder Schicht einen Eintrag zur Entwicklung und den Auswirkungen der Pflege und Betreuung zu vorzunehmen.

Nicht aussagekräftige Eintragungen vermeiden

Eintragungen wie „keine Besonderheiten" oder folgende aufgeführte Beispiele sind unbedingt zu unterlassen, sie haben keinerlei Aussagekraft und zeugen von einer schlechten Krankenbeobachtung:

- Versorgt nach Plan
- Betreute Person wurde pflegerisch versorgt
- AZ ↑, AZ ↓ (AZ = Allgemeinzustand)
- Keine Besonderheiten oder k. b. V. (= keine besonderen Vorkommnisse)
- Betreute Person ist unauffällig
- Alles wie gestern / alles wie am 22.6.2023
- Zustand wie immer
- Alles o. k.

Finden sich solche oder ähnliche „tote" Sätze in nahezu jeder Schicht, wähnen sich die Pflegenden einschließlich Pflegedienstleitung oftmals in (falscher) Sicherheit, da das Berichtswesen ja offensichtlich ausführlich geführt wird. Streicht man alle Nebensächlichkeiten, bleibt aber keine aussagekräftige Information mehr übrig.

Pflegende sind aufgefordert, ausschließlich sinnvolle Eintragungen vorzunehmen, die tatsächlich auch Rückschlüsse auf den Verlauf und die Ergebnisse der pflegerischen Versorgung zulassen (➤ Kap. 3).

Grundregeln beachten

Die „Grundregeln" der Dokumentation sind dabei einzuhalten:

- Alle Eintragungen erfolgen nicht wertend.
- Alle Eintragungen erfolgen chronologisch fortlaufend.
- Der Verlauf einer Situation / eines Ereignisses wird lückenlos festgehalten.
- Interpretationen oder Mutmaßungen sind zu vermeiden.
- Persönliche Meinungen der Pflegenden sind zu vermeiden.
- Eine Diagnosestellung durch die Pflegenden ist zu unterlassen.
- Nebensächlichkeiten werden nicht eingetragen.
- Reguläre Pflegehandlungen werden nicht eingetragen.
- Eintragungen haben immer einen direkten Bezug zur betreuten Person bzw. zur Situation.
- Aussagen werden möglichst aus Sicht der zu pflegenden Person formuliert.

Sinnvolle Eintragungen im Bericht

Was genau sollte nun im Bericht stehen?

Sinnvolle, auf den Pflegeprozess bezogene Eintragungen für die zu pflegende Person werden unter Berücksichtigung der folgenden Auflistung (➤ Tab. 2.3) schnell erkennbar.

Ein präzise und aussagekräftig geführtes Berichtswesen ist ein nicht zu unterschätzender Faktor im Nachweis der Pflegequalität!

Tab. 2.3 Inhalte Berichtswesen

- An- und Abwesenheit der pflegebedürftigen Person
- Akute Ereignisse
- Auffälligkeiten / Abweichungen vom „Normalzustand" der zu pflegenden Person
- Zulieferungsinformationen zu den möglichen Risiken / Problemen
- Verlaufsbeschreibungen
- Allgemeine Befindlichkeit / Stimmung / Wohlbefinden der zu pflegenden Person
- Reaktionen der zu pflegenden Person auf pflegerische Maßnahmen / bestimmte Situationen
- Wünsche / Bedürfnisse der zu pflegenden Person
- Ablehnung / Selbstbestimmung / Beschwerden der zu pflegenden Person
- Soziale Kontakte / Zusammenarbeit mit Bezugspersonen
- Positive körperliche / geistige Veränderungen
- Körperliche oder geistige Verschlechterung / Veränderung des Hilfebedarfs
- Beobachtung / Auffälligkeiten
- Beratung
- Vereinbarung / Absprachen
- Besondere Vorkommnisse / Situationen die zu pflegende Person betreffend
- Abweichung von der geplanten Pflege
- Situationsgerechtes Handeln / eingeleitete Maßnahmen
- Wirkung / Erfolg der geplanten Maßnahmen
- Wiederaufnahmeberichte
- Ergebniszusammenfassung Pflegevisite / Fallbesprechung
- Zusammenfassung / Evaluation der Pflege- und Maßnahmenplanung
- Kommunikation / Kontakte mit jeglichem ärztlichen Personal
- Aussagen / Gespräche / Termine mit Bezugspersonen / Behörden
- etc.

Die Informationen im Berichtswesen sollten der nachfolgenden Schicht ermöglichen, die aktuelle Versorgung der zu pflegenden Person durchführen zu können. Pflegende sollten sich daher immer fragen, welche Informationen so wichtig sind, dass sie zwingend an die anderen Pflegekräfte weitergegeben und notiert werden müssen.

Sinnvolle Eintragungen für die nachfolgenden Mitarbeitenden

Pflegebezogene Mitteilungen an die Kolleginnen und Kollegen

Es wird manchmal kritisiert, dass der Hinweis an die nachfolgenden Pflegekräfte, z. B. eine Hautrötung zu beobachten, für die Pflegekräfte eine Selbstverständlichkeit darstellt und deshalb nicht als Handlungsanweisung im Berichtswesen auftauchen sollte. In der Praxis haben diese „Aufforderungen" allerdings eine sehr große Akzeptanz. Viele Pflegende äußern, den „verschriftlichten Arbeitsauftrag" gerne als Erinnerungshilfe zu nutzen.

Handlungsanweisung an die Kolleginnen und Kollegen

FORMULIERUNGSBEISPIEL

Berichtswesen Herr S.

Hautrötung in rechter Kniekehle, Fingerdrucktest negativ, bitte weiter beobachten …

2

REFLEXION

Wählen Sie verschiedene Berichte nach dem Zufallsprinzip aus und suchen Sie ganz bewusst nach Eintragungen entsprechend den Beispielformulierungen. Schreiben bzw. formulieren Sie einen der bestehenden Berichte sachgerecht neu.
Versuchen Sie in Zukunft, das Berichtswesen aussagekräftig zu führen. Dokumentieren Sie keine Nebensächlichkeiten mehr.

ANMERKUNG STRUKTURMODELL

Im Strukturmodell dient das Berichtswesen schwerpunktmäßig der Dokumentation von Abweichungen der geplanten Pflege und Betreuung und von tagesaktuellen Ereignissen. Im Sinne dieser Abweichungen sind hierbei positive wie auch negative Aspekte zu berücksichtigen. Durch die Konzentration der Dokumentation auf Abweichungen sind jegliche Veränderungen schnell erkennbar.

2.2.4 Pflegeplanung / Maßnahmenplanung

Übersichtliche Darstellung des Pflege- und Betreuungsplans

Das Pflegeplanungsblatt dient dazu, den von der Bezugspflegekraft festgelegten Pflege- und Behandlungsplan möglichst übersichtlich darzustellen. Meist findet sich eine klassische Unterteilung des Blattes in Probleme / Ressourcen, Ziele, Maßnahmen und Ergebnis bzw. Evaluation.

Entbürokratisierte Dokumentation

Im Rahmen der entbürokratisierten Pflegedokumentation (➤ 2.1) wird die klassische Unterteilung des Formulars unterbrochen. Die Beschreibung der Maßnahmen erfolgt separat auf einem Zusatzformular, chronologisch über 24 Stunden hinweg beschrieben im Sinne eines Ablaufplans oder eines Tagesstrukturplans, die Problemformulierung findet sich in die Informationssammlung / SIS® integriert.

REFLEXION

Testen Sie verschiedene Planungsformulare. Sind Sie zufrieden mit den Formularen? Mit welchem Planungsblatt fällt Ihnen das Schreiben am leichtesten? Regen Sie ggf. bei Ihrer Pflegedienstleitung die Erarbeitung eines eigenen Formulars an.

2.2.5 Durchführungs- / Leistungsnachweis

Allgemeines

Lückenloser Nachweis

Der Durchführungsnachweis dient der Bestätigung aller erbrachten Pflegemaßnahmen für eine zu pflegende Person.

Die Bestätigung erfolgt

- zeitnah,
- unter Angabe der tageszeitlichen Zuordnung oder der Uhrzeit und
- mit Handzeichen der durchführenden Pflegekraft.

Da in der ambulanten Pflege die (Papier-)Dokumentation bei der betreuten Person vor Ort hinterlegt ist und dort unmittelbar nach Erbringung der Pflegemaßnahmen mit Angabe der Uhrzeit geführt wird, ist eine „zeitnahe" Dokumentation automatisch gegeben. Ausnahme: Nutzt der Pflegedienst eine digitale Dokumentation, erfolgt auch eine digitale Bestätigung der durchgeführten Leistungen. Dann liegt kein Durchführungsnachweis mehr vor Ort aus.

Routinetätigkeiten können im stationären Bereich am Ende einer Schicht dokumentiert werden, Besonderheiten, wie z. B. zusätzlich erforderliche ungeplante Maßnahmen, sind unmittelbar zu erfassen.

Besonderheiten sofort bestätigen

Die in diesem Formular aufgeführten Pflegehandlungen leiten sich aus den in der Anamnese / Informationssammlung / SIS® oder Pflegeplanung aufgeführten Einschränkungen, Fähigkeitsstörungen und Problemen einer zu pflegenden Person ab.

Maßnahmen müssen nachvollziehbar sein

Variationsmöglichkeiten des Durchführungsnachweises

In der Praxis gibt es verschiedenste Varianten, einen Pflegedurchführungsnachweis zu führen. Oftmals wird für jede Schicht ein einzelnes Formular geführt. Vom Grundsatz her ist es möglich, einen Durchführungsnachweis so weit auszudünnen, dass er sich auf wenige Handzeichen pro Schicht reduziert.

Unterschiedliche Möglichkeiten prüfen

Existieren eine aussagekräftige Anamnese bzw. Informationssammlung und eine detaillierte Pflegeplanung (➤ Kap. 5), dann ist eine zusammenfassende Bestätigung „verwandter" Maßnahmen völlig ausreichend (➤ Tab. 2.4).

Tab. 2.4 Zusammenfassende Maßnahmenbestätigung

Zu bestätigende Maßnahme	einschließlich verwandter Einzelmaßnahmen
Morgenpflege	Ganzkörperwäsche, Eincremen der Haut, Zahn- und Mundpflege, Kämmen, Rasur, An- und Auskleiden etc.
Toilettengang	Wasserlassen, Intimhygiene, Inkontinenzversorgung, Richten der Kleidung etc.

Es gibt keine gesetzlichen Vorgaben, die Pflegende zur Bestätigung der erbrachten Pflegehandlungen per Einzelhandzeichen verpflichtet und die Bestätigung aller Einzelleistungen in einer Schicht durch die ausführende Pflegekraft fordert. Da es eine sehr zeitintensive Handlung darstellt, ca. 20–30 Maßnahmen einzeln zu bestätigen, und die Pflegekräfte zudem schnell zum „blinden" Abzeichnen verleitet werden, sollte der Durchführungsnachweis in Bezug auf die Routinetätigkeiten unbedingt „ausgedünnt" werden.

Bestätigung von einzelnen Maßnahmen wenig sinnvoll

PRAXISBEISPIEL

Eine Pflegedienstleitung, die sich immer wieder über falsch bestätigte Handzeichen ihrer Mitarbeitenden ärgert, ergänzt in einigen Durchführungskontrollen die Maßnahme: „Fünf Euro an die Pflegedienstleitung zahlen". Sie setzt ihr Handzeichen als erste in die Spalte und wartet einige Tage ab. Wie erwartet haben im Laufe der Woche alle Pflegekräfte diese Maßnahme mit ihrem Handzeichen bestätigt!

Bestätigt aber eine Pflegekraft im Durchführungsnachweis eine nicht erbrachte Pflegehandlung, ist durch diesen unbewussten Flüchtigkeitsfehler schnell der Tatbestand der Urkundenfälschung erfüllt (➤ 1.2.2).

Gefahr der Urkundenfälschung

Die „Urkunde" Durchführungsnachweis muss immer und zu jeder Zeit mit den tatsächlichen Pflegeleistungen übereinstimmen!

Die Bestätigung der Behandlungspflege oder der sozialen Betreuung bleibt davon unberührt und erfolgt bei Bedarf zusätzlich.

Bestätigung der ärztlich verordneten Behandlungspflege

Bestätigung der Durchführung meist auf Zusatzformular

Die Bestätigung der Behandlungspflege erfolgt in der stationären Pflege zumeist auf einem Zusatzformular. Es ist aber genauso möglich, die behandlungspflegerischen Maßnahmen mit in den Durchführungsnachweis aufzunehmen. Grundsätzlich ist darauf zu achten, dass es nicht zu einer Mehrfachdokumentation kommt (➢ Tab. 2.5).

Tab. 2.5 Dokumentation der ärztlich verordneten Behandlungspflege

Was wird verordnet?	Wo wird die erbrachte Leistung dokumentiert?
3 × täglich Medikamentengabe	Formular *Behandlungspflege* oder *Durchführungsnachweis*
1 × täglich RR-Kontrolle	Formular *Behandlungspflege* oder Formular *Vitalzeichen*
1 × täglich Kompressionsstrümpfe anziehen	Formular *Behandlungspflege*
3 × wöchentlich Wundversorgung	Formular *Behandlungspflege* oder Formular *Wunddokumentation*
1 × täglich dermatologische Hauteinreibung	Formular *Behandlungspflege* oder *Durchführungsnachweis*

Bestätigung erbrachter Leistungen von beteiligten Berufsgruppen im Durchführungsnachweis

Therapeutisches Fachpersonal

Im Rahmen des Nachweises der erbrachten Maßnahmen ist auch festzulegen, in welcher Form das therapeutische Fachpersonal seine Leistungen dokumentieren kann. Bei den meisten standardisierten Dokumentationssystemen gibt es zusätzliche Formulare für Leistungen anderer Berufsgruppen wie z. B. für die physiotherapeutische, ergotherapeutische und logopädische Behandlung.

Auch im ambulanten Bereich hat es sich bewährt, mit diesen Formularen zu arbeiten.

Im Rahmen der EDV-Dokumentation ist es möglich, bestimmten Personen in festgelegten Bereichen einzelne Zugangsrechte einzuräumen (➢ 1.2).

REFLEXION

Erfolgt in Ihrer Einrichtung die eigenständige Dokumentation durch therapeutisches Fachpersonal? Welche Ideen haben Sie diesbezüglich? Was halten Sie für sinnvoll?

Auch die Bestätigung der Leistungen des Sozialdienstes bzw. der Beschäftigungsangebote muss gewährleistet sein. Die Bestätigung kann entweder in die übliche Durchführungskontrolle integriert werden oder aber auf einem zusätzlichen Formular erfolgen.

Beschäftigungsangebote / soziale Betreuung

ANMERKUNG STRUKTURMODELL

Im Strukturmodell erfolgt keine Bestätigung von Routinetätigkeiten mehr. Die geplanten Maßnahmen der Pflege und Betreuung einschließlich Prophylaxen werden den Routinetätigkeiten zugeordnet und gelten grundsätzlich als erbracht. Sie bedürfen daher keiner Bestätigung mehr.
Die Dokumentation von Leistungen der Behandlungspflege und von Positionierungs- und Bewegungsprotokollen bei Dekubitusrisiko bleibt davon unberührt. Hier ist weiterhin ein Nachweis der Durchführung erforderlich. Zudem erfolgt das (befristete) Abzeichnen ggf. erforderlicher Maßnahmen des Risikomanagements (z. B. Einfuhrplan für 5 Tage).
In der **ambulanten Pflege** müssen aufgrund der leistungsrechtlichen Voraussetzungen auch weiterhin die Bestätigung der „eingekauften" Pflegeleistungen entsprechend dem Pflegevertrag sowie die ärztlich verordnete Behandlungspflege und ggf. zusätzliche Betreuungs- und Entlastungsleistungen nach §45 b SGB XI erfolgen.

Besonderheiten in der ambulanten Pflege: Durchführungs- und Leistungsnachweis

In ambulanten Pflegeeinrichtungen wird zumeist nur **ein** Durchführungsnachweis für alle Einsätze eines Tages eingesetzt, selten erfolgt auch hier eine Unterteilung in verschiedene Früh-, Spät- und Nachtdienstformulare.

Gemeinsamer Durchführungsnachweis für SGB V und SGB XI

In der ambulanten Pflege orientiert sich der Durchführungsnachweis an den mit den Kostenträgern im Rahmen des SGB XI vereinbarten Leistungskomplexen (LK) und den im Rahmen des SGB V vereinbarten Leistungsgruppen (LG). Der Durchführungsnachweis umfasst in der Regel sowohl die Bestätigung der Leistungen nach SGB XI (Pflegeversicherung) als auch die Leistungen des SGB V (ärztlich verordnete Behandlungspflege). Zur besseren Übersicht können auch zwei nach SGB V und SGB XI getrennte Formulare eingesetzt werden.

Angabe der Leistungskomplexe

Im Durchführungsnachweis wird in der Regel nur der vereinbarte Leistungskomplex (LK), wie z. B. „LK 1 – Ganzwaschung", aufgeführt und ggf. noch einige wichtige Hinweise, etwa Baden, Haarwäsche oder Stuhlgang.

Ergänzend, falls ärztlich angeordnet, wird zusätzlich noch die Behandlungspflege vermerkt, z. B. „LG 1 – Medikamentengabe" (➤ Tab. 2.6).

Tab. 2.6 Durchführungsnachweis Einzelleistungen in der ambulanten Pflege

Monat November 2023		1	2	3	4	5	6	7
LK	Morgens	8:30	8:20	8:20	8:35	8:35	8:35	8:35
1	Ganzwaschung	*ka*	*ka*	*ka*		*le*	*le*	*le*
	Baden				*le*			
	Haare waschen				*le*			
	Nagelpflege				*le*			
LG 1	Medikamentengabe	*ka*	*ka*	*ka*	*le*	*le*	*le*	*le*

Auflistung der Komplexinhalte

Diese Angaben auf dem Durchführungsnachweis sind absolut ausreichend. Sollten allerdings verbundene Leistungskomplexe mit der Pflegekasse abrechenbar sein (z. B. NRW), sind die Angabe und die Einzelbestätigung der jeweiligen Inhalte der Komplexe dringend zu empfehlen. Beispielsweise umfasst der Verbundkomplex „LK 23 – Große Grundpflege mit Betten und Lagern“ insgesamt drei Einzelkomplexe, die alle einzeln mit einem Handzeichen versehen werden sollten. Auf diese Art und Weise können alle an der Pflege beteiligten Personen nachvollziehen, welche Inhalte sich hinter einem Verbundkomplex „verstecken“, und zudem ist klar erkennbar, welche Leistungen tatsächlich durchgeführt wurden.

Abweichungen müssen sichtbar sein

Aus dieser Dokumentationsvariante ist zudem sofort ersichtlich, wenn sich eine geplante Maßnahme verändert hat. Wird z. B. der oben aufgeführte Verbundkomplex Nr. 23 nicht mit allen drei Inhalten vollständig erbracht, ist er als solcher auch nicht mehr abrechenbar.

Daher könnte beim Beispiel in ➢ Tab. 2.7 am 2. November nur eine Einzelabrechnung der Komplexe „Ganzwaschung und Betten und Lagern“ erfolgen und am 4. November nur das „kleinere“ Verbundmodul „LK 19 – Große Grundpflege“.

Pflegekräfte in der ambulanten Pflege müssen über ein sehr gutes Wissen in Bezug auf die Inhalte der einzelnen Komplexe / Verbundkomplexe verfügen.

Tab. 2.7 Durchführungsnachweis bei Leistungskomplexen in der ambulanten Pflege

Monat November 2023		1	2	3	4	5	6	7
LK	**Morgens**	**8:30**	**8:20**	**8:20**	**8:35**	**8:35**	**8:35**	**8:35**
23	Große Grundpflege mit Betten / Lagern							
	1. Ganzwaschung	*ka*	*ka*	*ka*	*le*	*le*	*le*	*le*
	2. Ausscheidungen	*ka*	–	*ka*	*le*	*le*	*le*	*le*
	3. Lagern / Betten	*ka*	*ka*	*ka*	–	*le*	*le*	*le*
LG 1	Medikamentengabe	*ka*	*ka*	*ka*	*le*	*le*	*le*	*le*

Jede Pflegefachkraft muss genau erkennen können, in welchen Leistungskomplex die jeweils erbrachten Pflegehandlungen einsortiert werden können.

Gefahr des Abrechnungsbetrugs

Zum einen ist dies wichtig, damit auch eine leistungsgerechte Abrechnung erfolgen kann, zum anderen aber auch, damit es gar nicht erst zu einem „versehentlichen“ Abrechnungsbetrug kommen kann.

Zusätzliche Pflichtformulare für die ambulante Pflege

Für die ambulante Pflege besteht auf Grundlage der Rahmenverträge SGB XI und SGB V die Verpflichtung, jeweils zusätzlich einen Leistungsnachweis zu führen (➢ 1.2.1).

Der Leistungsnachweis „Grundpflege“ dient der Abrechnung mit der Pflegekasse (SGB XI) und der Leistungsnachweis „Behandlungspflege“ der Abrechnung mit der Krankenkasse (SGB V).

Hinter jedem Handzeichen auf den Leistungsnachweisen nach SGB V und SGB XI steht letztlich ein mit den Kostenträgern vereinbarter Geldbetrag.

Inhalte des Leistungsnachweises

Für den Leistungsnachweis der Kranken- und Pflegekasse sind u. a. folgende Mindestinhalte vorgeschrieben:

- Krankenversichertennummer der betreuten Person
- Name, Vorname und Geburtsdatum der betreuten Person
- Tag / Datum der Leistungserbringung
- Uhrzeit (Einsatzbeginn) der Leistungserbringung
- Beschreibung der Art der Leistung (z. B. Injektion, Verbandswechsel etc.)
- Handzeichen der leistungserbringenden Pflegekraft
- Je nach Vertragsgrundlage 1 × monatlich Datum und Unterschrift der betreuten oder einer bevollmächtigten Person
- 1 × monatlich Handzeichen der verantwortlichen Pflegefachkraft (PDL) oder deren Stellvertretung
- Institutionskennzeichen (IK-Nummer)
- Name und Anschrift des Pflegedienstes

Völlige Übereinstimmung der Formulare

Es ist unabdingbar erforderlich, dass die im Leistungsnachweis für die Pflege- und Krankenkasse dokumentierten Maßnahmen lückenlos mit den Angaben des Durchführungsnachweises übereinstimmen. Nur so können Pflegedienste einer eventuellen Abrechnungsprüfung durch die Kranken- und Pflegekassen standhalten.

Der Leistungsnachweis gilt vertragsrechtlich als Abrechnungsbeilage und stellt keinen Bestandteil der Pflegedokumentation dar. Er kann daher nicht für Abrechnungszwecke mit den Kostenträgern verwendet werden.

REFLEXION

Wenn Sie in einem ambulanten Pflegedienst tätig sind, wählen Sie zum Ende eines Monats einen Leistungsnachweis nach dem Zufallsprinzip aus. Gleichen Sie diesen mit der Durchführungskontrolle, den Tourenplänen und den vereinbarten Leistungen im Pflegevertrag ab. Stimmen alle Dokumente plausibel überein oder ergeben sich fragwürdige Lücken? Haben Mitarbeitende vergessen, die erbrachten Leistungen zu dokumentieren? Wenn ja, errechnen Sie die Höhe des Entgeltes, welches nun am Monatsende nicht abgerechnet werden kann. „Überraschen" Sie die betreffenden Kolleginnen und Kollegen mit Ihrer Berechnung!

2.3 Bedarfsformulare und deren Anwendung

Einsatz nur im Bedarfsfall

Vom dauerhaften Einsatz möglichst vieler Bedarfsformulare sollte Abstand genommen werden. Bedarfsformulare sind, wie es die Bezeichnung bereits vorgibt, im Bedarfsfall einzusetzen (➤ Tab. 2.8). Die Notwendigkeit der Anwendung eines Bedarfsformulars ergibt sich individuell aus den Erkrankun-

Tab. 2.8 Beispiele für Bedarfs- und Spezialformulare

Bedarfsformular	Mögliche Spezialformulare
Behandlungspflege	• Diabetesüberwachung • Vitalwerte • Wunddokumentation

gen einer zu pflegenden Person und den daraus ableitbaren Risikopotenzialen.

Prüfung der Notwendigkeit

Es ist verständlich, dass Pflegende häufig aus lauter Sorge, etwas falsch oder nicht ausreichend häufig zu dokumentieren, auf Sicherheit setzen. Trotzdem sollte jede Pflegefachkraft den Einsatz der verschiedenen Bedarfsblätter gut prüfen und keine Diskussion über das Für und Wider eines Formulars scheuen. Meist ergibt sich nur in wenigen Fällen tatsächlich die Notwendigkeit, z. B. ein Einfuhrprotokoll auf Dauer zu führen.

Mehrfachdokumentation vermeiden

Unbedingt entgegengewirkt werden muss der Gefahr einer Mehrfachdokumentation durch den Einsatz von Bedarfs- und zusätzlichen „Spezialblättern". Wird z. B. neben dem Bedarfsformular „Behandlungspflege" noch das Spezialformular „Vitalzeichen" eingesetzt, sollte sich nur auf dem Spezialformular ein Handzeichen der durchführenden Pflegekraft finden. Auf dem Formular „Behandlungspflege" sollte lediglich ein entsprechender Verweis erfolgen.

Formulare gezielt als Einschätzungs-/Überprüfungsinstrument einsetzen

Viele Bedarfsformulare sind darauf ausgerichtet, den Pflegenden bei der Einschätzung oder Überprüfung einer bestimmten Problematik zu helfen. Ist dies erfolgt und entsprechende Maßnahmen eingeleitet und in der Pflegeplanung geplant, wird das Formular wieder abgesetzt.

Dauer des Einsatzes

Wie lange ein Bedarfsformular eingesetzt werden muss, kann nur für den jeweiligen Einzelfall entschieden werden. Oftmals dient der Einsatz von Bedarfsformularen lediglich der besseren Übersicht bei der Sammlung von Daten. Es ist sinnvoll, im Rahmen der Evaluation (➤ 5.8) auch die Notwendigkeit der eingesetzten Bedarfsformulare zu überprüfen.

Die wichtigsten Formulare im Überblick

Im Folgenden werden die wichtigsten Bedarfsformulare vorgestellt. Pflegende sollten aufgrund der Vielzahl möglicher Zusatzformulare auch hier unbedingt wieder verbindlich festlegen, welche Formularblätter wann zum Einsatz kommen und wie diese auszufüllen sind (➤ 2.1.2). Da einige der Bedarfsformulare speziell sind und eher selten genutzt werden, besteht bei deren Anwendung in der Praxis oftmals eine große Unsicherheit.

2.3.1 Ärztliches Verordnungsblatt/Medikamentenblatt

Grundsätzliches

Im Rahmen einer Qualitätsprüfung und in der stationären Pflege auch im Rahmen einer Begehung durch die WTG-Behörde wird grundsätzlich überprüft, ob für alle rezeptpflichtigen verabreichten Medikamente eine ärztliche Anordnung vorliegt. Dies muss der Pflegedokumentation der zu pflegenden Person lückenlos zu entnehmen sein.

Einsatz bei ärztlich verordneter Medikation

Das Medikamentenformular wird generell eingesetzt, wenn eine zu pflegende Person die Einnahme ihrer Medikamente nicht mehr eigenverantwortlich regeln kann. Es sollten sowohl die ärztlich verordneten als auch die nicht verschreibungspflichtigen Medikamente aufgeführt werden. Zu diesem Zweck weist das Formular eine Unterteilung gemäß den verschiedenen Applikationsformen auf, in denen die jeweiligen Medikamente mit Dosierung, Tageszeiten und Handzeichen von Arzt oder Ärztin aufgeführt werden.

Bei allen Medikamenten, die **nicht verordnungspflichtig** sind, kann es hilfreich sein, in der Bemerkungsspalte das Kürzel „n. v." einzutragen. In diesem Zusammenhang ist auch der Hinweis „Info an Hausarzt erfolgt" sehr zu empfehlen.

Einsatz auch bei selbstständiger Medikamenteneinnahme

Nimmt eine zu pflegende Person ihre Medikamente völlig eigenständig ein, sollten diese – das Einverständnis der zu pflegenden Person vorausgesetzt – den Pflegekräften zur Sicherstellung einer effektiven Krankenbeobachtung, z. B. Erkennen von möglichen Neben- oder Wechselwirkungen, bekannt und nach Möglichkeit auch innerhalb der Pflegedokumentation aufgeführt sein.

Möchte die zu pflegende Person diesbezüglich keine Auskunft geben oder wünscht sie keine schriftliche Dokumentation ihrer Medikamente, ist diese Aussage an einer schnell zu findenden Stelle innerhalb der Pflegedokumentation zu sichern.

FORMULIERUNGSBEISPIEL

Notiz auf Medikamentenblatt

13.01. Frau M. nimmt ihre Medikamente völlig eigenständig ein. Sie führt alle Gespräche mit ihrem Hausarzt eigenverantwortlich. Sie möchte die genauen Medikamente weder bekannt geben noch wünscht sie eine schriftliche Dokumentation der Medikamente. Der Hausarzt ist informiert …

Detaillierte Angaben erforderlich

Auf dem Medikamentenblatt ist neben der Angabe des vollständigen Medikamentennamens oder des Wirkstoffs grundsätzlich immer auch die Applikationsform (z. B. oral oder rektal) anzugeben sowie deren genaue Dosierung und Häufigkeit. Ergänzend ist die tageszeitliche Zuordnung der Verabreichung und falls erforderlich die genaue Uhrzeit zu dokumentieren. Werden Generika verwendet, muss eine Austauschliste vorhanden sein oder die Dokumentation des Wirkstoffnamens erfolgen. Alternativ kann eine Kennzeichnung der Generikumspackung mit dem Namen des verordneten Präparates erfolgen.

Aussagekräftige Beschreibung

Oftmals sind die Medikamentenblätter weiter unterteilt in Tropfen, Salben, Injektionen etc. und sonstige ärztliche Verordnungen. Hier gilt die gleiche Anforderung wie bei den allgemeinen Medikamenten: Es sind immer aussagekräftige und handlungsanweisende Angaben zu machen, z. B.

- *12 IE Insulin XY 1 × täglich morgens s. c.*
- *Rheumolsalbe 3 × täglich Einreibung re. und li. Schultergelenk*
- *Augentropfen XY 2 × tägl. je 1 Tropfen re. Auge.*

Besonderheit bei begrenzter Verordnungsdauer

Wird die Verordnungsdauer eines Medikaments von Arzt oder Ärztin begrenzt, ist grundsätzlich in der vorgesehenen Spalte des Absetzdatums immer das genaue Datum der voraussichtlich letzten Gabe des Medikaments anzugeben. Die alleinige Eintragung „bis Packungsende" ist wenig aussagekräftig.

Grundsätzlich sollten Ärzte alle verordneten Medikamente in der Pflegedokumentation der zu pflegenden Person auf dem Medikamentenblatt fixieren. Die Unterschrift von Arzt bzw. Ärztin sollte sowohl bei einer neuen Anordnung oder einer Medikamentenänderung als auch beim Absetzen eines Medikaments erfolgen.

Im Rahmen der EDV-Dokumentation kann die schriftliche Bestätigung durch Arzt oder Ärztin auf einem aktuellen Ausdruck des Medikamentenblattes erfolgen.

Schriftliche Anordnung nicht verpflichtend für ärztliches Personal

Ob Arzt oder Ärztin bereit sind, die Anordnungen schriftlich zu fixieren, und ob sie dies tatsächlich auf dem zur Verfügung gestellten Medikamentenblatt, auf einem kleinen Medikamentenblöckchen oder in Form eines Faxes / E-Mail tun, liegt in der eigenen Verantwortung.

Da für Ärzte keine gesetzliche Verpflichtung besteht, in der Dokumentation der zu pflegenden Person zu dokumentieren oder eine schriftliche Anordnung an die pflegebedürftige oder zu pflegende Person herauszugeben, besteht hier die freie Wahl. Sie müssen einzig und alleine in der ärztlichen Patientenakte alle erforderlichen Informationen festhalten.

Lehnen es Ärzte ab, das eigene Handzeichen auf dem Medikamentenblatt zu notieren, ist dies in der Dokumentation entsprechend zu vermerken.

Bemerkungsspalte nutzen

Für die Dokumentation der Ablehnung von Ärzten ist es besonders wichtig, in der Pflegedokumentation eine Stelle zu wählen, die bei einer eventuellen Rückfrage sofort auffindbar ist. Die Medikamentenblätter der üblichen Herstellerfirmen beinhalten mittlerweile fast immer eine Bemerkungsspalte, die unter anderem für diese Zwecke genutzt werden kann. Dies gilt auch für die EDV-Dokumentationsprogramme.

Mit einem zusätzlichen Verweis auf das Berichtswesen können Pflegekräfte auch nach längerer Zeit mühelos nachvollziehen, wie es zu einer Situation gekommen ist. Im Berichtswesen kann ausführlich geschildert werden, mit welcher Begründung Arzt bzw. Ärztin die Unterzeichnung abgelehnt hat.

FORMULIERUNGSBEISPIEL

Eintragung Bemerkungsspalte Medikamentenblatt

Dr. B. lehnt die schriftliche Anordnung der neuen Medikamente ab (s. a. Berichtswesen) …

Weitere wichtige Eintragungen in der Bemerkungsspalte des Medikamentenblattes können sein:

- *Dr. W. wurde über die nicht mehr dem aktuellen Stand des Wissens entsprechende Behandlungsmethode informiert. Er besteht ausdrücklich auf der Anwendung von Mercurocrom.*
- *Lactulose wird auf Wunsch der Tochter verabreicht, Ärztin ist informiert.*
- *Injektion sehr langsam verabreichen.*
- *Auf Hautreaktion achten.*
- *Frau F. wünscht Insulininjektion ausdrücklich nur in Bauchregion. Wurde über Risiken aufgeklärt.*

Besonderheiten bei der telefonischen Anordnung beachten

Im Rahmen einer telefonischen ärztlichen Anordnung ist diese vonseiten der Pflegekräfte mit Datum, Uhrzeit und Handzeichen zu dokumentieren. Bei telefonischen Anordnungen sollte die annehmende Pflegekraft die ärztliche Verordnung nochmals wiederholen und sich von Arzt oder Ärztin bestätigen lassen. Diese Vorgehensweise ist durch entsprechende Abkürzungen an geeigneter Stelle, z. B. in der Bemerkungsspalte des Medikamentenblattes oder im Berichtswesen, zu dokumentieren:

- w. u. b. = wiederholt und bestätigt
- v. u. b. = vorgelesen und bestätigt
- v. u. g. = vorgelesen und genehmigt

Zusätzlich kann auch eine Abkürzung für den Begriff „telefonische Anordnung“ erfolgen, z. B. „tAO“. Voraussetzung ist die Hinterlegung der gewählten Abkürzung in einer entsprechenden Legende.

FORMULIERUNGSBEISPIEL

Eintragung Berichtswesen

tAO Dr. H. (s. Medikamentenblatt). AO wurde w. u. b. …

Zeitnahes Einholen der Unterschrift von Arzt / Ärztin

Nach Möglichkeit sollte bei einer telefonischen Anordnung zeitnah eine schriftliche Bestätigung z. B. durch ein Fax / E-Mail eingeholt werden. Spätestens bei der nächsten Visite ist die Unterschrift von Arzt oder Ärztin einzuholen.

Ergeben sich Besonderheiten bei der Medikamentenversorgung und / oder individuelle Gegebenheiten, sind auch diese zu dokumentieren.

FORMULIERUNGSBEISPIEL

Bemerkungsspalte Medikamentenblatt

Das Einlösen des Privatrezeptes über Dulcolax und Lactulose wird aus Kostengründen vom Sohn abgelehnt. Diese Medikamente stehen daher nicht zur Verfügung. Arzt ist informiert …

Üblicherweise wird für die Dokumentation dieser oder ähnlicher Problematiken das Medikamentenblatt verwendet, es kann aber auch eine beliebige andere Stelle innerhalb der Dokumentation gewählt werden, z. B. im Formular der Pflegeplanung oder Anamnese / Informationssammlung / SIS®.

Bedarfsmedikation

Angabe der genauen Dosis und Indikation

Auf dem Medikamentenblatt findet sich auch, falls ärztlich angeordnet, die Dokumentation der Bedarfsmedikation. Hier ist es besonders wichtig, auf die genaue Angabe der Einmaldosis und der Maximaldosis in 24 Stunden zu achten. Zudem muss die Indikation der Bedarfsmedikation möglichst klar und deutlich angegeben sein.

PRAXISBEISPIEL

Die Pflegekraft des Nachtdienstes, kommt nach zwei Wochen wieder zum Dienst und wird von einer neu eingezogenen Bewohnerin nach einer Bedarfsmedikation zum Abführen gefragt. Die Bewohnerin äußert, dass sie bereits seit zwei Tagen keinen Stuhlgang mehr hatte. Die Pflegekraft schlägt das Medikamentenblatt in der Pflegedokumentation auf und liest dort folgende Eintragung:
„Bei Verdauungsproblematik 1 × 1 Dulcolax-Zäpfchen – max. 2 × 1 Zäpfchen in 24 Stunden.“ In der Bemerkungsspalte des Medikamentenblattes findet sich zusätzlich ein Hinweis auf langjährigen Abführmittelmissbrauch.
Für sie bleibt es völlig unklar, ob sie nun ein Abführzäpfchen verabreichen darf oder nicht. Wie soll sie die Aussage „bei Verdauungsproblematik“ auslegen? Dies insbesondere bei dem Wissen um den langjährigen Missbrauch von Abführmitteln!

Pflegefachlich korrekt wäre eine konkrete Aussage in Bezug auf die Indikation der Bedarfsmedikation gewesen, z. B. „Wenn länger als drei Tage keine Verdauung, dann 1 × 1 Abführzäpfchen XY …“

Wichtig ist, dass jede Pflegekraft eine genaue ärztliche Aussage zur Indikation des Medikaments einfordert. Tatsächlich ist es ja so, dass eine Pflegekraft, wenn sie ärztliches Personal auf eine eventuelle Bedarfsmedikation anspricht, einen bestimmten Grund dafür hat und diesen zumeist auch ausführlich erklärt.

PRAXISBEISPIEL

Pfleger P. schildert der zuständigen Ärztin telefonisch folgende Situation: „Bei Frau M. kommt es in unregelmäßigen Abständen, ca. alle 5–6 Tage, zu starken Unruhezuständen. Sie läuft dann getrieben auf dem Flur umher und kann nur wenige Minuten sitzend verbringen. Immer wieder steht sie auf, um weiterzulaufen. Sie zeigt dann einen angstverzerrten Gesichtsausdruck und spricht fortlaufend aufgeregt vor sich hin. Abends ist sie völlig erschöpft, kommt aber selbst dann noch nicht zur Ruhe. Oftmals läuft sie bis weit in die Nacht hinein im Wohnbereich auf und ab."

Vonseiten der Pflegekräfte wurden verschiedenste Maßnahmen ausprobiert, jedoch bisher ohne jeglichen Erfolg. Pfleger P. fachsimpelt noch ein wenig mit der Ärztin, bis diese dann entscheidet, ein leichtes Beruhigungsmittel als Bedarfsmedikation zu verordnen. Pfleger P. notiert in die Spalte der Bedarfsmedikation, unter Indikationen: *„Bei Unruhezuständen 1 × 20 Tropfen XY, max. 2 × 20 Tropfen in 24 Stunden."*

Auch hier stellt sich die Frage, welche andere Pflegekraft außer Pfleger P. kann nun den genauen Bedarfsfall einschätzen und die Bedarfsmedikation entsprechend der ärztlichen Anordnung verabreichen?

Indikation erfolgt aufgrund Problembeschreibung

Letztlich muss sich bei der Angabe der Indikation die grundlegende Problembeschreibung wiederfinden. Schließlich wird eine Bedarfsmedikation immer auf Grundlage einer Erzählung oder einer Darstellung einer speziellen Problematik von Arzt oder Ärztin verordnet. Diese Problematik gilt es kurz und bündig zusammenzufassen und in der Indikationsspalte zu dokumentieren.

Im beschriebenen Beispiel könnte sich folgende Aussage zur Bedarfsmedikation auf dem Medikamentenblatt finden:

PRAXISBEISPIEL

„Wenn mit ängstlichem Gesichtsausdruck und getrieben länger als max. 2 Stunden über den Flur laufend, 1 × 20 Tropfen XY."

Weitere Beispiele zur aussagekräftigen Beschreibung einer Indikation:

- *Wenn bis 23 Uhr noch nicht schlafend …*
- *Wenn Temperatur rektal über 39,0 °C …*
- *Wenn Flüssigkeitszufuhr weniger als 850 ml in 24 Stunden …*
- *Wenn häufiger als 3 × Stuhlgang …*
- *Wenn weniger als 2 × Stuhlgang wöchentlich …*
- *Wenn BZ-Wert über 180 nüchtern …*

Besondere Achtsamkeit bei verschiedenen Bedarfsmedikationen

Gibt es zu ein und derselben Problematik mehrere Bedarfsmedikationen, ist noch genauer auf die Angabe der genauen Indikation zu achten. Es muss genau nachvollziehbar sein, wann welche Medikamente in welcher Reihenfolge verabreicht werden dürfen.

Besonderheiten bei Schmerzproblematik

Insbesondere bei einer Schmerzproblematik ist ganz konkret anzugeben, bei welchen Schmerzen welches Medikament verabreicht wird. Hat die betreute Person Ohrenschmerzen, Kopfschmerzen, Rückenschmerzen, Knieschmerzen oder andere Schmerzen?

Eine mögliche Formulierung:

- *Wenn Schmerzen in linker Schulter ...*

Formulieren Sie auch hier so aussagekräftig wie möglich, z. B. „*Wenn Kopfschmerzen länger als 1 Stunde ...*".

Die häufig genutzte und ganz allgemein gehaltene Angabe „bei Schmerzen" ist unbedingt zu vermeiden. Gleiches gilt für die Aussage „bei Schmerzen aller Art".

Bei der Beschreibung der Indikation zur Verabreichung einer Bedarfsmedikation ist immer auf eine aussagekräftige und für alle Beteiligten unmissverständliche Formulierung zu achten.

Wirkung der Bedarfsmedikation beschreiben

Im Rahmen der Verabreichung einer Bedarfsmedikation ist darauf zu achten, dass im Berichtswesen ein Hinweis bezüglich der Wirkung und der Verträglichkeit der verabreichten Medikation erfolgt.

Diese Aussage sollte zeitnah ca. 30 bis max. 60 Minuten nach Verabreichung erfolgen, z. B.

- *Frau B. äußert auf Nachfrage eine deutliche Besserung der Kopfschmerzen.*
- *Frau K. seit 30 Minuten ruhig auf dem Stuhl sitzend, unterhält sich mit Mitbewohnerinnen.*

Es versteht sich von selbst, dass z. B. nach Verabreichung eines Schlafmedikaments die entsprechende Person natürlich nicht wieder aufgeweckt werden muss, um die Frage nach der Wirkung der Bedarfsmedikation zu klären. Hier wäre die Eintragung ausreichend, dass die zu pflegende Person schlafend in ihrem Bett vorgefunden wurde. Die Pflegekräfte der nachfolgenden Schicht könnten ggf. ergänzend noch eine Aussage der zu pflegenden Person dokumentieren.

Sonstige ärztliche Verordnungen/Behandlungspflege

Ärztliche Anordnung der Behandlungspflege

Das Medikamentenblatt bietet in der Regel auch ausreichend Platz für alle weiteren ärztlichen Verordnungen, wie z. B. Insulininjektion oder RR-Kontrolle.

Wird eine Medikamentengabe oder eine andere behandlungspflegerische Maßnahme erforderlich, darf diese in der Regel nur bei Vorliegen einer ärztlichen Anordnung ausgeführt werden. Eine eigenständige Vorgehensweise vonseiten der Pflegenden, und sei es nur die Verabreichung einer simplen Kopfschmerztablette, kann erhebliche rechtliche Konsequenzen nach sich ziehen.

Die Durchführung „einfacher" Behandlungspflegen, wie z. B. regelmäßige Kontrolle des Blutzuckers bei Diabetikern oder die regelmäßige Messung des Blutdrucks und des Pulses bei allen zu pflegenden Personen, kann natürlich auch ohne eine ärztliche Anordnung erfolgen und ist im Rahmen der internen Qualitätssicherung ggf. sinnvoll.

Behandlungspflege als Serviceleistung

So stellt die regelmäßige Messung der Vitalwerte ohne eine ärztliche Anordnung insbesondere in der ambulanten Pflege eine von der zu pflegenden Person und ihren Bezugspersonen gern gesehene Serviceleistung dar. Dieser Service sollte auch für Außenstehende nachvollziehbar dokumentiert werden. Bewährt hat sich auch hier ein kurzer Hinweis auf dem Medikamentenblatt.

FORMULIERUNGSBEISPIEL

Behandlungspflege ohne ärztliche Anordnung

1 × monatlich RR-Kontrolle – Diese behandlungspflegerische Maßnahme erfolgt als Serviceleistung ohne ärztliche Anordnung …
1 × monatlich RR-Kontrolle – Diese Serviceleistung wird im Rahmen der internen Qualitätssicherung auch ohne ärztliche Anordnung bei allen betreuten Personen durchgeführt …

Aussagekräftige Beschreibung der Verordnung

Die ärztliche Verordnung einer behandlungspflegerischen Maßnahme muss konkrete handlungsanweisende Aussagen bezüglich der Durchführung enthalten:

Was soll auf welche Art wie oft und wann mit welchen Medikamenten getan werden?

- *Insulininjektion s. c. – 1 × tägl. morgens – 12 IE Insulin XY*
- *Einreibung li. Schultergelenke – 3 × tägl. mit Rheumolsalbe*
- *Augentropfen 2 × tägl. – je 1 Tropfen XY in re. Auge*

Arzt bzw. Ärztin sollten den Pflegekräften immer eine schriftliche Anordnung zukommen lassen. Sind sie dazu nicht bereit, ist diese Aussage in der Pflegedokumentation zu sichern.

REFLEXION

Kontrollieren Sie das Formular der ärztlichen Verordnungen auf Grundlage der genannten Anforderungen. Achten Sie insbesondere auf die Dokumentation der Bedarfsmedikation.

Besonderheiten in der ambulanten Pflege

Dokumentation auch bei fehlender Verordnung

Für den ambulanten Bereich gelten die gleichen Bestimmungen wie aufgeführt. Allerdings gilt es zu klären, inwieweit sich der Pflegedienst für die Medikamentendokumentation einer betreuten Person verantwortlich zeigen möchte, wenn keine Verordnung im Rahmen der häuslichen Krankenpflege nach SGB V vorliegt.

Empfehlenswert ist es, wenn die Pflegekräfte die eingesetzten Medikamente auch dokumentieren, wenn sie vom Arzt bzw. der Ärztin nicht für diese Leistung beauftragt wurden.

Erkennen von Neben- und Wechselwirkungen

Bekommt eine betreute Person z. B. von ihren An- oder Zugehörigen die Medikamente verabreicht, ist es der Pflegekraft nur bei Kenntnis der genauen Medikation möglich, eventuelle Rückschlüsse auf Neben- und/oder Wechselwirkungen oder eine eventuelle Überdosierung ziehen zu können.

Aktualität des Medikamentenblattes beachten

Die Aktualität eines Medikamentenblattes in solch einer Situation aufrechtzuerhalten, gestaltet sich allerdings für professionell Pflegende oftmals recht aufwändig. Da die zu pflegende Person bzw. die Bezugspersonen sich eigenständig um die Medikamente kümmern, sehen diese häufig nicht die Notwendigkeit, die Mitarbeitenden des Pflegedienstes über ständige Neuerungen zu informieren. Eröffnet der Pflegedienst aber das Medikamentenblatt, muss er auch sicherstellen, dass dieses regelmäßig, z. B. im Rahmen einer Evaluation der Pflege- / Maßnahmenplanung, überprüft und ggf. angepasst wird.

PRAXISBEISPIEL

Ein Pflegedienst versorgt jeden Morgen eine Patientin grundpflegerisch. Die Medikamentengabe erfolgt über die Tochter. Im Rahmen eines Notfalleinsatzes spritzt der Notarzt ein Medikament, und es kommt durch die Kombination mit einem der anderen Medikamente, dass die Dame seit Kurzem zu sich nimmt, zu einer allergischen Reaktion. Dies war dem Pflegedienst nicht bekannt. Das Medikamentenblatt war nicht aktuell. Der Notarzt war darüber sehr erbost, und es kam zu einem unerfreulichen Streitfall.

Eine andere Möglichkeit besteht darin, dass in der ambulanten Pflege auf dem Medikamentenblatt lediglich vermerkt wird, dass alle Medikamente eigenständig vom Patienten eingenommen bzw. von den An- oder Zugehörigen verabreicht werden. Eine Krankenbeobachtung auf die Wirkung der Medikamente ist dann nicht möglich.

Nur selbst gestellte Medikamente verabreichen

Nicht von den Pflegekräften, sondern eigenständig gestellte Medikamente sollten keinesfalls vom Pflegedienst verabreicht werden. Es kann hierbei niemals ausgeschlossen werden, dass z. B. die Ehefrau irrtümlich ein Medikament falsch dosiert oder verwechselt hat. Tritt ein Schadensfall ein, hilft auch keine Dokumentation mehr, dass die „fremdgestellten" Medikamente auf Wunsch der Tochter verabreicht wurden!

REFLEXION

Ist klar geregelt, wer für die Dokumentation und Aktualisierung des Medikamentenblattes zuständig ist? Wie verfahren Sie, wenn die Bezugspersonen die Medikamente verabreichen?
Überprüfen Sie den Umgang mit Medikamenten in Ihrem Pflegedienst. Läuft alles sachgerecht? Gibt es vielleicht sogar eine Verfahrensanweisung zu diesem Thema? Falls nicht, regen Sie die Erstellung einer Verfahrensanweisung oder Leitlinie an.

2.3.2 Ärztliches Kommunikationsblatt

Austausch Pflegefachkraft und Ärzte

Das ärztliche Kommunikationsblatt ist geeignet, Fragen an den Arzt bzw. die Ärztin oder ärztliche Anordnungen auf eine übersichtliche Art und Weise zu dokumentieren.

Das Formular ist zumeist in zwei Spalten unterteilt. Die erste Spalte dient der Beschreibung von Fragen oder Mitteilungen der Pflegekraft an Arzt oder Ärztin, die zweite Spalte bietet Arzt oder Ärztin die Möglichkeit, auf die Fragen oder Mitteilungen zu antworten und das Ergebnis der Visite, wie z. B. Anordnungen oder Hinweise an die Pflegenden, zu notieren.

Die Dokumentation erfolgt entweder durch Arzt oder Ärztin selber (in der ambulanten Pflege üblich, da beim Arztbesuch zumeist keine Pflegekraft anwesend ist) oder durch die begleitende Pflegefachkraft entsprechend den Angaben von Arzt oder Ärztin.

FORMULIERUNGSBEISPIEL

Ärztliches Kommunikationsblatt

Fragen / Mitteilungen an Arzt bzw. Ärztin

05.10. Hautausschlag (rötlich, nässend) unter re. Brust und re. Achselhöhle. Frau N. äußert Juckreiz und Schmerzen …

Anordnungen / Mitteilungen an die Pflegeperson

06.10. Nässendes Ekzem, mit verordneter Salbe 2 × tägl. eincremen, weiter beobachten, in 3 Tagen bitte telefonische Rückmeldung. Dr. H.

Kurze knappe Sätze reichen aus

Die richtige Handhabung liegt darin, dass sowohl Pflegekraft als auch Arzt bzw. Ärztin nur ganz kurz in knappen Sätzen beschreiben, um welche Probleme es geht. Weiterführende Informationen sind dem Berichtswesen zu entnehmen.

Mit Einsatz eines Kommunikationsblattes können Pflegende eine kurze Darstellung der Problematik übersichtlich beschreiben. So ist es dem ärztlichen Personal auch ohne Anwesenheit der Pflegekraft beim Hausbesuch möglich, Probleme schnell zu erkennen. Dies gilt insbesondere für die ambulante Pflege, da die Pflegekräfte in der Regel nicht anwesend sind, wenn Arzt bzw. Ärztin zum Hausbesuch kommt. Die Gefahr, dass wichtige Aspekte vergessen werden, kann minimiert werden.

Keine doppelte Dokumentation

Keinesfalls sollte das Kommunikationsblatt als zweites Berichteblatt genutzt werden, auf dem Hergang und Verlauf eines Problems zusätzlich nochmals ausführlich geschildert werden. Auch die Nennung von evtl. angeordneten Medikamenten oder Salben etc. ist nicht erforderlich, da diese in der Visite sofort auf dem Medikamentenblatt notiert werden. Ein kurzer Verweis ist auch hier wieder ausreichend.

FORMULIERUNGSBEISPIEL

Ärztliches Dokumentationsblatt

Fragen / Mitteilungen an Arzt bzw. Ärztin

16.11. Keine Besserung der Unruhezustände (s. Berichteblatt 11. – 15.11.). Frau M. läuft bis zur völligen Erschöpfung, schläft max. 2–3 Stunden am Stück. …

Anordnungen / Mitteilungen an die Pflegeperson

18.11. Neues Medikament angesetzt. Bitte Reaktion beobachten. Rücksprache in 5 Tagen. Falls keine Besserung, evtl. Einweisung ins LKH. Dr. H.

Sachgerechte Handhabung ist entscheidend

Die sachgerechte Nutzung dieses Formulars stellt hohe Anforderungen an das Pflegepersonal und das ärztliche Personal und bedarf etwas Übung. Mehrfachdokumentationen auf den verschiedenen Formularen, z. B. Berichteblatt, ärztlichem Kommunikationsblatt und Medikamentenblatt, sollten unbedingt vermieden werden.

Mit der richtigen Handhabung stellt das ärztliche Kommunikationsblatt eine sinnvolle Ergänzung der Dokumentationsformulare dar.

2.3.3 Assessments / Risikoskalen

Formulare zur Risikoeinschätzung gezielt auswählen

Zur individuellen Einschätzung von Risiken finden sich bei den verschiedenen Dokumentationsherstellern oder EDV-Programmen die unterschiedlichsten Varianten. Zumeist erfolgt die Erhebung eines einzelnen Risikos, zudem existieren auch umfangreiche Formulare, auf denen verschiedene Risiken gemeinsam bearbeitet werden. Insbesondere die Handhabung der letztgenannten Formulare zur Erhebung verschiedener Risiken ist nicht immer einfach und muss geübt werden. Auch hier gilt es, ein für die jeweilige Einrichtung passendes Formular auszuwählen.

Wichtig: Es gibt keine gesetzliche Grundlage, dass für die individuelle Risikoeinschätzung zwingend ein Assessment oder eine Skala genutzt werden muss. Auch in den Expertenstandards wird der Einsatz nicht grundsätzlich empfohlen. Einschätzungsinstrumente können für Pflegende eine Unterstützung bieten, der Einsatz ist aber nicht verpflichtend.

Wiederholung der Risikoeinschätzung individuell und bei Veränderung der Situation

Gemäß der bestehenden Expertenstandards sind die genannten Risiken unverzüglich bei Aufnahme zu erheben und danach in individuell festgelegten Abständen bzw. bei (gravierender) Veränderung der Situation der zu pflegenden Person.

Professionell Pflegende sollten sich bei der Risikoeinschätzung von einem unreflektierten engmaschigen Routineintervall lösen. Wenn laut Risikoerhebung kein Risiko existiert, ist es durchaus möglich, ein längeres, individuelles Intervall festzulegen. Da bei Veränderungen grundsätzlich eine neue Einschätzung erfolgt, besteht keine Gefahr, etwas zu vergessen.

Reflektierte Vorgehensweise notwendig

Im Rahmen der knappen Zeitressourcen sollten Pflegende ihre Vorgehensweise bei der Anwendung und Nutzung von Risikoskalen oder Assessmentinstrumenten zum „Checken“ eines Risikos sehr genau reflektieren.

Einer der wichtigsten Aspekte ist sicherlich, dass das Ergebnis der Risikoeinschätzung von einer Pflegefachkraft ausgewertet wird und auch tatsächlich bei der Versorgung der pflegebedürftigen Person Berücksichtigung erfährt. Es sollte bei der Anwendung des internen Risikomanagements keinesfalls um das unreflektierte Sammeln von Daten gehen.

ANMERKUNG STRUKTURMODELL

Im Strukturmodell wird von einer schematischen Anwendung diverser schriftlicher Assessments Abstand genommen. Die individuelle pflegefachliche Entscheidung wird ausdrücklich in den Vordergrund gestellt, wobei im Rahmen einer „weiteren Einschätzung“ auch ein Assessmentinstrument oder eine standardisierte Skala zum Einsatz kommen kann (➤ 4.5).

2.3.4 Formular zur Biografieerhebung

Sinnvolle Erhebung biografischer Daten

Die Erhebung lebensgeschichtlicher Informationen wird von Pflegenden oftmals als eine Grundvoraussetzung für eine professionelle Gestaltung des Pflegeprozesses gesehen. Viele biografische Informationen zeigen sich dabei erst nach einer gewissen Zeit des Beziehungsaufbaus, wenn bei der zu pflegenden Person oder auch den An- und Zugehörigen genügend Vertrauen vorhanden ist. Es ist erstaunlich, wie viele Informationen zur Lebensgeschichte einer zu pflegenden Person oftmals erst nach Monaten oder sogar Jahren bekannt werden.

Biografie in Informationssammlung einarbeiten oder separates Formular nutzen

Die Erhebung kann sowohl auf einem separaten Formular als auch auf dem Formular der Informationssammlung erfolgen (➤ 2.2.2). Eine gute Idee, die häufig in der ambulanten Pflege genutzt wird, ist der Einsatz eines Formulars zur Erhebung der Rituale und Gewohnheiten der zu pflegenden Person, oftmals auch „Ritualienliste" genannt.

Da es keine gesetzlichen Vorgaben zu Biografieerhebung gibt, liegt es in der Entscheidung einer Einrichtung, ob und, falls ja, in welchem Umfang ein zusätzlicher Biografiebogen genutzt werden soll.

ANMERKUNG STRUKTURMODELL

Im Rahmen der Pflegedokumentation nach dem Strukturmodell gibt es ausdrücklich keine Empfehlung für ein separates Biografieblatt. Da grundsätzlich nur die pflege- und betreuungsrelevanten Daten erhoben werden sollen, werden diese mit in die strukturierte Informationssammlung (SIS®) aufgenommen. Wichtige, im weiteren Pflegeverlauf bekannt gewordene Biografiedetails können im Rahmen der ggf. erforderlichen Evaluation oder Neuanlage einer SIS® ergänzt werden. Alternativ können biografische Daten oder Erkenntnisse fortlaufend über das Berichtswesen gesichert und im Bedarfsfall mit in den Maßnahmenplan bzw. die Tagesstruktur eingearbeitet werden.

Vor- und Nachteile der Biografieerhebung

Bei der Versorgung eines Menschen sind Kenntnisse über die individuelle Lebensgeschichte fast immer von Vorteil, insbesondere bei kognitiv eingeschränkten Menschen. Das Wissen über die Vergangenheit und einschneidende Lebensereignisse einer zu pflegenden Person kann in vielerlei Hinsicht das gemeinsame Miteinander erleichtern. Günstigstenfalls haben die Pflegekräfte bereits vor der Annahme des Pflegeauftrags Kenntnis der wichtigsten biografischen Daten der zu pflegenden Person.

Verhalten wird erklärbar

Der biografische Hintergrund eines Menschen bietet professionell Pflegenden einen Orientierungsrahmen in Bezug auf die oftmals ganz eigene Realität der zu pflegenden Person und gibt häufig Hinweise darauf, worin dies begründet ist.

Mit einer aussagekräftigen Biografieerhebung werden viele Reaktionen und Signale eines Menschen nachvollziehbar und verständlich. Verhaltensweisen, die sich z. B. auf bestimmte Traditionen und Werte zurückführen lassen, werden erklärbar. Wichtige Aspekte bei der Pflege und Betreuung können so Beachtung finden.

PRAXISBEISPIEL

Eine Pflegekraft, die als Aushilfe eingesetzt war, sollte eine leicht pflegebedürftige Dame bei der morgendlichen Grundpflege unterstützen. Die Kolleginnen klärten sie darüber auf, dass es sich um eine sehr ruhige und in sich gekehrte Bewohnerin handeln würde, die nahezu überhaupt nicht sprechen würde. Sie hätte keine Sprachstörungen, aber anscheinend einfach kein Interesse, sich mit den Pflegenden zu unterhalten.
Kurz nach Beginn der Pflege zeigte die Bewohnerin dann mit dem Finger auf den Bauch der Pflegekraft, die schwanger war, und fing an, den Bauch zu berühren. Die Pflegekraft ließ die Dame gewähren und erzählte von ihrer Schwangerschaft und dass sie in wenigen Wochen in Mutterschutz gehen werde. Sie war sehr erstaunt, als diese Frau nun zu sprechen begann und recht ausführlich erzählte, wie sie als junges Mädchen einige Jahre eine entfernte Verwandte bei deren Arbeit als Hebamme unterstützt hatte. Sie habe so viel Freude an der Pflege der kleinen Babys gehabt und ihr innigster Wunsch sei es damals gewesen, auch Hebamme zu werden.
Diese unerwartete Reaktion der Bewohnerin beschäftigte alle anwesenden Mitarbeitenden bei der Übergabe. Die Informationen waren bisher nicht bekannt gewesen, da die Dame selbst keine Aussagen machen wollte und keine Bezugspersonen vorhanden waren, die man hätte befragen können.

Jetzige Möglichkeiten erfragen

Bei der Erhebung der lebensgeschichtlichen Daten ist insbesondere auf den Bezug zu den jetzigen Möglichkeiten zu achten. So kann es insbesondere bei Menschen mit demenziellen Erkrankungen hilfreich sein, über die Hobbys und Interessen der Vergangenheit informiert zu sein; dabei dürfen aber die jetzigen Aktivitäten nicht vergessen werden.

Oftmals müssen Pflegende mehrfach nachfragen, um diesbezügliche Aussagen zu erhalten. Vonseiten der Bezugspersonen wird z. B. das konzentrierte Zerreißen der Tageszeitung nicht als „jetzige" Beschäftigungsmöglichkeit registriert, sondern eher als unerwünschtes, störendes Verhalten eingestuft.

Ergänzung und Aktualisierung der biografischen Daten

Die Erhebung der biografischen Daten ist niemals abgeschlossen und endet letztlich erst mit dem Versterben eines Menschen. Ergeben sich Änderungen in Bezug auf z. B. Vorlieben oder auch Abneigungen, dann sollten diese in den bibliografischen Angaben unbedingt aktualisiert werden.

Wichtig ist es, darauf zu achten, dass sich Hinweise auf lebensgeschichtliche Informationen oft zufällig zwischendurch ergeben. Da erzählt der Sohn eine kleine Anekdote aus dem Leben seines Vaters, aus der professionell Pflegende unter Umständen wichtige Reaktionen der zu pflegenden Person ableiten können.

Sicherung wichtiger Daten

Hier gilt es, diese Zusammenhänge für alle an der Pflege Beteiligten „zu sichern". Unbedingt zu vermeiden ist es, dass sich ergänzende Informationen zur Biografie lediglich im Berichtswesen beschrieben finden und mit dem Abheften des Berichteblattes im Archivordner in Vergessenheit geraten. Sachgerechte Dokumentation bedeutet, wichtige Aussagen an einer „geeigneten" Stelle innerhalb der Pflegedokumentation zu sichern.

Bei Nutzung einer EDV-Dokumentation werden biografische Erkenntnisse oftmals im Berichtswesen unter einer eigenen Kategorie (z. B. biografieorientierte Informationen) eingetragen und können so jederzeit „gefiltert" werden.

FORMULIERUNGSBEISPIEL

Eintragung im Berichtswesen

Sohn von Frau T. war da; erzählte, dass seine Mutter noch eine bereits verstorbene jüngere Schwester hatte, mit der sie sich sehr gut verstanden hat …

Die ggf. erforderliche Aktualisierung biografischer Daten ist bei der regelmäßigen Evaluation mit einzubeziehen (➤ 5.8).

Biografische Daten angemessen erfragen

Der Erfolg der biografischen Datenerhebung hängt oft entscheidend davon ab, wie diese erfragt wird. Die zu pflegende Person oder auch die Bezugspersonen äußern häufig Unverständnis über die Vielzahl an Fragen oder äußern sogar das Gefühl, „ausgehorcht“ zu werden.

Es liegt an den Pflegekräften, dieses Gefühl gar nicht erst aufkommen zu lassen, sondern mittels einer guten Aufklärung oder auch mit einem kurzen Begleitschreiben zu erläutern, warum die Erhebung von biografischen Daten von so entscheidender Wichtigkeit für eine individuelle Pflege ist.

Nur wenn den Bezugspersonen der Sinn und die Wichtigkeit der biografischen Datenerhebung vermittelt werden kann, werden diese gewillt sein, Auskunft zu geben.

Selbstbestimmungsrecht der zu pflegenden Person beachten

Immer wieder kann es vorkommen, dass die zu pflegende Person oder ihre Bezugspersonen keine Auskünfte erteilen möchten. Gerade in ambulanten und teilstationären Einrichtungen sind betreute Personen, die z. B. nur einmal die Woche von einer Pflegekraft gebadet werden oder lediglich zwei Tage pro Woche eine Tagespflegeeinrichtung besuchen, häufig nicht bereit, Fragen zur Biografie zu beantworten.

Dokumentieren, wenn keine Aussagen gewünscht oder möglich sind

Pflegende sollten dies akzeptieren und diesbezüglich eine Aussage auf dem Biografieformular vermerken, wie z. B.:

- *Die Bezugsperson(en) möchte(n) keine Angaben zur Biografie machen.*
- *Die Bezugsperson(en) oder die pflegebedürftige Person wünscht keine Dokumentation ihrer Aussagen zur Biografie.*
- *Herr M. möchte sich nicht zu seiner Biografie äußern.*

Gleiches ergibt sich auch für den Fall, dass z. B. aufgrund fehlender Bezugspersonen keine Datenerfassung möglich ist und Daten auch nicht anderweitig in Erfahrung gebracht werden können:

- *Derzeit ist keine Datenerhebung möglich, Aussagen vonseiten der betreuten Person aufgrund Demenzerkrankung nicht möglich, keine Bezugspersonen vorhanden.*
- *Informationen können aufgrund fehlender Bezugspersonen nicht in Erfahrung gebracht werden.*

Beobachtete Gewohnheiten und Abneigungen dokumentieren

Wichtig in diesem Zusammenhang ist, unbedingt auch die „beobachteten“ Gewohnheiten und Abneigungen zu dokumentieren.

REFLEXION

Wie wird in Ihrem Arbeitsfeld die Erhebung der Biografie gehandhabt? Mit welcher Methode haben Sie gute und mit welcher Vorgehensweise weniger gute Erfahrungen gemacht? Haben Sie noch Änderungsvorschläge, die Sie mit Ihren Kolleginnen und Kollegen besprechen könnten?

Zusammenarbeit Sozialdienst und Pflegekraft

Bei der Erhebung der biografischen Daten in der stationären Pflege werden Pflegende zumeist von den Mitarbeitenden des sozialen Dienstes unterstützt. Davon können letztlich alle Beteiligten profitieren. Beachtet werden muss in diesem Zusammenhang, dass die Verknüpfung der gesammelten Daten und die Einarbeitung in den Pflegeprozess auch tatsächlich gelingt.

PRAXISBEISPIEL

Bei einer Qualitätsprüfung in einer stationären Pflegeeinrichtung berichtete die Einrichtungsleitung vom hausinternen „Hundeprojekt" und den Erfolgen, die insbesondere bei unruhigen und an Demenz erkrankten Personen erzielt werden konnten.
Im Rahmen der Dokumentationsprüfung einer Bewohnerin fand das Prüfteam in der Biografie den Hinweis, dass diese Frau als sehr tierlieb beschrieben wurde und in den letzten 20 Jahren vor Heimaufnahme immer einen Hund gehabt hat. Umso erstaunter waren sie, dass sich diesbezüglich kein Hinweis in der Pflegeplanung fand und diese Dame auch nicht in das Hundeprojekt einbezogen war.

Das Gravierende an der geschilderten Situation war, dass die Versorgung der Dame von den Pflegenden einerseits als sehr zeitaufwendig beschrieben wurde, andererseits die Pflegenden aber keine Zeit fanden, sich mit den Mitarbeitenden des Sozialdienstes über eine evtl. Lösung des Problems zu beraten, z. B. den Einsatz eines Therapiehundes.

Es ist für alle Seiten äußerst bedauerlich, wenn der kollegiale Austausch und die biografische Datenerhebung im Pflegeprozess nicht die erforderliche Berücksichtigung finden.

Die Gewährleistung einer effektiven Schnittstellenarbeit, verbunden mit einem lückenlosen Informationsfluss sollte allen an der Pflege Beteiligten ein dringendes Anliegen sein.

Aussagen der zu pflegenden Person schützen

Die Erhebung biografischer Daten und der Umgang mit den erhobenen Daten setzt eine sehr sensible Vorgehensweise der Pflegenden voraus. Erzählt beispielsweise eine betreute Person einer Pflegekraft wichtige Geschehnisse aus ihrer Biografie und bittet um Vertraulichkeit, besteht für die Pflegekraft grundsätzlich die Verpflichtung, diese Vertraulichkeit auch zu wahren.

Ergeben sich aus dem vertraulichen Gespräch Veränderungen in Bezug auf die pflegerische Versorgung der zu pflegenden Person, so sind diese in der Pflegedokumentation, z. B. in der Anamnese / Informationssammlung / SIS®, im Biografieformular oder in der Pflege- / Maßnahmenplanung entsprechend zu dokumentieren. Die anderen Pflegekräfte sind über die neuen Pflegemaßnahmen zu informieren. Eine inhaltliche Begründung würde an dieser Stelle aufgrund der besonderen Situation nicht erfolgen.

FORMULIERUNGSBEISPIEL

Möglicher Eintrag in der Pflegedokumentation

Aufgrund biografischer Begebenheiten kann Herr B. nicht im Dunkeln schlafen. Die Jalousien deshalb niemals herunterlassen, sondern nur die Vorhänge zuziehen. Herr B. gerät ansonsten in Panik …

Was nun die genauen biografischen Begebenheiten waren, ist irrelevant und sollte aufgrund der Zusage der Pflegekraft auf Vertraulichkeit auch nicht dokumentiert werden. Ausnahmen bilden hier nur Situationen, in denen Gefahr in Verzug ist oder es sich um lebensbedrohliche Situationen handelt.

Je mehr Kenntnisse Pflegende also über diese Dinge in Erfahrung bringen können, desto besser wird eine verständnisvolle und adäquate Versorgung gelingen.

Auch Abneigungen in Erfahrung bringen

Zur Erhebung einer Biografie gehört auch die Datenerhebung der Dinge oder Situationen, gegen die eine pflegebedürftige Person großen Widerwillen oder eine große Abneigung hegt. In einem Gespräch mit den Bezugspersonen kann die Frage, was die zu pflegende Person nicht leiden mag bzw. welches Verhalten die Pflegekräfte vermeiden sollten, weitere wichtige Erkenntnisse bringen.

Reaktionen der zu pflegenden Person werden nachvollziehbar

Insbesondere bei Menschen mit demenziellen Erkrankungen hat schon so manche gut gemeinte Geste einer Pflegekraft heftige Reaktionen ausgelöst, die erst nach Kenntnis der Lebensgeschichte der zu pflegenden Person erklärbar wurde.

REFLEXION

Lesen Sie zunächst die biografischen Daten der zu pflegenden Person, die Sie versorgen. Welche Aussagen erscheinen Ihnen in Bezug auf die Versorgung wichtig? Gleichen Sie dann die Pflege-/Maßnahmenplanung damit ab. Ist der Transfer von wichtigen biografischen Daten gelungen? Überarbeiten bzw. ergänzen Sie ggf. biografische Aussagen bzw. besprechen Sie dies mit den Mitarbeitenden des Sozialdienstes. Sorgen Sie für eine gute Zusammenarbeit und einen regen Informationsaustausch.

2.3.5 Pflegeüberleitung

Visitenkarte der überleitenden Einrichtung

Der Pflegeüberleitungsbogen stellt quasi die Visitenkarte der überleitenden Einrichtung dar. Er sollte daher von den Pflegenden sehr gewissenhaft ausgefüllt sein. Unbedingt ist der genaue Grund der Überleitung aussagekräftig aufzuführen. Günstigstenfalls beschreibt die überleitende Pflegekraft kurz zusammenfassend die Situation der zu pflegenden Person in den letzten Stunden oder Tagen.

Stammdaten bereits eintragen

Der Überleitungsbogen sollte nach Möglichkeit gut sichtbar in der Pflegedokumentation der zu pflegenden Person aufbewahrt werden. Alle „Stammdaten" wie z. B. Name, Adresse, Geburtsdatum und Hausarztpraxis sind bereits vorab auf dem Formular einzutragen. Diese Vorgehensweise stellt sicher, dass das Ausfüllen des Überleitungsbogens im Notfall möglichst wenig Zeit in Anspruch nimmt.

In der EDV-Dokumentation finden sich in der Regel alle wichtigen Informationen auf dem Überleitungsbogen eingearbeitet. Dieser kann dann „auf Knopfdruck" ausgedruckt werden.

Individuelle Absprachen sichtbar machen

Vonseiten einer ambulanten oder vollstationären Pflegeeinrichtung ist unbedingt darauf zu achten, weiterführende Informationen und/oder individuelle Absprachen, die mit der pflegebedürftigen Person, den Bezugspersonen oder dem Arzt bzw. der Ärztin vereinbart wurden, auf dem Überleitungsbogen zu dokumentieren. Dies gilt insbesondere in Bezug auf eine geringe Nahrungs- oder Flüssigkeitszufuhr. So mancher Vorwurf von Mitarbeitenden anderer Einrichtungen bezüglich einer nicht sach- und fachgerechten Versorgung hat sich auf diese Art und Weise erübrigt.

FORMULIERUNGSBEISPIEL

Weiterführende Informationen / Hinweise im Überleitungsbogen

Unter der Rubrik „Essen und Trinken"

Hinweis: Frau G. trinkt sehr wenig, lehnt häufig die Flüssigkeitszufuhr ab. In Absprache mit Hausarzt beträgt die Mindesttrinkmenge 850 ml. Diese hat Frau G. auch in den letzten Tagen zu sich genommen. Es wird ein Trinkprotokoll geführt …

Unter der Rubrik „Haut- oder Wundverhältnisse"

Wichtig: Hausarzt wurde über die nicht dem aktuellen Stand des Wissens entsprechende Wundbehandlung informiert. Durchführung mit Mercurocrom erfolgte auf ausdrückliche ärztliche Anordnung des Hausarztes …

Aktuelles Gewicht erheben und dokumentieren

Wird eine zu pflegende Person regelmäßig gewogen, sollte, falls möglich, vor jeder Überleitung in eine andere Einrichtung das genaue Gewicht gemessen und dokumentiert werden. Nur so ist nachvollziehbar, dass z. B. eine gravierende Gewichtsabnahme nicht in der Verantwortung der betreuenden Pflegeeinrichtung liegt, sondern mit dem Aufenthalt im Krankenhaus in Verbindung steht.

Sollte der Platz für diese wichtigen Informationen auf dem Überleitungsbogen selbst nicht ausreichen, wird ein einzelnes Blatt angehängt.

Überleitungsbogen im Notfall nachreichen

Ist das Ausfüllen des Überleitungsbogens nicht möglich, weil eine zu pflegende Person z. B. ambulant notfallmäßig in ein Krankenhaus eingewiesen wird, sollte zur Sicherstellung des Informationsaustausches eine standardisierte Vorgehensweise festgelegt sein.

Alle wichtigen Informationen können auch nachträglich weitergeleitet werden. Ggf. kann der Überleitungsbogen im Nachhinein zeitnah von den Pflegenden ausgefüllt und persönlich ins Krankenhaus gebracht bzw. gefaxt / gemailt werden. Dies können evtl. auch die nächsten Bezugspersonen übernehmen.

Da sich bei der ambulanten Versorgung eines Menschen die Pflegenden nur punktuell im Haushalt einer pflegebedürftigen Person aufhalten, wird diese Situation in der ambulanten Pflege häufiger auftreten. Eine verbindliche Regelung ist deshalb von besonderer Wichtigkeit.

Bei Wiederaufnahme Überleitungsbogen einfordern

Kehrt eine zu pflegende Person in eine Einrichtung zurück, ist darauf zu achten, dass den wiederaufnehmenden Pflegekräften der Überleitungsbogen der entlassenden Einrichtung unbedingt vorliegt. Das Formular sollte ggf. von der verantwortlichen Pflegedienstleitung der entlassenden Einrichtung (z. B. Krankenhaus, Reha-Klinik oder auch Kurzzeitpflege) telefonisch angefordert werden. Nur so ist die weitere fachgerechte pflegerische Versorgung gewährleistet.

Überleitungsbogen ist immer anzuwenden

Auf Grundlage des zweiten Expertenstandards „Entlassungsmanagement" der DNQP ist ein Überleitungsbogen von allen Versorgungsformen der Alten- und Krankenpflege standardisiert anzuwenden.

Aussagen im Überleitungsbogen überprüfen

Der Überleitungsbogen ist generell auf Vollständigkeit und Aussagekraft zu überprüfen. Findet sich z. B. die Beschreibung „intakter Hautzustand", ist dies unbedingt zeitnah, d. h. am besten sofort, spätestens jedoch noch am selben Tag zu überprüfen.

Sind die Aussagen nicht korrekt, ist dies unverzüglich im Bericht und / oder an anderer Stelle innerhalb der Pflegedokumentation zu dokumentieren. Nach Möglichkeit sollte die überleitende Einrichtung aufgefordert werden, das Formular entsprechend zu korrigieren.

REFLEXION

Füllen Sie den nächsten Überleitungsbogen ganz gewissenhaft aus. Achten Sie insbesondere auf die Angaben zum Gewicht und zur Trinkmenge. Fordern Sie grundsätzlich immer von allen überleitenden Institutionen einen Überleitungsbogen ein.

2.3.6 Weitere Bedarfsformulare

Ergänzend zu den bereits beschriebenen Formularen werden in der Praxis häufig weitere Bedarfsformulare eingesetzt. Aufgrund der Vielfalt und der oft unterschiedlichen Bezeichnungen wird an dieser Stelle darauf verzichtet, diese im Weiteren aufzulisten.

KAPITEL

3 Was muss dokumentiert werden?

3.1 Von der Beobachtung zur Dokumentation

3.1.1 Objektive Daten

Messbare Daten und Befunde

Im Berufsfeld der Alten- und Krankenpflege ist die Fähigkeit zur Krankenbeobachtung und Wahrnehmung des Zustands oder Verhaltens einer pflegebedürftigen Person zwingende Voraussetzung zur Ausübung des Berufes. Genauso wie eine Mechanikerin oder ein Mechaniker technisches Verständnis benötigt, muss eine professionelle Pflegekraft ein gutes Wahrnehmungs- und Beobachtungsvermögen haben.

In der professionellen Pflege geht es zum einen um die Auswertung der objektiv messbaren, tatsächlichen Daten oder Befunde, wie z. B.:

- ärztliche Diagnosen
- Gewicht
- Hautzustand
- Vitalwerte

Überprüfung der objektiven Daten ist einfach

Diese „harten" Daten können im Rahmen der Versorgung eines pflegebedürftigen Menschen konkret gemessen und / oder überprüft werden, die erforderlichen Maßnahmen ergeben sich in der logischen Konsequenz der „Fakten", z. B.

- Vitalwerte außerhalb des Normbereichs → Info Arzt bzw. Ärztin → ärztliche Anordnung
- keine Verdauung → Einsatz der ärztlich angeordneten Bedarfsmedikation

3.1.2 Subjektive Daten

Umgang mit „weichen" Daten gestaltet sich schwierig

Neben der Auswertung der objektiven, messbaren Daten geht es aber für professionell Pflegende immer auch darum, „versteckte" subjektive, d. h. nicht bzw. wenig messbare, oftmals emotionsbehaftete Daten zu erkennen und auszuwerten.

Hiermit sind Wahrnehmungen, Mutmaßungen, Interpretationen oder vermeintliches „Wissen" der zu pflegenden Person, der Bezugspersonen oder der professionell Pflegenden gemeint. Diese Informationen können als „weiche" Daten bezeichnet werden.

Wahrnehmung und Erleben einer Situation sind unterschiedlich

Da eine Situation je nach Persönlichkeit und Betroffenheit eines Menschen von den Beteiligten häufig sehr unterschiedlich wahrgenommen und beschrieben wird, stellt die professionelle Auswertung oftmals eine Herausforderung dar.

So wird eine erholte und gut gelaunte Pflegekraft den Zustand einer pflegebedürftigen Person oder eine bestimmte Situation anders wahrnehmen und beschreiben als eine Kollegin, die gerade mehrere anstrengende Arbeitstage hinter sich gebracht hat! Und eine zu pflegende Person kann Fragen zu ihrer Befindlichkeit unterschiedlich beantworten – je nachdem, wie das Verhältnis zur fragenden Person ist.

Aussagen und Verhalten der zu pflegenden Person

Nicht immer stimmen Verhalten und Aussage überein

Aussagen von pflegebedürftigen Menschen sind nicht immer kongruent, d. h. deckungsgleich oder übereinstimmend mit dem tatsächlichen Verhalten. Dies kann vom Zeitpunkt und der speziellen Situation abhängen (z. B. weil er Besuch erwartet) oder von der eigenen Persönlichkeit (z. B. weil er niemandem zur Last fallen will), es kann aber auch in der Person der Fragenden begründet sein (weil z. B. die Pflegende unkonzentriert oder uninteressiert wirkt).

PRAXISBEISPIEL

Ein Bewohner äußert auf Ihre Frage zu seiner Befindlichkeit, dass es ihm gut gehe. Sie bemerken allerdings, dass seine Gesichtsfarbe blass, seine Augen ohne jeden Glanz und die Körperhaltung in sich zusammengesunken ist.

Neutrale und wertfreie Datensammlung

Um zu einer möglichst objektiven Einschätzung einer Situation zu gelangen, ist es erforderlich, dass die professionell Pflegenden zunächst alle Daten möglichst neutral und wertfrei sammeln bzw. beschreiben (➤ 3.2.1):

- Wie schildert die zu pflegende Person eine Situation?
- Welches Verhalten zeigt sie?
- „Passt" das Verhalten zu ihren Ausführungen?
- Was könnte hinter den Aussagen oder dem Verhalten stehen?

Die Frage, wie sich eine Situation ganz unvoreingenommen und mit „offenem Herzen" aus Sicht der zu pflegenden Person darstellt, sollte jede Pflegekraft bei der täglichen Arbeit begleiten.

Individuelles Empfinden der pflegebedürftigen Person

Jedem pflegebedürftigen Menschen steht aber natürlich auch das Recht zu, sich zu einer Angelegenheit nicht zu äußern! Dies ist von den Pflegenden zu tolerieren und ggf. auch zu dokumentieren.

FORMULIERUNGSBEISPIEL

Berichtswesen

Herr M. verbrachte den ganzen Vormittag in seinem dunklen Zimmer, wollte kein Licht eingeschaltet haben, saß auf seinem Sessel am Fenster und schaute in die Ferne, hatte einen müden Gesichtsausdruck. Auf Nachfrage antwortete er, ihm ginge es gut, er wolle nur seine Ruhe haben …

Aussagen und Verhalten der Bezugspersonen

Neben den Äußerungen und dem Verhalten der pflegebedürftigen Person sind immer auch die Bezugspersonen (z. B. Angehörige, Betreuende oder andere enge Vertraute) mit ihren Anmerkungen und Handlungen einzubeziehen.

Oft werden eventuell vorhandene Konflikte zwischen der zu pflegenden Person und ihren Bezugspersonen nicht offen ausgesprochen, von den Pflegenden aber sehr wohl „wahrgenommen".

Individuelles Empfinden der Bezugspersonen

Manchmal erscheint das Verhalten der Bezugspersonen auf den ersten Blick unverständlich, fast so als würden diese sich mit aller Kraft gegen den guten Willen und die Fachlichkeit einer professionellen Pflegekraft stellen. In so einem Fall ist eine unvoreingenommene, offene Herangehensweise ganz besonders wichtig!

PRAXISBEISPIEL

Frau H. lebt bei ihrem Sohn im Haushalt. Die Pflege erfolgt durch die Schwiegertochter, die 2 × täglich Unterstützung durch einen ambulanten Pflegedienst erhält. Frau H. kann mit Gehstock und in Begleitung laufen und sich im Rahmen der pflegerischen Versorgung Hände und Gesicht waschen. Sie hat keine kognitiven Einschränkungen und ist motiviert, bei der Pflege aktiv mitzuhelfen.

Die Pflegekraft sieht deutliche Ressourcen bei Frau H. Für sie ist daher schwer nachvollziehbar, warum die Dame in ihrem Zimmer mit einer Waschschüssel gewaschen wird und außerdem auf einem Toilettenstuhl in ihrem Zimmer ausscheidet. Völlig unverständlich findet die Pflegekraft, dass Frau H. alle Mahlzeiten allein in ihrem Zimmer einnimmt und die Schwiegertochter den empfohlenen Badewannenlifter ablehnt.

Die Pflegesituation wird für alle Beteiligten immer angespannter, und die Pflegekraft berichtet im Team, dass sie völlig demotiviert sei. Die PDL führt daraufhin eine Pflegevisite bei Frau H. durch.

Im Gespräch mit der Schwiegertochter fängt diese plötzlich heftig an zu weinen. Sie erzählt, wie schwer ihr das Zusammenleben mit ihrer Schwiegermutter in einem Haushalt falle. Sie äußert, dass die gesamte Aufmerksamkeit ihres Mannes der kranken Mutter gelte. Ihr Mann ginge den ganzen Tag arbeiten und wenn er nach Hause komme, sei es nicht sie, sondern die Mutter, die er zuerst begrüße. Abends würde er dann oft bei seiner Mutter im Zimmer fernsehen oder sie ins Wohnzimmer holen. Sie möchte ihren Mann nicht auch noch bei den Mahlzeiten mit ihrer Schwiegermutter teilen müssen. Und ein Badewannenlifter käme ihr auf gar keinen Fall ins Haus. Es stünden schon so viele Hilfsmittel überall herum. Abschließend erwähnte sie, dass sie sich sehr davor ekle, das Bad teilen zu müssen, und sie deshalb auch nicht wolle, dass die Schwiegermutter die Toilette im Bad benutzt.

Alle Möglichkeiten in Betracht ziehen

Dieses Beispiel verdeutlicht, dass jede Angelegenheit immer mehrere Seiten der Wahrnehmung und Interpretation hat. Oftmals stellt sich eine Situation völlig anders dar, als es auf den ersten Blick erscheint. Professionell Pflegende sollten sich dessen bei der Versorgung und Betreuung eines Menschen immer bewusst sein.

Je mehr Personen am Pflegeprozess beteiligt sind, desto mehr Varianten finden sich in der jeweiligen Sichtweise einer Situation. Es gilt, den „Fächer der Möglichkeiten" anzuschauen.

Die Wahrnehmung der professionell Pflegenden

Neben den Aussagen der pflegebedürftigen Person und ihrer Bezugspflegeperson(en) fließen immer auch die eigene Wahrnehmung und Beobachtung der Pflegefachkraft mit ihrer fachlichen Kompetenz ein.

Pflegefachliches „wachsames Abwarten"

Professionell Pflegende verfügen grundsätzlich über eine berufsimmanente Beobachtungsgabe. Sie befinden sich letztlich immer in einem Zustand des „wachsamen Abwartens"!

Erklärt sich eine Situation, das Verhalten oder eine Aussage einer zu pflegenden Person nicht sofort und eindeutig, ist es Aufgabe der professionell Pflegenden, auf das nonverbale Verhalten des Menschen zu achten und ggf. in vertretbarer Art und Weise Fragen zu stellen und / oder ein klärendes Gespräch zu führen. Hierbei geht es um den Prozess eines ständigen Abgleichens.

Prozess des Abgleichens

Die professionell Pflegenden versuchen hierbei so lange weitere Informationen zu sammeln, bis sich Ihnen die Situation oder das Verhalten der zu pflegenden Person nachvollziehbar erschließt. Gerade bei der Versorgung von Menschen mit Demenz oder Bewusstseinseinschränkungen müssen Pflegende oftmals „zwischen den Zeilen" lesen und sind auf einen „inneren" Abgleich ohne gültige Aussagen einer zu pflegenden Person angewiesen. Sie müssen den Prozess des Abgleichens mithilfe der eigenen Wahrnehmung und Interpretation durchführen (> Abb. 3.1).

Gleichzeitig fühlen Pflegekräfte sich zumeist sehr sicher, was den tatsächlichen Zustand einer zu pflegenden Person anbelangt. Dies insbesondere, wenn es sich um Pflege- und Pflegefachkräfte handelt, die in ihrer Einrich-

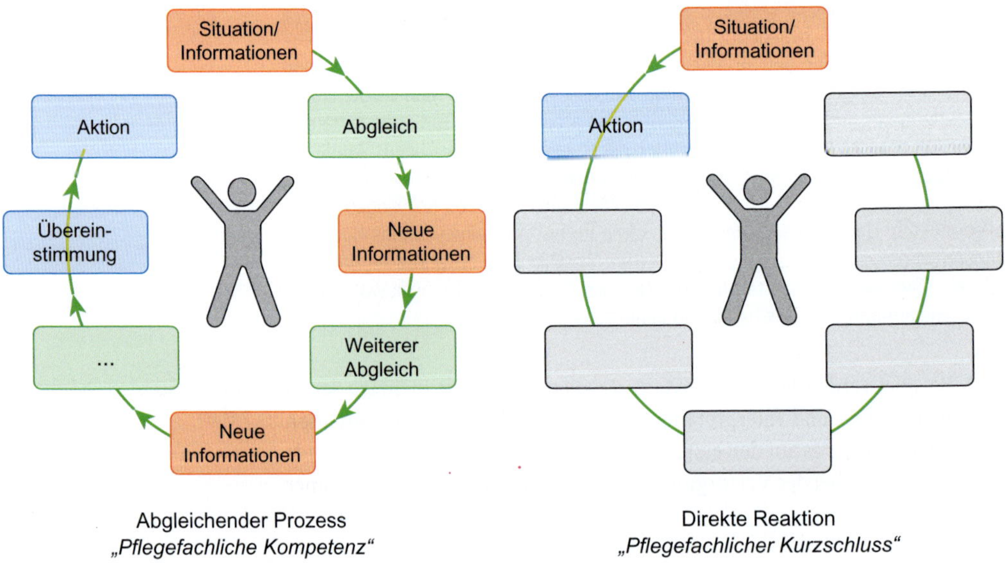

Abb. 3.1 Abgleichender Prozess [L143]

tung als Pflegesystem die Bezugspflege anwenden und daher mit der pflegebedürftigen Person in einer engen Beziehung stehen.

Beobachtungen und Wahrnehmungen werden von Pflegenden nach deren Kenntnisnahme zunächst „fachlich gefiltert" und danach in „Erklärungsschubladen" sortiert.

Bauchgefühl oder Intuition

Je weniger sich eine Beobachtung oder Wahrnehmung einsortieren lässt, desto sensibler reagieren professionell Pflegende auf jedes weitere Verhalten einer zu pflegenden Person. Häufig kann eine Pflegekraft neben ihrer Krankenbeobachtung auch eine „innere Stimme" bzw. ein „Bauchgefühl" wahrnehmen, das wichtige Informationen liefern kann. Dieses Bauchgefühl wird zumeist nicht bewusst wahrgenommen, motiviert die Pflegenden aber, z. B. doch noch einmal nach der zu pflegenden Person zu schauen, bei der eigentlich alles in Ordnung war.

PRAXISBEISPIEL

Die Pflegerin eines ambulanten Pflegedienstes führt bei ihrer morgendlichen Pflegetour bei Frau M. eine BZ-Kontrolle durch. Die Werte liegen im Normbereich, alles ist wie an den anderen Tagen. Trotzdem verspürt die Pflegerin nach Ende ihres Dienstes den Drang, noch einmal kurz bei Frau M. nach dem Rechten zu sehen. Da sie ihre Patientin telefonisch nicht erreicht, fährt sie auf dem Nachhauseweg nochmals bei Frau M. vorbei. Tatsächlich findet sie die Dame in ihrer Wohnung bewusstlos auf dem Boden liegend vor. Im Krankenhaus stellt sich die völlige Entgleisung des Blutzuckers heraus.

Unbewusste Krankenbeobachtung

Wahrscheinlich wird jede Pflegekraft, bevor sie z. B. die Aussage macht, „Eigentlich war ja nichts Besonderes bei Frau M., aber ich hatte so ein Gefühl, dass etwas nicht stimmt", verschiedene Aspekte beobachtet und wahrgenommen haben – dies eben oftmals unbewusst.
Mögliche Wahrnehmungen oder Beobachtungen der Pflegekraft in Bezug auf Frau M. könnten z. B. gewesen sein:

- blasses Aussehen
- leicht kaltschweißige Haut
- allgemeine, bei Frau M. unübliche Zittrigkeit

Aufgrund dieser Wahrnehmung erfolgte eine fachliche Filterung. Diese löste dann das vage Gefühl bei der Pflegekraft aus, dass trotz der „harten Fakten" – nämlich des im Normbereich befindlichen Blutzuckerwerts – etwas nicht in Ordnung war.

Die wichtigste Frage, die sich Pflegende stellen können ist: Was habe ich **vor** meiner (schriftlichen oder mündlichen) Aussage wahrgenommen? Welche „Tatsachen" lagen vor?

Aussagekräftige Beschreibung

Da Wahrnehmung und Beobachtung zumeist unbewusst und in Bruchteilen von Sekunden erfolgen, fällt es den in der Pflege Tätigen oft schwer, das Ergebnis der „inneren Plausibilitätsprüfung" in Worte zu fassen. Häufig formulieren und dokumentieren Pflegekräfte ihre eigene Wahrnehmung in Bezug auf die Befindlichkeit einer pflegebedürftigen Person, ohne tatsächlich konkrete Aussagen zu machen.

Die Kunst bei der Auswertung „weicher" Daten besteht letztlich darin, ein sogenanntes Bauchgefühl in eine exakte, aussagekräftige Tatsachenbeschreibung fassen zu können.

FORMULIERUNGSBEISPIEL

Mündliche Übergabe (1)

Pflegerin A: *„Ach, dem Herr M. geht es ja wieder bedeutend besser. Ich hatte ja die letzten drei Tage frei und bin erstaunt, wie gut er wieder zurechtkommt."*

Die Feststellung, dass es Herr M. wieder viel besser geht, zeugt ja an sich für eine gute Krankenbeobachtung der Pflegekraft. Es stellt sich jedoch die Frage, woran die Pflegekraft ihre Aussage festmacht, welche „Tatsachen" sich bei der pflegerischen Versorgung verändert haben und / oder welche Ressourcen / Fähigkeiten des Bewohners konkret gefördert werden konnten.

Eine aussagekräftigere Variante zum vorgenannten Beispiel könnte z. B. sein:

FORMULIERUNGSBEISPIEL

Mündliche Übergabe (2)

Pflegerin B: *„Herr M. hat sich heute Morgen unter Anleitung sein Gesicht und den vorderen Oberkörper wieder ganz selbstständig waschen und abtrocknen können, auf mein Lob erwiderte er: ‚Ja, es geht wieder bergauf mit mir, ich fühle mich wieder richtig kraftvoll'."*

Die Schilderung von aussagekräftigen Beobachtungen sowie deren schriftliche Dokumentation sind unabdingbar erforderlich, damit Pflegende den Verlauf der geplanten Pflege überhaupt nachvollziehbar überprüfen bzw. evaluieren können (➤ 5.8).

Zur Einübung und Vertiefung einer wertfreien und möglichst neutralen Beobachtung kann es für Pflegende sehr hilfreich sein, in möglichst vielen Situationen – beruflich, aber auch privat – immer wieder den sogenannten „Kamerablick" zu üben. Das heißt, man soll sich vorstellen, wie eine laufende Kamera eine Situation in Bild und Ton aufzeichnen würde. Unweigerlich ergibt sich so eine neutrale Beschreibung von Tatsachen (➤ 3.2.1).

REFLEXION

Probieren Sie aus, welche Antwort Sie von den anderen Pflegekräften auf die Frage bekommen: Woran machst du deine Aussage fest, was hast du bei Frau XY gesehen / wahrgenommen?

Schulen Sie Ihre eigene Beobachtungs- und Wahrnehmungsgabe dadurch, dass Sie in möglichst vielen Situationen (dienstlich und auch privat) Ihre Gedanken und Überlegungen reflektieren:

- Warum meinen Sie, dass es einer Person in einer bestimmten Situation nicht gut oder besonders gut geht?
- Was nehmen Sie durch nonverbale Äußerungen wie Mimik und Gestik bei dieser Person wahr?
- An welchen Verhaltensweisen oder Aussagen können Sie Ihr Gefühl festmachen?
- Welche Tatsachen beobachten Sie (Kamerablick)?
- Inwieweit ist Ihre Wahrnehmung anhängig von Ihrer eigenen Geschichte? Besteht die Gefahr, dass Sie etwas in eine Situation hineininterpretieren?

Gefühle und Bedürfnisse unterscheiden

Positive und wertschätzende Grundhaltung

Für eine möglichst objektive Einschätzung einer Situation ist eine neutrale und vom Grundsatz her wertschätzende Einstellung dem pflegebedürftigen Menschen und seinen Bezugspflegepersonen gegenüber eine Grundvoraussetzung.

Pflegende sollten sich immer fragen, ob sie das, was sie über eine zu pflegende Person in mündlicher Form äußern oder in der Pflegedokumentation notieren, auch über sich selbst, wenn sie pflegebedürftig wären, so hören oder lesen möchten.

Interessiertes Nachfragen

In der Praxis bedeutet dies, auch in schwierigen Situationen eine zu pflegende Person nicht ihres Verhaltens zu überführen oder dieses zu bewerten, sondern vielmehr unvoreingenommen und wirklich „interessiert" zu (hinter-)fragen, wie es zu einem bestimmten Verhalten gekommen ist und welche Möglichkeiten der (pflegefachlichen) Erklärung und Lösung sich zeigen.

PRAXISBEISPIEL

Einer Bewohnerin geht es gesundheitlich immer schlechter. Das Team führt eine Fallbesprechung durch und entscheidet gemeinsam, dass die Bewohnerin zunächst nicht mehr aus dem Bett bewegt werden soll, da nahezu keine Sitzstabilität gegeben ist. Der Bewohnerin ist dies sehr recht. Es wird abgesprochen, dass sie in ihrem Bett an bestimmten Aktivitäten teilnimmt. Für die Bewohnerin soll ggf. ein Liegerollstuhl beantragt werden.

Der Sohn hatte wenig Kontakt zu seiner Mutter und kam nur alle 2–3 Monate zu Besuch. Von der Bezugspflegefachkraft erfolgte eine schriftliche Einladung zur nächsten Pflegevisite, leider ohne Rückmeldung. Auch telefonisch war der Sohn nicht erreichbar. Als er nun das nächste Mal zu Besuch kam, schimpfte er lauthals mit den Pflegekräften und auch mit seiner Mutter. Er wollte genaue Erklärungen, warum seine Mutter denn nur noch im Bett liegen würde, sie solle sich doch mal etwas zusammenreißen und sich nicht so gehen lassen. Er frage sich auch, was denn überhaupt hier in der Einrichtung so los wäre, ob denn die Pflegekräfte nun gar keine Lust mehr zu ihrer Arbeit hätten. Die Mutter erwiderte ihrem Sohn gegenüber unter Tränen, dass sie ja so gerne aus ihrem Bett wolle, aber die Pflegekräfte leider einfach keine Zeit fänden, sie herauszuholen.

Das gesamte Team fühlte sich hintergangen und reagierte empört über diese „Lüge" der Bewohnerin. Eine Pflegekraft äußerte im Team: „Ich habe es doch gleich gesagt. Frau B. macht das alles extra, ihr geht es gar nicht so schlecht. Die will uns doch nur gegeneinander ausspielen."

Halten Sie kurz inne, bevor Sie weiterlesen, und stellen Sie sich die Frage, was ein möglicher Grund für die „Lüge" der Bewohnerin im vorherigen Beispiel gewesen sein könnte.

Tatsächlich war es so, dass der Sohn neben den Pflegekräften die einzige Bezugsperson der Bewohnerin war. Das Verhältnis zum Sohn war durch den frühen Tod des Vaters immer sehr innig und liebevoll gewesen. Der Sohn konnte den schleichenden Verfall seiner Mutter nicht ertragen, wie er in einem späteren Gespräch äußerte. Dies sei auch der Grund für seine immer seltener werdenden Besuche. Die Bewohnerin wollte ihren Sohn nicht enttäuschen oder verärgern und verleugnete deshalb die Absprache mit den Pflegekräften.

Gemeinsamen Austausch und Verständigung anregen

Durch mehrere gemeinsame Gespräche und die Erkundung der Bedürfnisse des Sohnes und der Bewohnerin konnte die Angelegenheit zur Zufriedenheit für alle Beteiligten gelöst werden. Auch wurden alle Vereinbarungen schriftlich in der Dokumentation festgehalten. Gleichzeitig zeigt die Reaktion der Pflegekräfte, wie sehr sie sich durch die Aussage der Bewohnerin persönlich verletzt gefühlt hatten. In solch einer Situation eine wertschätzende Grundhaltung der zu pflegenden Person gegenüber aufrechtzuerhalten, mag schwer sein, macht aber letztlich die Professionalität einer Pflegekraft aus.

Professionell Pflegende analysieren gemeinsam mit allen Beteiligten unbefriedigende Situationen und Zustände und finden eine für alle Seiten akzeptable Lösung. Vereinbarungen und Absprachen werden in der Pflegedokumentation festgehalten.

Bewusste Auseinandersetzung mit unschönen Gefühlen oder Situationen

Seien Sie sich auch stets bewusst, dass all Ihre Gedanken, die Sie sich über eine Person machen, sich immer auch in Ihrem Verhalten gegenüber dieser Person zeigen werden. Dies bedeutet nicht, sich innerlich vor „bösen“ (be-)wertenden Gedanken einer pflegebedürftigen Person gegenüber zu verschließen und die daraus folgenden „unschönen“ Gefühle „wegzudrücken“. Dann kann es schnell zu einer Überforderung und damit zu Gewalt in der Pflege kommen.

Vielmehr geht es in der professionellen Versorgung darum, die eigenen Gefühle und Gedanken ernst zu nehmen, zu hinterfragen und auszusprechen. Was hat das Verhalten der pflegebedürftigen Person bei mir angestoßen? Warum werde ich in bestimmten Situationen mit einer zu pflegenden Person so wütend oder traurig? Was fehlt mir, um neutral und gelassen zu bleiben?

Bei genauerem Hinsehen stellt sich dann oft heraus, dass in Situationen, die mit unschönen Gefühlen verbunden sind, wichtige (Grund-)Bedürfnisse nicht erfüllt sind (➤ Tab. 3.1).

Auch hier ist es erforderlich, genaue Aussagen zu machen und die jeweiligen Situationen zu hinterfragen. Nur auf Grundlage einer aussagekräftigen Schilderung, was z. B. einer Pflegekraft im Umgang mit einem Menschen

Tab. 3.1 Gefühle, die nicht erfüllte Bedürfnisse anzeigen

Gefühle / Situation	Nicht erfüllte (eigene) Bedürfnisse
Ich bin traurig, dass sich Frau M. niemals bedankt. Dabei habe ich mir heute so viel Zeit für ihre ganzen Extrawünsche genommen …	• Anerkennung • Wertschätzung • Dankbarkeit
Ich bin so wütend! Herr H. spielt uns doch alle gegeneinander aus, dem macht das doch Spaß, uns hin und her zu schicken …	• Respekt • Vertrauen
Ich verstehe das nicht und bin wirklich frustriert. Frau R. sitzt den ganzen Tag alleine in ihrem Zimmer. Ich habe schon so viel versucht, um sie zu den Angeboten zu motivieren …	• Resonanz • Wirksamkeit • Verbindung

schwerfällt, können effektive Maßnahmen / Handlungsschritte eingeleitet werden.

Hilfsangebote zur eigenen Reflektion nutzen

Es ist ggf. sinnvoll, sich professioneller Unterstützung zu bedienen, z. B. Einzel- oder Teamsupervision. Alles, was vage bleibt und nicht ausgesprochen wird, kann nur schwer gelöst werden. Es kann sehr erleichternd sein, zu erfahren, dass alle anderen Pflegekräfte im Umgang mit einer zu pflegenden Person genauso empfinden und sich bislang nur nicht getraut haben, das Problem anzusprechen!

Insbesondere die subjektiven Wahrnehmungen gilt es in Gedanken und auch in der schriftlichen Form immer möglichst objektiv und wertneutral zu beschreiben.

REFLEXION

Machen Sie sich bewusst, wie oft Sie oder die anderen Pflegekräfte (be-)wertend über eine zu pflegende Person sprechen. Achten Sie auch beim nächsten Übergabegespräch, in der nächsten Fallbesprechung oder Teamsitzung auf diesen Aspekt.
Prüfen Sie, ob Sie (be-)wertende Aussagen auch in der Pflegedokumentation z. B. im Berichtswesen finden. Gelingt es Ihnen, diese Aussagen in wertneutrale Zustandsbeschreibungen umzuformen? (➤ 3.2.3)

ANMERKUNG STRUKTURMODELL

Der personzentrierte Ansatz geht von der Überzeugung aus, dass alle Menschen über ein inneres Potenzial zur konstruktiven Gestaltung seines Lebens verfügen. Dieses Potenzial kann sich in wertschätzender Begegnung mit anderen Personen entwickeln (den Pflegenden).
Der personzentrierte Ansatz gehört zu den Grundprinzipien des Strukturmodells. Dies bedeutet für den individuellen Pflege- und Betreuungsprozess die konsequente Ausrichtung und Orientierung an den Wünschen und Bedürfnissen und Ressourcen der zu pflegenden Person.
Fragen sie sich, ob sie alles Ihnen Mögliche dazu beigetragen haben, das Potenzial der Ihnen anvertrauten pflegebedürftigen Menschen wahrzunehmen und zu fördern.

Die Wirkung der professionell Pflegenden auf Andere

Für Pflegende ist es äußerst wichtig, sich im eigenen Tun immer wieder zu reflektieren und sich bewusst zu machen, wie unterschiedlich das eigene Verhalten und evtl. Äußerungen von anderen Personen wahrgenommen werden können.

Da eine Pflegekraft bestimmte Dinge wahrnimmt und eine Situation entsprechend interpretiert, werden dies auch alle anderen an der Pflege beteiligte Personen tun. Es stellt sich also z. B. die Frage, wie das „ruhige, zurückhaltende“ Verhalten einer Pflegekraft, die sich eher für einen „Morgenmuffel“ hält, bei der Durchführung der morgendlichen Körperpflege auf eine redselige betreute Person wirkt, die sich als Frühaufsteherin bezeichnet?

Eigene Wirkung (Mimik und Gestik) auf Andere beachten

Was wird die Dame im folgenden Beispiel z. B. in Bezug auf Gesichtsausdruck und Gestik bei der Pflegekraft wahrgenommen haben? Wie hat sie das Verhalten der Pflegekraft ausgelegt? Wird es einen Unterschied machen, wenn sich die Pflegekraft anschließend erklärt?

PRAXISBEISPIEL

Ein Pfleger versorgt gewissenhaft eine sehr pflegeaufwändige Bewohnerin. Er ist in Gedanken sehr damit beschäftigt, dass sein eigener Vater seit gestern im Krankenhaus liegt, und macht sich große Sorgen. Die Bewohnerin, die keinerlei geistige Einschränkungen hat, fragt irgendwann den Pfleger, warum er denn böse auf sie sei, er würde so grimmig schauen. Ob sie denn etwas falsch machen würde? Sie wisse ja wohl, wie schwierig ihre Pflege sei, und sie versuche auch soweit es geht mitzuhelfen, aber heute habe sie so starke Schmerzen, dass sie es einfach nicht schaffe, ihn mehr bei der Durchführung der Körperpflege zu unterstützen.

Der Pfleger im beschriebenen Beispiel war sehr bestürzt darüber, wie die Bewohnerin ihn bzw. sein Verhalten wahrgenommen hatte, und konnte die Situation aufklären. Allerdings ist es längst nicht für jede pflegebedürftige Person selbstverständlich, sich einer Pflegekraft gegenüber zu äußern und anzusprechen, was ihn bedrückt. Zudem ist dies vielen pflegebedürftigen Personen aufgrund ihrer Erkrankungen (z. B. Demenz) auch gar nicht möglich. Jede Pflegekraft sollte daher ihr eigenes Verhalten immer wieder hinterfragen und unbedingt auch mit den anderen an der Pflege beteiligten Personen besprechen.

Informationsaustausch mit Kolleginnen und Kollegen

Um eine objektive und aussagekräftige Dokumentation gewährleisten zu können, müssen Möglichkeiten des fachlichen Austausches und der Eigenreflexion für professionell Pflegende fester Bestandteil des Arbeitsalltags sein.

Dies gilt insbesondere bei der Pflege und Betreuung von Menschen mit geistigen Einschränkungen. Da Pflegenden hier nur wenige „verlässliche Daten“ zur Verfügung stehen, ist der Austausch aller Beteiligten untereinander, z. B. in Team- und / oder Fallbesprechungen, von entscheidender Wichtigkeit.

REFLEXION

Fragen Sie die anderen Pflegekräfte, Ihren Partner oder ihre Partnerin, Freunde und Freundinnen etc., wie Sie in verschiedenen Situationen auf diese Personen wirken. Fragen Sie hier ganz konkret, woran Ihr Gegenüber seine Aussagen festmacht. Fordern Sie dabei ganz eindeutige Tatsachenbeschreibungen von Ihrem Gegenüber ein (Kamerablick). Stimmen die Aussagen mit Ihrem tatsächlichen Empfinden überein, oder war Ihr Gefühl ganz anders?

Beobachten Sie umgekehrt auch die anderen Pflegekräfte, Partner / Partnerin oder auch fremde Personen, z. B. im Café oder im Bus. Beurteilen Sie die körperliche Verfassung und die Stimmungslage der ausgewählten Personen. Argumentieren Sie im Stillen sich selbst gegenüber, wie Sie zu Ihrer Einschätzung kommen. Was können Sie wahrnehmen, was sehen Sie genau? Wenn Sie diese Übung mit Ihnen vertrauten Personen machen, befragen Sie diese hinterher, ob Sie mit Ihrer Wahrnehmung richtig gelegen haben.

3.2 Auf die richtige Formulierung kommt es an

3.2.1 Zustands- und Tatsachenbeschreibung

Aussagekräftige und wertneutrale Tatsachenbeschreibung

Professionelle Beschreibungen oder Aussagen schriftlicher und mündlicher Art zeichnen sich durch eine hohe Aussagekraft und Wertneutralität aus. Es erfolgt eine genaue Zustandsbeschreibung einer Situation. Hierbei muss der Schwerpunkt auf der Beschreibung von Tatsachen liegen.

Eine Pflegekraft kann sich angewöhnen, die Wahrnehmung einer Situation möglichst wertneutral im Geiste vorzuformulieren. Hierbei ist es von größter Wichtigkeit, Mutmaßungen oder Interpretationen zu vermeiden. Letztlich geht es um reine Tatsachenbeschreibungen – den „Kamerablick“:

„Kamerablick“ einsetzen

Dafür stellt man sich vor, was eine Videokamera aufzeichnen würde. Diese könnte z. B. nicht aufzeichnen, dass eine pflegebedürftige Person „ungehalten“ ist. Die Kamera würde stattdessen z. B. folgende Bilder und Tonaufnahmen zeigen:

- Die im Bett sitzende Person erhebt mit der rechten Hand ihren Gehstock und zeigt damit in Richtung Türe, zur eintretenden Person.
- Die im Bett sitzende Person spuckt in Richtung Tür auf den Boden etc.

Der gemeinsame Austausch über die tatsächlichen „Fakten“ einer Situation kann sehr hilfreich sein, um zu einer übereinstimmenden Einschätzung im Team zu gelangen. Und häufig stellt sich eine Situation im Nachhinein mit dem Kamerablick betrachtet völlig anders dar.

Für jede Pflegekraft bedeutet dies, nicht erst bei der schriftlichen Dokumentation auf die Aussagekraft einer Beobachtung zu achten, sondern bereits jeden Gedanken und jedes Gefühl, das die pflegerische Versorgung begleitet, zu hinterfragen und für sich selbst möglichst wertneutral im Geiste vorzuformulieren. Letztlich geht es um eine möglichst reine Beschreibung der vorgefallenen Tatsachen.

Der indische Philosoph Krishnamurti bezeichnet „wertfreies Beobachten“ als die höchste Form menschlicher Intelligenz.

Mutmaßungen oder Interpretationen vermeiden

Mutmaßungen oder Interpretationen haben wenig Aussagekraft. Bei der Sammlung von Informationen ist es zunächst unerheblich, was die Pflegekraft meint oder denkt. Ihr Auftrag besteht darin, alle „Fakten“ zusammenzutragen und sich einen ersten Überblick zu verschaffen. Bemerkungen wie z. B.

- *Herrn N. geht es wieder schlechter,*
- *Frau K. hat keinen Durst,* oder
- *Frau F. ist traurig,*

die sich ohne weitere Erläuterungen in der Dokumentation finden, sind wenig hilfreich für den Pflegeprozess. Sie stellen lediglich Mutmaßungen oder Interpretationen dar. Offen bleibt, woraus die Pflegekraft ableitet, dass es Herrn N. wieder schlechter geht, Frau K. keinen Durst hat und Frau F. traurig ist.

Aussagekräftiger wäre:

- *Herr N. konnte bei der Pflege den Waschlappen nicht halten. Körperpflege wurde vollständig übernommen, mehrmalige Pausen (3 ×) erforderlich …*
- *Frau K. drehte beim Anreichen der Flüssigkeit den Kopf zur Seite, presste die Lippen aufeinander …*
- *Frau F. saß den ganzen Vormittag zusammengesunken im Sessel in ihrem Zimmer. Schaute nur aus dem Fenster, lehnte Gesprächsangebot ab …*

Diese gesammelten „Fakten“ können später z. B. im Rahmen der Übergabe oder der Evaluation ausgewertet werden. Diese Vorgehensweise ist für einen erfolgreichen Pflegeverlauf unverzichtbar (➤ Tab. 3.2).

Wörtliche Rede einsetzen

Um Situationen genauer einschätzen zu können, sollte immer wieder auch das gesprochene Wort einer zu pflegenden Person dokumentiert werden. Insbesondere bei der Evaluation der geplanten Pflege und Betreuung hat die Selbstaussage einer betreuten Person großen Einfluss auf die Gestaltung des Pflegeprozesses.

So können die folgenden „gesprochenen Worte“ einer zu pflegenden Person sicherlich wichtige Hinweise auf die weitere Maßnahmenplanung geben:

- *Frau F. saß den ganzen Morgen zusammengesunken im Sessel in ihrem Zimmer. Schaute nur aus dem Fenster, wollte Gesprächsangebot nicht annehmen. Äußerte: „Ich brauche meine Ruhe.“*

Tab. 3.2 Ungenaue Formulierungen und wie es professioneller geht

Vermeiden Sie ungenaue Aussagen	Formulieren Sie professionell
Herr K. musste heute Morgen ständig auf die Toilette. **Unklar:** Was heißt „ständig"?	*Herr K. äußerte heute im Frühdienst 6 × (statt ansonsten 3 ×), auf die Toilette zum Wasserlassen zu müssen. Der Urin ist klar. Herr K. äußert auf Nachfrage, keine Schmerzen zu haben …*
Frau U. ist im Speisesaal über den Rollator gefallen. **Unklar:** War die Pflegekraft dabei, hat sie den Hergang gesehen? Wie war die genaue Situation?	*Frau U. heute um 10:00 Uhr im Speiseraum auf dem Boden liegend vorgefunden. Das re. Bein hing über dem Rollator einer Mitbewohnerin. Frau U. weinte und beschimpfte die Bewohnerin, weshalb diese den Rollator im Weg stehen lassen würde …*
Herr G. konnte bei der Pflege gut mithelfen. **Unklar:** Was heißt „gut"?	*Herr G. konnte heute den Waschlappen halten und sich seine rechte Gesichtshälfte alleine in Präsenz der Pflegekraft waschen …*
Frau H. war die ganze Nacht unruhig. **Unklar:** Was hat sich tatsächlich ereignet?	*Frau H. rief von 21:00–2:30 Uhr laut im Zimmer nach ihrer Mutter. Strampelte mit den Füßen die Bettdecke weg, warf alle Kissen aus dem Bett …*

- *Frau K. Getränk angeboten, hat abgelehnt. Äußerte: „Ich will nichts trinken, ich habe keinen Durst."*
- *Wollte Herrn M. zur Toilette begleiten, er lehnte ab mit den Worten: „Lass mich, ich bin doch kein kleines Kind, ich kann allein gehen."*

3.2.2 Einsatz von „W-Fragen"

W-Fragen anwenden

Zur Gewährleistung einer sachgerechten und aussagekräftigen Dokumentation können Pflegende sich an den sogenannten **W-Fragen** orientieren:

- **Was** ist in welchem Zusammenhang passiert?
- **Wie** geht es der zu pflegenden Person? Welches Verhalten zeigt sie? (Kamerablick!)
- **Welche** Maßnahmen wurden eingeleitet?
- **Wie** wirken diese?
- **Welche** Informationen benötigen die anderen Pflegekräfte?
- **Was** ist in der folgenden Schicht noch zu erledigen?

3.2.3 Klientenzentrierte Formulierungen

Keine (Be-)Wertung oder Schuldzuweisung

Professionell Pflegende sollten ihre Aussagen immer nur in der Form formulieren, wie sie es auch für sich selbst in ihrer eigenen Pflegedokumentation als betreute Person akzeptieren könnten. Dies bedeutet, dass sich (be-)wertende oder schuldzuweisende Formulierungen von selbst verbieten.

Eintragungen mit folgendem oder ähnlichem Wortlaut lassen jede Professionalität vermissen und sollten weder mündlich geäußert noch schriftlich dokumentiert sein, z. B.

„Bew. / Pat. / Gast …

- *lässt sich hängen,*
- *ist heute wieder sehr nervig und frech,*
- *macht (einfach) nicht mit,*
- *bemüht sich nicht, obwohl er könnte,*
- *ist uneinsichtig / beratungsresistent,*
- *weigert sich,*
- *ist (wieder mal) schlecht drauf,*
- *lässt sich bedienen,*
- *versucht, uns (wieder) auszutricksen."*

Keine Soll-Formulierungen

Auch Soll-Formulierungen jeglicher Art, ob im Berichtswesen oder in der Zielformulierung der Pflegeplanung, sind unbedingt zu vermeiden. Es geht nicht darum, was eine zu pflegende Person soll oder nicht soll, sondern vielmehr darum, auf Augenhöhe und mit allen Beteiligten den Pflegeprozess zu gestalten (➤ Tab. 3.3).

Gedanken bereits wertneutral formulieren

Alle Aussagen sind grundsätzlich klientenzentriert, also von der zu pflegenden Person aus zu beschreiben.

Tab. 3.3 Ungeeignete „Soll-Formulierungen" und wertschätzende Formulierungen

Ungeeignete Soll-Formulierungen	Wertschätzende Formulierungen
Herr M. heute nochmals erklärt, dass er lernen soll, sich selbstständig zu waschen.	*Herr M. über Wichtigkeit der selbstständigen Durchführung der Körperpflege beraten …*
Frau L. mehrfach gesagt, dass sie nicht allein rausgehen soll, hört nicht zu, verlässt immer wieder die Einrichtung.	*Frau L. auf Risiken beim Verlassen der Einrichtung aufmerksam gemacht. Erwiderte: „Lasst mich doch alle in Ruhe, ich weiß, was ich tue …"*
Frau R. soll mind. 1,5 l Flüssigkeit trinken.	*Frau R. trinkt mind. 1,5 l Flüssigkeit.*
Herr B. soll sich wohlfühlen.	*Herr B. äußert Wohlbefinden durch …*

Tab. 3.4 Professionelle, auf die pflegebedürftige Person ausgerichtete Formulierungen

Keine „Ich-" und PK-Sätze	Formulieren Sie professionell
Herr T. sagte mir, dass er müde sei, bekam von mir das Abendbrot angereicht, und wurde danach auf Wunsch von mir zu Bett gebracht … *Herr T. sagte zu PK, dass er müde sei, PK hat das Abendbrot angereicht, danach wurde Bew. auf Wunsch von PK zu Bett gebracht …*	*Herr T. äußerte, müde zu sein. Abendbrot angereicht, danach auf eigenen Wunsch sofort zu Bett gebracht, sagte: „Ach, wie gut das tut" …*
Anmerkung: Wo bleibt hier die zu pflegende Person? Die Pflegekraft und ihr Tun stehen offensichtlich mehr im Vordergrund?	
Frau U. wurde von mir zur Teilnahme am Singen motiviert, ich habe sie dann mit dem Rollstuhl in die Wohnstube gefahren. Wir haben viele Lieder über das Wandern gesungen …	*Frau U. zur Teilnahme an der Singrunde motiviert, mit Rollstuhl in die Wohnstube gefahren. Frau U. beteiligte sich durch lautes Mitsingen bei allen Wanderliedern …"*
Anmerkung: Möchte hier die Pflegekraft evtl. auf ihre gute Arbeit aufmerksam machen?	

Die pflegebedürftige Person ist die Hauptperson, um die es geht und es ist logisch, dass die dokumentierende Pflegekraft die Handlungen ausführt. Keinesfalls geht es um die Beschreibung der eigenen Arbeit. Deshalb sind bis auf wenige Ausnahmen insbesondere im Berichtswesen weder Formulierungen, in denen das Wort „Pflegekraft" vorkommt, noch das Wort „Ich" erforderlich (➢ Tab. 3.4).

Sprachliches Niveau aufrechthalten

Um eine aussagekräftige Dokumentation zu gewährleisten, ist es nicht erforderlich, sich nur in Fachsprache auszudrücken. Andererseits sollte von professionell Pflegenden ein gewisses sprachliches Niveau nicht nur im mündlichen Miteinander verwendet werden, sondern sich auch in der Dokumentation widerspiegeln.

Folgende Aussagen zeugen von wenig Fachlichkeit:

- *Kleine offene Stelle am Hintern.*
- *Frau M. zuckt vor sich hin.*
- *Frau W. hat die ganz Nacht nur gekotzt.*

- *Frau H. läuft gelber Schnodder aus der Nase.*
- *Herr T. hat auf den Fußboden gerotzt.*

Zur eigenen Überprüfung in Bezug auf eine aussagekräftige Formulierung kann es für Pflegende sehr hilfreich sein, alle schriftlichen und mündlichen Aussagen auf sich selbst „umzuformulieren". Auf diese Art und Weise wird schnell deutlich, ob eine Formulierung „passt" bzw. neutral formuliert ist.

Aussagen auf sich selbst bezogen „umformulieren"

REFLEXION

Üben Sie zunächst bei all Ihren mündlichen Aussagen, z. B. in der Übergabe, sich aussagekräftig auszudrücken. Vereinbaren Sie mit den anderen Pflegekräften, dass sie alle nicht aussagekräftigen und nicht wertneutralen Formulierungen untereinander verbessern. Ihre schriftliche Dokumentation verbessert sich auf diesem Wege automatisch mit.

3.3 So viel wie nötig, so wenig wie möglich

3.3.1 Kurz und knapp

Der Umfang der schriftlichen Dokumentation kann individuell sehr unterschiedlich sein. Verbindliche Aussagen, z. B. wie häufig ein Berichtswesen zu pflegen ist oder wie oft eine Evaluation erfolgen soll, existieren grundsätzlich nicht. Jeder Pflege- und Betreuungsprozess gestaltet sich unterschiedlich und es ist Aufgabe der Pflegekräfte, wichtige von unwichtigen Informationen zu unterscheiden.

Grundsätzlich gilt, je gefahrenträchtiger eine Situation, desto umfangreicher die Dokumentation.

Die Pflegenden sind also aufgefordert, immer wieder individuell unter Berücksichtigung ihrer Fachlichkeit zu entscheiden, wie ausführlich ein Vorfall oder eine Situation bzw. der Pflegeprozess dokumentiert sein muss. Niemand verlangt hierbei eine Dokumentation in „Romanform". Umso erstaunlicher ist es, dass sich Pflegeplanungen und insbesondere Berichte oftmals wie solche lesen.

Fachlichkeit der Pflegekraft ist entscheidend

Die Qualität einer Dokumentation ist nicht von der Anzahl der geschriebenen Wörter abhängig.

Es geht bei der professionellen Dokumentation also nicht um ausschweifende Erzählungen, sondern um eine kurze und knappe Zusammenfassung der wichtigsten Daten und Fakten.

Alle Eintragungen in der gesamten Pflegedokumentation können in Stichpunkten erfolgen, solange der Zusammenhang nachvollziehbar bleibt. Es gilt die Regel: Weniger ist mehr. Auch auf die ständige Angabe des Namens der zu pflegenden Person kann innerhalb der Pflegedokumentation häufig verzichtet werden (➤ Tab. 3.5).

Stichpunkte sind ausreichend

Tab. 3.5 Maßnahmenformulierungen mit und ohne Namensnennung

Mit Namen (länger)	Ohne Namen (kürzer)
Herr M. wurde auf eigenen Wunsch im Bett gewaschen …	*Morgenpflege auf Wunsch im Bett …*
Frau T. ins Bad begleiten	*Begleitung ins Bad*

Tab. 3.6 „Weniger ist mehr"-Formulierungen

Variante 1	Variante 2	Variante 3
Habe heute Morgen bei der Grundpflege bei Frau M. rote Bläschen am linken Schulterblatt entdeckt. Gehen über das ganze Schulterblatt, ca. 10 × 15 cm. Frau M. sagt, dass sie kein Jucken spüre und auch keine Schmerzen habe. Hausarzt wurde angerufen, will gegen Mittag zum Hausbesuch kommen …	*Rote Bläschen li. Schulterblatt 10 × 15 cm, Frau M. äußert keine Beschwerden, Hausarzt informiert, will am Mittag kommen …*	*Rote Bläschen li. Schulterblatt 10 × 15 cm, keine Beschwerden, Arzt kommt am Mittag …*

Die Pflegedokumentation ist primär ein Arbeitsmittel für Pflegende. Sie braucht deshalb auch nicht unnötig ausgeschmückt zu werden.

Wenn bei einer Eintragung wirklich kein Wort mehr weggelassen werden kann, ist ein optimales Dokumentationsergebnis erreicht (➤ Tab. 3.6).

Die Eintragung der ersten Variante umfasst 47, die des zweiten 19 und die der letzten Variante nur noch 14 Wörter! Entscheiden Sie selbst, in welchem Umfang Sie dokumentieren möchten!

REFLEXION

Üben Sie kurzes Formulieren. Kopieren Sie verschiedene Berichte und streichen Sie alle nicht notwendigen und nicht aussagekräftigen Eintragungen. Was bleibt letztlich von der Dokumentation im Berichtswesen übrig?
Kürzen Sie bei den verbleibenden Eintragungen alle Füllwörter, präzisieren Sie Umschreibungen und formulieren Sie die Eintragung stichpunktartig.
Was halten Sie von der Möglichkeit, den Namen der zu pflegenden Person nicht mehr im Bericht oder der Pflegeplanung zu erwähnen? Wenden Sie diese Möglichkeit bereits in der Praxis an oder haben Sie sich bewusst **für** die Angabe des Namens entschieden?

3.3.2 Mehrfachdokumentationen

Doppelte Dokumentation vermeiden

Jede Information sollte grundsätzlich nur einmal an einer festgelegten Stelle innerhalb eines Dokumentationssystems aufgezeichnet werden.

Dies bedeutet z. B.

- keine doppelte Bestätigung (Handzeichen) der Wundversorgung im Durchführungsnachweis und auf dem Wunddokumentationsblatt,
- keine mehrfache inhaltliche Beschreibung des Arztkontaktes im Berichtswesen und zusätzlich auf einem ärztlichen Kommunikationsblatt,

- keine doppelte Auflistung der im Rahmen einer ärztlichen Visite geänderten Medikamente, z. B. auf dem Medikamentenblatt und zusätzlich im Berichtswesen.

Um eine Mehrfachdokumentation zu vermeiden, ist die Angabe von Verweisen sinnvoll.

FORMULIERUNGSBEISPIEL

Berichtswesen mit Verweis auf Ärztliches Kommunikationsblatt

31.10. Ärztliche Visite → Formular 3127

3

3.3.3 Informationen für andere an der Pflege Beteiligte

Nicht alles muss dokumentiert werden

Pflegende sollten sich vor der Dokumentation eines Ereignisses immer wieder fragen, ob etwas so wichtig war, dass es überhaupt dokumentiert werden muss. Notiert eine Pflegekraft z. B. im Berichtswesen, dass eine zu pflegende Person heute einen Riegel Schokolade gegessen hat, kann diese Eintragung, wenn sie ohne einen Zusammenhang zur Situation der zu pflegenden Person vorgenommen wird, völlig unbedeutend sein. Hier wurde vielleicht einfach nur dokumentiert, damit mal wieder etwas im Berichtswesen steht. Erfolgt die Eintragung aber z. B. bei einem Menschen, der normalerweise die Nahrungsaufnahme ablehnt und wenig isst, kann die Aussage außerordentlich wichtig sein.

Hilfreich kann für Pflegende sein, sich selbst immer zu fragen, ob das, was dokumentiert werden soll, tatsächlich Auswirkungen auf den Pflegeprozess der zu pflegenden Person hat.

Informationen für die nachfolgende Schicht

Bei der professionellen Dokumentation ist immer auch von großer Wichtigkeit, welche Angaben die anderen Pflegekräfte unbedingt zur Übernahme der nachfolgenden Schicht benötigen, und welche von diesen Informationen auch tatsächlich dokumentiert werden sollten. Es geht weniger darum, was man gerne selber alles mitteilen würde! Dies stellt auch eine häufige Problematik bei den täglichen Übergabegesprächen dar. Wie häufig wird dort ausgiebig über Nebensächlichkeiten gesprochen und später darüber lamentiert, dass die Übergabezeiten doch einfach zu kurz seien, um die wirklich wichtigen Informationen auszutauschen.

Übergabegespräche sind entbehrlich

Theoretisch sind Übergabegespräche bei einer aussagekräftigen Pflegedokumentation überhaupt nicht erforderlich! Alle wichtigen Informationen finden sich in der Dokumentation, die sich die Mitarbeitenden des annehmenden Dienstes zu Beginn ihrer Arbeit gut durchlesen. So sind sie bestens informiert.

Im Rahmen der ambulanten Pflege wird diese Arbeitsweise notwendigerweise durchgeführt. Es gibt in der Regel keine täglichen Übergabegespräche, und oftmals wird die Einsatzzentrale des Pflegedienstes von der Pflegekraft auch nicht jeden Tag aufgesucht. So ist jede Pflegekraft quasi gezwungen, bei jedem Patienten, den sie besucht, vor Aufnahme der pflegerischen Versorgung in die Dokumentationsmappe zu schauen.

REFLEXION

Wenn Sie in der vollstationären Pflege arbeiten, lassen Sie die anderen Pflegekräfte bei der nächsten Übergabe zunächst die Pflegedokumentation lesen und nehmen Sie mündliche Ergänzungen nur vor, wenn diesen tatsächlich noch Informationen fehlen. So können Sie sehr gut die Qualität und Aussagekraft Ihrer eigenen Eintragungen überprüfen.

3.4 Von der Pflegehandlung zur Dokumentation

3.4.1 Nachweis einer fachgerechten Pflege

Nachweis Pflege und Betreuung

Mithilfe der Pflegedokumentation können Pflegende nachweisen, dass sie sach- und fachgerecht handeln. Insbesondere die Art und Weise der Versorgung unter Berücksichtigung der Selbstbestimmung der zu pflegenden Person sollte nachvollziehbar erkennbar sein.

Ausschließliche Datensammlung in der Dokumentation

Alle erforderlichen Daten sollten hierbei ausschließlich in der Dokumentation der zu pflegenden Person zu finden sein. Eine separate Sammlung einzelner Daten (z. B. zur Betreuung) außerhalb der Dokumentation hat sich nicht bewährt, da diese nicht mehr allen an der Pflege Beteiligten zur Verfügung steht. Erforderliche Zusammenhänge oder Rückschlüsse können oftmals nicht erkannt und berücksichtigt werden. Die Dokumentation von Daten außerhalb der Pflegedokumentation der zu pflegenden Person ist **nicht** empfehlenswert.

Formulare zur Dokumentation auswählen

Nach Durchführung einer Pflege- und Betreuungsleistung erfolgt je nach Vorgabe der Einrichtung die sachgerechte Dokumentation auf den dafür vorgesehenen Formularen. Eine Einrichtung kann hierbei eigenverantwortlich festlegen, in welchem Umfang und an welcher Stelle Informationen dokumentiert werden sollen (➤ Abb. 3.2).

Risikobehaftete Situationen besonders beachten

Werden besondere, von der Routine abweichende Pflegehandlungen durchgeführt, z. B. im Rahmen eines Notfalls, sind diese unmittelbar zu dokumentieren. Hierbei gilt: Je risikoreicher eine Situation, desto höher die Anforderungen an die Dokumentation!

Handeln und Nicht-Handeln begründen

Können Maßnahmen oder Handlungen nicht wie geplant durchgeführt werden, ist diese Abweichung zu dokumentieren, ergänzt durch die Angabe einer nachvollziehbaren Begründung.

Für Außenstehende muss erkennbar sein, dass sach- und fachgerecht gehandelt wurde und ein ggf. eingetretener Schaden trotz aller Vorsichtsmaßnahmen nicht zu vermeiden war (➤ 4.3 und ➤ 4.5).

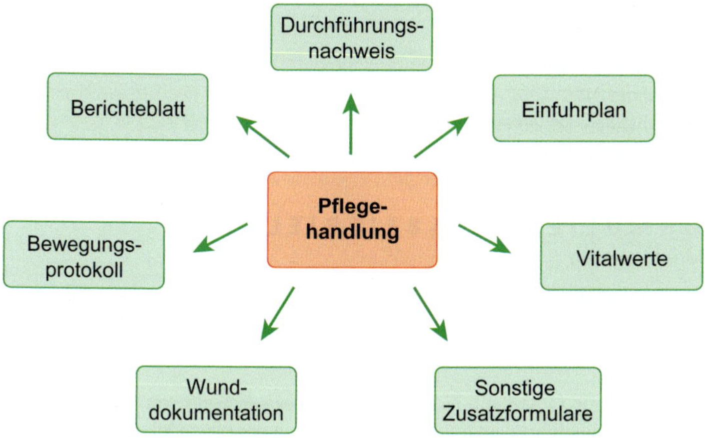

Abb. 3.2 Von der Pflegehandlung zur Dokumentation [L143]

Mit der „Dreier-Regel" folgt man der Beantwortung von drei Fragen:

„Dreier-Regel" zur Unterstützung der fachgerechten Dokumentation

Was ist passiert?	= Wertneutrale und aussagekräftige Tatsachenbeschreibung
Was wurde getan?	= Nachweis pflegerischen Handelns = Pflegequalität
Was ist das Ergebnis/Reaktion?	= Aus Sicht der Pflegekraft und aus Sicht der zu pflegenden Person

Bei Einhaltung dieser Regel ist eine aussagekräftige Dokumentation nahezu garantiert!

FORMULIERUNGSBEISPIEL

Berichtswesen unter Berücksichtigung der „Dreier-Regel"

28.11. Nach 10 Min. Anreichen der Nahrung drehte Frau K. den Kopf zur Seite und presste die Lippen aufeinander. Auch mit beruhigendem Einwirken und Initialberührung am Mund öffnete Frau K. diesen nicht. Nahrungsaufnahme wurde abgebrochen …

Bei diesem Beispiel wird für Außenstehende sofort ersichtlich, dass sich ein weiteres Anreichen von Nahrung eindeutig gegen die Selbstbestimmung der zu pflegenden Person richten würde und daher keine Alternative darstellt. Dieser schriftliche Nachweis kann auch im Gespräch mit Bezugspersonen (z. B. An- und Zugehörige, Bevollmächtigte) sehr hilfreich sein, um ein weiteres Vorgehen im Sinne der zu pflegenden Person zu vereinbaren. Insbesondere bei der Dokumentation von Risiken, sollte die „Dreier-Regel" immer bedient werden.

Selbstbestimmung der zu pflegenden Person hervorheben

Auch wenn eine Pflegehandlung auf Wunsch oder aufgrund ablehnenden Verhaltens einer zu pflegenden Person nicht durchgeführt werden kann, ist dies zu beschreiben. Dabei hat es eine wesentlich stärkere Aussagekraft, wenn der Wunsch bzw. das ablehnende Verhalten genau beschrieben wird (➤ 4.1).

FORMULIERUNGSBEISPIEL

Berichtswesen

Flüssigkeitsaufnahme konnte nicht durchgeführt werden. Frau M. verschloss beim Versuch des Anreichens von Saftschorle ihre Lippen und ließ den Saft aus den Mundwinkeln laufen, bei erneutem Versuch mit warmem Tee zeigte Frau M. gleiches Verhalten. Anreichen der Flüssigkeit beendet …

FORMULIERUNGSBEISPIEL

Berichtswesen

Herr T. äußert ausdrücklich den Wunsch, nicht aufstehen und heute Vormittag im Bett liegen bleiben zu wollen. Körperpflege im Bett durchgeführt, bedankte sich herzlich: „Das hat gutgetan" …

Wann immer eine Handlung nicht sachgerecht, abweichend von der Planung oder gar nicht durchgeführt wird, muss dies schlüssig in der Pflegedokumentation der zu pflegenden Person begründet sein.

Dies betrifft neben den pflegerischen Handlungen z. B. auch Therapien und Angebote des Sozialdienstes.

FORMULIERUNGSBEISPIEL

Berichtswesen

Frau K. äußert ausdrücklich den Wunsch, heute nicht an der geselligen Runde teilnehmen zu wollen. Äußert: „Lass mich mal, ich will meine Ruhe" …

Behandlungspflegerische Maßnahmen

Die Durchführung einer sachgerechten behandlungspflegerischen Maßnahme bedarf einer ärztlichen Anordnung. Eine eigenständige Vorgehensweise vonseiten der Pflegenden – und sei es nur das Aufbringen einer Salbe auf eine Wunde – kann erhebliche rechtliche Konsequenzen nach sich ziehen. Eine eventuelle telefonische Anordnung ist entsprechend zu dokumentieren (➤ 2.3.2).

FORMULIERUNGSBEISPIEL

Medikamentenblatt

Hausbesuch Frau Dr. M., hat neue Medikamente angesetzt, lehnt die Unterschrift auf dem Medikamentenblatt ab. Anordnung vorgelesen und mündl. von Frau Dr. M. bestätigt …

Das „Wiederholt-und-bestätigt"-Prinzip gilt insbesondere auch bei telefonischen Anordnungen!

Unsachgemäße ärztliche Anordnungen

Auch wenn eine ärztliche Anordnung nicht dem neuesten Stand des Wissens entspricht und Pflegende aufgrund dieser Anordnung gezwungen sind, eine nicht sachgerechte Versorgung durchzuführen, ist es von besonderer Wichtigkeit, dies zu dokumentieren (➤ 4.2 und ➤ 6.1).

FORMULIERUNGSBEISPIEL

Wunddokumentation

Dr. L. wurde über seine aus pflegefachlicher Sicht nicht dem aktuellen Stand des Wissens entsprechende Wundversorgung informiert, wünscht keine Anpassung, besteht ausdrücklich auf seiner Anordnung …

3.4.2 Plausibilität der Dokumentation

Handeln beschreiben

Erbrachte Handlungen müssen plausibel entsprechend der jeweiligen Situation erbracht werden. Die Plausibilität des Handelns muss sich auch in der Pflegedokumentation widerspiegeln.

So ist es sicherlich nicht nachvollziehbar, wenn Pflegende z. B. über einen längeren Zeitraum immer wieder ihre Beobachtungen dokumentieren, dass bei Frau M. eine Hautrötung im Sakralbereich aufgetreten ist, dies aber keine Maßnahmen nach sich zieht.

Professionelle Reaktionen und Verlauf beschreiben

Auch ist es wenig sinnvoll, z. B. wiederholt zu benennen, dass eine zu pflegende Person die geplante Flüssigkeitsmenge nicht zu sich nimmt, ohne darauf nachvollziehbar in schriftlicher Form zu reagieren. Erwartet wird an dieser Stelle eine aussagekräftige und lückenlose Verlaufsbeschreibung, aus der erforderliche Handlungen und Maßnahmen ersichtlich werden.

Professionell Pflegende sollten sich immer bewusst machen, welche Wirkung eine lückenhaft geführte Pflegedokumentation auf Außenstehende hat.

Pflegende haben mit einer sachgerecht geführten Pflegedokumentation die Möglichkeit aufzuzeigen, dass sie ihr „Handwerk" verstehen.

Grundsätzlich gilt die Regel, dass eine einmal eröffnete Angelegenheit immer auch wieder geschlossen werden muss, ganz gemäß dem Motto: „Topf auf – Topf wieder zu".

3.5 Die Pflegedokumentation in der täglichen Arbeit

3.5.1 Die Pflegedokumentation bei Aufnahme

Berichtswesen ausführlich formulieren

Das Berichtswesen stellt in der Aufnahmephase der zu pflegenden Person eines der wichtigsten Dokumentationsformulare dar.

Aufnahmebericht formulieren

Grundsätzlich sollte sich ein kurzer „Aufnahmebericht" beschrieben finden, z. B. mit folgenden Angaben:

- Beschreibung, warum die zu pflegende Person in die Einrichtung kommt
- Beschreibung, wie die zu pflegende Person selbst und ihre An- oder Zugehörigen die Situation sehen oder einschätzen
- Beschreibung, was sich die zu pflegende Person für eine Versorgung wünscht

- Beschreibung des Allgemeinzustands
- Aussagen zum äußeren Erscheinungsbild (Kleidung, Haare, Fingernägel)
- Aussagen zum Hautzustand
- Aussagen zum Ernährungs- und Kräftezustand
- Aussagen zur psychischen Verfassung (ängstlich, ruhig, voller Freude)
- Beschreibung von Reaktionen auf durchgeführte Pflegehandlungen

In den ersten Tagen nach Annahme des Pflegeauftrags ist das Berichtswesen sehr ausführlich zu führen. In nahezu jeder Schicht bzw. jedem Einsatz sollten sich daher aussagekräftige Hinweise (Erfolge, Reaktionen, Ablehnung etc.) in Bezug auf die Durchführung der Pflegehandlung sowie zur allgemeinen Befindlichkeit der zu pflegenden Person finden.

ANMERKUNG STRUKTURMODELL

Bei Anwendung des Strukturmodells finden sich die Informationen des Aufnahmeberichtes größtenteils direkt in der SIS® beschrieben. Es ist dringend darauf zu achten, dass eine doppelte Dokumentation im Berichtswesen vermieden wird!

Eintragungen zuordnen

Es kann hilfreich sein, die Eintragungen im Berichtswesen verschiedenen Rubriken zuzuordnen und die Mindestinhalte, z. B. bei Aufnahme einer zu pflegenden Person, festzulegen, z. B. in den ersten 3–5 Tagen mind. 1 × pro Tag oder sogar pro Schicht:

- Aussagen zur Fortbewegung und Positionsveränderung am Tag und in der Nacht
- Aussagen zum Ess- und Trinkverhalten am Tag und in der Nacht
- Aussagen zur Ausscheidung Urin / Stuhl am Tag und in der Nacht
- Aussagen zur Körperpflege am Morgen und am Abend
- Aussagen zu Kleiderwünschen / Nachtwäsche
- Aussagen zum Wohlbefinden
- Aussagen zum Tagesablauf bzw. der Nacht

Das Berichtswesen dient dem pflegefachlichen Abgleich mit allen bisher vorliegenden Informationen.

FORMULIERUNGSBEISPIEL

Berichtswesen zur Körperpflege bei Aufnahme

Oberkörperpflege heute Morgen am Waschbecken durchgeführt, Frau M. konnte motiviert werden, sich Hände und Gesicht nach Überziehen des Waschlappens über die re. Hand eigenständig zu waschen. Hat sich das Gesicht abgetrocknet und mit Hautcreme eingecremt. Nachcremen erforderlich. Äußerte, dass sie es gerne hat, wenn die Creme gut duftet.

Kontinuierliche Informationssammlung

Das Berichtswesen dient vor der Erstellung einer Pflege- bzw. Maßnahmenplanung der kontinuierlichen Informationssammlung und auch dem Nachweis der erbrachten Maßnahmen / Prophylaxen. Nur mithilfe dieser anfangs ausführlichen Datensammlung ist es möglich, die Pflege gemäß den Wünschen und Bedürfnissen der betreuten Person anzupassen und so langfristig eine optimale, an der betreuten Person orientierte Pflege durchführen zu können.

Nur mit aussagekräftigen Berichten kann im weiteren Verlauf der Versorgung die Entscheidung getroffen werden, welche Probleme und Risiken für die zu pflegende Person vorrangig sind und welche Fähigkeiten bzw. Selbstständigkeiten (noch) gefördert werden können.

Auch sollte im Rahmen des pflegerischen Erst- oder Aufnahmegesprächs möglichst zeitnah die Ergänzung / Vervollständigung der Anamnese / Informationssammlung / SIS® einschließlich der unverzüglichen Einschätzung der Risikofaktoren erfolgen.

Einschätzung der Risiken

Für die ermittelten Risiken ist unmittelbar eine Pflege- bzw. Maßnahmenplanung anzulegen (➤ 5.6).

3.5.2 Die Pflegedokumentation im weiteren Verlauf

Die Planung der vorrangigsten Probleme sowie die ersten Maßnahmen, insbesondere zu vorliegenden Risiken, sollte unverzüglich noch am Aufnahmetag bzw. innerhalb 1–2 Tagen erfolgen. Die Planung für weitere Probleme findet dann innerhalb der nächsten 1–2 Wochen statt, wenn verlässliche Informationen und eine erste Bewertung / Auswertung (Evaluation) der pflegerischen Versorgung und Betreuung vorliegen.

Unverzügliche Planung der Maßnahmen

Mit „Eröffnung" der Pflege- bzw. Maßnahmenplanung reduziert sich der Umfang der Einträge im Bericht deutlich. Dem Berichtswesen kommt nun seine eigentliche Aufgabe zu, nämlich Besonderheiten und / oder den Verlauf aufzuzeigen (➤ 2.2.5).

Dokumentation reduziert sich

Der (Pflege-)Bericht dient als grundsätzlicher Anzeiger für „Besonderheiten" (tagesaktuelle Ereignisse, Veränderungen und / oder Abweichungen) bei der geplanten Pflege und Betreuung.

Eintragungen zu Regelleistungen, wie z. B. „Pflegebedürftige Person wurde gebadet oder geduscht" sind nun nicht mehr sinnvoll. Die Ausnahme ist hierbei, wenn die regelhaften Aussagen an eine aussagekräftige Zusatzformulierung „geheftet" wird, wie z. B.

- *Frau W. gebadet, hat ihr sehr gut gefallen: „Das möchte ich nicht mehr missen." …*
- *Mit Herrn O. im Garten spazieren, freute sich sichtlich über die ersten Sonnenstrahlen, lächelte und hatte einen entspannten Gesichtsausdruck. …*

Im Verlauf der weiteren Versorgung erfolgt eine kontinuierliche Informationssammlung und Evaluation der Pflege (➤ Tab. 3.7).

Die Häufigkeit der Auswertung / Überprüfung der Pflege richtet sich nach dem Zustand der zu pflegenden Person und sollte in der Entscheidung der Bezugspflegefachkraft liegen. Auch ist es möglich, einzelne (Problem-)Themen engmaschiger zu evaluieren als andere weniger risikobehaftete Themen.

Evaluationsintervall planen

Eine Evaluation in besonderen Situationen, z. B. bei unvorhersehbaren Veränderungen / Verschlechterungen des Zustands oder nach Krankenhausentlassung, wird zeitnah bei Bedarf durchgeführt und kann nicht im Voraus geplant werden.

Tab. 3.7 Fortlaufende Informationssammlung im Pflegeprozess

Schritt 1
Beginn der Informationssammlung im **Erstgespräch** z. B. durch Pflegedienstleistung, Bezugspflegefachkraft oder Mitarbeitende des Sozialen Dienstes. → auf Stammblatt → ggf. auch bereits auf dem Formular Anamnese / Informationssammlung / SIS®
Schritt 2
Weiterführung der Informationssammmlung im **pflegerischen Aufnahmegespräch** durch die Wohnbereichsleitung oder die Bezugspflegekraft auf dem Formular: → Anamnese / Informationssammlung / SIS®, einschl. Risikocheck → Falls erforderlich: Vervollständigung des Stammblatts Zusätzlich erfolgt spätestens jetzt die Anlage einer Pflegedokumentationsmappe mit den erforderlichen Pflicht- und Bedarfsformularen.
Schritt 3
Fortlaufende Informationssammlung: → im Berichteblatt (sehr ausführlich!) → auf dem Formular Durchführungsnachweis / Pflegenachweis → auf weiteren Formularen je nach Bedarf (z. B. Medikamentenblatt)
Schritt 4
Überprüfung / Evaluation der gesammelten Informationen mit evtl. Anpassung / Ergänzung der Formulare: → Anamnese / Informationssammlung / SIS® → Durchführungsnachweis / Pflegenachweis → Bedarfsformulare
Schritt 4a
Eröffnung bzw. Anlage der Pflegeplanung: → ausschließlich für tatsächliche Probleme!
Schritt 5 (➤ Abb. 3.1)
Weitere ständige Informationssammlung auf den Formularen → Berichteblatt → Durchführungsnachweis / Pflegenachweis → und auf den eingesetzten Bedarfsformularen
Schritt 6 (➤ Abb. 3.1)
Regelmäßige Überprüfung und Anpassung / Ergänzung der Formulare → Anamnese / Informationssammlung / SIS®, einschl. Risikocheck → Pflegeplanung → Durchführungsnachweis / Pflegenachweis → eingesetzte Bedarfsformulare
* Die ständige Informationssammlung (Schritt 5) und die regelmäßige Überprüfung und Anpassung / Ergänzung (Schritt 6) wiederholen sich bis zum Abschluss des Pflegeauftrags fortlaufend.

3.5.3 Dokumentation bei Wiederaufnahme

Erneute ausführliche Informationssammlung

Bei jeder „Wiederaufnahme“, z. B. nach einem Krankenhaus- oder Kurzzeitpflegeaufenthalt oder nach der Rückkehr einer zu pflegenden Person aus dem Urlaub, ist eine erneute ausführliche Informationssammlung erforderlich. Einem ggf. mitgelieferten Überleitungsbogen können hier erste wichtige Informationen zum Zustand der zu pflegenden Person entnommen werden (> 2.3.5).

Neuen „Ist-Zustand“ dokumentieren

Wichtige Daten, die erstmalig direkt bei Aufnahme der Pflege erhoben wurden, sollten bei einer „Wiederaufnahme“ grundsätzlich erneut überprüft und dokumentiert werden:

- seelische Befindlichkeit
- körperliche Befindlichkeit
- Risiken
- Hautzustand
- letzter Stuhlgang
- Ernährungszustand bzw. Gewicht (Gewichtsmessung, falls möglich)

Bei Bedarf müssen weiterführende Aussagen überprüft und dokumentiert werden:

- erneute Einschätzung verschiedener Risikofaktoren (Dekubitus, Sturz, Flüssigkeitsmangel etc.)
- aktuelle Durchführung der Pflege in jeder Schicht

Berichtswesen ist erneut wichtigster „Sammeltopf“

Der Bericht ist hierbei wieder der wichtigste „Sammeltopf“ für Informationen. Er sollte in den ersten Tagen nach Wiederaufnahme erneut sehr ausführlich geführt werden und zu den Aktivitäten der zu pflegenden Person Auskunft geben.

Zusätzliche oder abweichende Maßnahmen beschreiben

Die Beschreibung der zusätzlich oder abweichend erforderlichen pflegerischen Maßnahmen, z. B. dass ein Einfuhrplan angelegt wurde oder sich Veränderungen bei der pflegerischen Betreuung und / oder Versorgung ergeben haben, sollte lückenlos dokumentiert sein.

Aktualität der Pflege- / Maßnahmenplanung prüfen

Des Weiteren ist es erforderlich, die Aktualität der Pflegeplanung bzw. des Maßnahmenplans zu überprüfen. Es ist nicht zwingend notwendig, die gesamte Planung sofort zu ändern bzw. anzupassen. Allerdings sollten sich diesbezüglich Aussagen / Begründungen im Berichtswesen finden.

FORMULIERUNGSBEISPIEL

Berichtswesen bei Wiederaufnahme

Herr K. deutlich geschwächt, macht aber täglich Fortschritte. Äußert selber: „So langsam komme ich wieder auf die Beine.“ … In Absprache mit Herrn K. die nächsten drei Tage Unterkörper im Bett waschen und ankleiden. Restliche Planung gilt unverändert …

REFLEXION

Lesen Sie aktuelle Wiederaufnahmeberichte. Finden Sie aussagekräftige Informationen in den ersten Tagen? Gibt es auch Aussagen zur psychischen Befindlichkeit der zu pflegenden Person? Wurde der Pflege- / Maßnahmenplan angepasst?

3

KAPITEL

4 Die Pflegedokumentation in besonderen Situationen

Bei der Dokumentation besonderer Situationen geht es darum, auch für eine außenstehende Person deutlich zu machen, warum eine geplante oder pflegefachlich erwartete Handlung oder Maßnahme von den Pflegenden ggf. gar nicht, nicht in vollem Umfang oder auf eine besondere Art und Weise durchgeführt wurde.

Zur besseren Nachvollziehbarkeit in besonderen Situationen ist es sinnvoll, **„Freischreibsätze"** (➤ 6.1) zu formulieren

Hierbei ist es hilfreich, wenn Pflegende sich in die Lage ihres Gegenübers hineinversetzen und sich fragen, was dieser Mensch in der Pflegedokumentation lesen müsste, um das ggf. ungewöhnliche Handeln der Pflegekräfte nachvollziehen zu können.

4.1 Dokumentation bei Ablehnung von Pflegehandlungen

Ablehnung neutral und aussagekräftig beschreiben

Lehnt eine zu pflegende Person erforderliche Pflegehandlungen ab, ist dies von der Pflegekraft neutral und aussagekräftig zu dokumentieren. Es ist wichtig, deutlich zu machen, dass die Einwirkungsmöglichkeiten der Pflegenden bzw. der Einrichtung in solchen Fällen deutlich reduziert bzw. nicht gegeben ist. Die Pflegenden bzw. die Einrichtung können im Schadensfall auch nicht dafür verantwortlich gemacht werden.

Im Rahmen eines professionellen wertschätzenden Umgangs ist es wichtig, die Selbstbestimmung der zu pflegenden Person aufzuzeigen und sich bewusst zu machen, dass z. B. ein kognitiv eingeschränkter Mensch seine Wünsche oftmals nur durch Ablehnung äußern kann!

„Aussagekräftig" bedeutet, nicht nur zu dokumentieren, dass die pflegebedürftige Person eine Handlung abgelehnt hat, sondern auch, **wie** sie dies gezeigt hat (➤ 3.1).

Eine aussagekräftige Dokumentation ermöglicht, Zusammenhänge zur Verbesserung der Situation ableiten und sich mit allen an der Pflege Beteiligten beraten und verständigen zu können.

Beispiele für aussagekräftige und neutrale Einträge im Berichtswesen:
- *Herr K. drehte nach Anreichen einer halben Portion sein Gesicht zur Seite und schüttelte den Kopf, Anreichen wurde abgebrochen. Die Verabreichung eines Getränks (150 ml) hat Herr K. akzeptiert …*
- *Herr D. hob beim Versuch, das Mittagessen anzureichen, beide Arme vor sein Gesicht und drehte den Kopf zur Seite. Rief: „Nein, nein, nein!" Hat auch Saft auf gleiche Weise abgelehnt, Nahrungsaufnahme wurde nicht weiter durchgeführt …*
- *Positionswechsel bei Frau R. konnte nicht durchgeführt werden. Sie hielt die Bettdecke fest und rief laut: „Haut ab, lasst mich in Ruhe!" Auch beruhigendes Einwirken zeigte keinen Erfolg …*
- *Entkleiden der Nachtwäsche nicht möglich, Frau G. hielt ihr Nachthemd mit beiden Händen fest, tolerierte aber das Anziehen der Tageskleidung (Kleid) über die Nachtwäsche, lächelte nach dem Ankleiden zufrieden …*

4

Ergibt sich aus der Ablehnung der Maßnahmen ggf. die Notwendigkeit weiterer Handlungsschritte vonseiten der Pflegenden, sind diese ebenfalls zu dokumentieren!

Erforderliche Handlungsschritte darstellen

Beispiele weitere Handlungsschritte:
- *Erneute Ablehnung der Flüssigkeitszufuhr, Ärztin und Angehörige wurden informiert. Einfuhrplan weiterführen, weiter Hautzustand und Urin beobachten, ansonsten keine weiteren ärztlichen Anordnungen …*
- *Die regelmäßigen Positionswechsel werden von Herr G. trotz Dekubitusrisiko weiterhin abgelehnt, Angehörige wurden hinzugezogen und zum Risiko bzw. den möglichen Folgeschäden beraten (s. a. Beratungsprotokoll vom …), Weichlagerungsmatratze wird ab sofort eingesetzt …*

Beratung und Aufklärung dokumentieren

Die im Rahmen einer Ablehnung erforderlichen Beratungs- und Aufklärungsgespräche sollten innerhalb der Pflegedokumentation festgehalten werden. Kann hierbei die zu pflegende Person eine risikobehaftete Situation nicht mehr selbst überblicken, sind stellvertretend auch die Bezugspersonen und/oder behandelnde Ärzte über die Situation aufzuklären bzw. zu informieren:
- *Frau L. hat bei der Morgenpflege stark konzentrierten Urin, Haut ist trocken und schuppig. Tochter wurde über die Zusammenhänge und möglichen Folgeschäden einer nicht ausreichenden Flüssigkeitsversorgung aufgeklärt …*
- *Herr J. lehnt trotz Hautrötung des Sakralbereichs jegliche Druckentlastung ab. Lässt weder regelmäßige Positionswechsel noch den Einsatz einer Wechseldruckmatratze zu. Herr J. wurde über die Risiken aufgeklärt, Hausarzt ist informiert …*
- *Frau N. wurde über das Dekubitusrisiko ihres Mannes und die möglichen Maßnahmen informiert und beraten (s. Bericht vom …), wünscht ausdrücklich keine Maßnahmen …*

Beratung und Aufklärung an geeigneter Stelle „sichern"

Erfolgt die Dokumentation der Gespräche im Berichtswesen, ist auf eine Kennzeichnung zu achten, um den Eintrag im Bedarfsfall (Beschwerde, Prüfinstanzen etc.) schnell wiederfinden zu können. Häufig wird jedoch ein zusätzliches Beratungsprotokoll eingesetzt.

Verfügt die zu pflegende Person über Wissen zu seinem Risiko, ist dies immer als Ressource anzusehen (➢ 5.4.4)! Die zu pflegende Person trägt somit selber Verantwortung für ihr Tun!

FORMULIERUNGSBEISPIEL

Dokumentation der erfolgten Beratung/Aufklärung

Frau G. ist beraten und informiert zum Dekubitusrisiko und den möglichen Maßnahmen. Sie kennt die Zusammenhänge zwischen regelmäßiger Druckentlastung und der Entstehung eines Dekubitus. Frau G. wünscht keine Maßnahmen der Druckentlastung (s. a. Bericht vom …) …

Besonderheiten der EDV-Dokumentation

Einfacher verhält es sich bei einer EDV-Dokumentation. Hier besteht oftmals die Möglichkeit, Beratungs- und Aufklärungsgespräche im Bericht unter einer bestimmten Kategorie einzutragen. Im Bedarfsfall können alle Einträge der gewählten Kategorie aus dem Berichtswesen herausgefiltert und übersichtlich dargestellt werden.

REFLEXION

Durchsuchen Sie Pflegedokumentationen Ihrer Wahl nach „Freischreibsätzen". Haben Sie in entsprechenden Fällen ausreichend die Aufklärung, Information und Beratung der zu pflegenden Person und ggf. ihrer Bezugspersonen dokumentiert? Sind die Beratungs- und Aufklärungsgespräche schnell auffindbar an geeigneten Stellen innerhalb der Dokumentation gesichert oder müssen Sie lange suchen?

4.2 Dokumentation bei fehlender Einwirkungsmöglichkeit

Eingeschränkte oder fehlende Einwirkungsmöglichkeit der Pflegenden sichtbar machen

Kann eine Pflegeleistung nicht sachgerecht durchgeführt werden, ist dies immer nachvollziehbar zu begründen. Lehnen z. B. Bezugspersonen die empfohlenen Maßnahmen ab oder halten sie sich nicht an Absprachen, gilt es, diese Situation schriftlich zu fixieren. Es muss auch hier deutlich werden, dass die Einwirkungsmöglichkeiten der Pflegenden bzw. der Einrichtung deutlich reduziert bzw. nicht gegeben ist. Die Pflegenden bzw. die Einrichtung können also deshalb im Schadensfall auch nicht dafür verantwortlich gemacht werden. Insbesondere in der ambulanten Pflege wird des Öfteren vonseiten der An- und Zugehörigen oder der zu pflegenden Personen eine „besondere", pflegefachlich evtl. bedenkliche Versorgung gewünscht. Hier kann schnell eine nicht sachgerechte Pflegesituation entstehen:

- *Ehefrau von Herr W. über die Minderung der Wirkung der vorhandenen Wechseldruckmatratze bei zeitgleichem Einsatz eines geschlossenen Inkontinenzhosensystems aufgeklärt. Sie besteht ausdrücklich auf der Verwendung der Inkontinenzslips …*
- *Frau L. hat heute Sahnetorte für ihren Mann mitgebracht. Sie wurde über die Gefahr weiterer Durchfälle bei ihrem Mann informiert und erwiderte: „Ach, seien Sie doch nicht so streng, mein Mann hat doch sonst nichts mehr, und er isst doch so gerne."*

Arzt/Ärztin informieren

Nach Möglichkeit ist in solch einer Situation immer der Arzt bzw. die Ärztin mit einzubeziehen. Die Kommunikation und daraus folgende Absprachen mit Arzt oder Ärztin sind ebenfalls lückenlos zu dokumentieren, z. B.

- *Dr. M. über die ständigen Durchfälle von Herrn L. informiert. Hat angeboten, mit der Ehefrau über die Verordnung einer Diät zu sprechen.*

Unsachgemäße Anordnung von Arzt/Ärztin

Wird durch ärztliches Personal eine nicht sachgerechte Maßnahme angeordnet, ist auch dies zu dokumentieren. Die Pflegenden müssen nachweisen, dass sie Arzt oder Ärztin über die „nicht sachgemäße" Behandlung informiert haben und dass er bzw. sie die Anordnung nicht geändert hat, z. B.

- *Frau Dr. H. über die aus pflegefachlicher Sicht nicht sachgerechte Wundbehandlung informiert. Frau Dr. H. besteht ausdrücklich auf ihrer Anordnung von Zinkpaste zur Behandlung des Wundrands …*
- *Herrn Dr. S. über die nicht dem aktuellen Stand des Wissens entsprechende Wundbehandlung informiert, er wünscht keine Anpassung seiner Anordnung …*
- *Frau Dr. K. (nochmals) über die Schmerzäußerungen von Frau S. informiert, Ärztin hält Schmerzen für austherapiert, möchte keine weiteren Medikamente verordnen, hält eine Schmerztherapie für nicht sinnvoll. Angehörige sind informiert, sprechen der Ärztin ihr Vertrauen aus („Die wird schon wissen, was sie tut"), wünschen keine Veränderung der Situation …*

REFLEXION

Suchen Sie in den Pflegedokumentationen nach Hinweisen auf eine nicht sachgerechte Pflege. Finden Sie entsprechende Aussagen, die Ihrer Entlastung dienen? Schauen Sie auch auf die ärztlichen Verordnungen. Mussten Sie Diskussionen mit Ärzten oder Ärztinnen über eine sachgerechte Behandlung einer zu pflegenden Person führen? Haben Sie entsprechende „Freischreibsätze" formuliert?

4.3 Dokumentation in Notfallsituationen

Erforderliche Handlungsschritte müssen erkennbar sein

Im Rahmen einer Notfallsituation, z. B. nach Sturzereignis oder bei Bewusstlosigkeit, ist eine aussagekräftige Dokumentation zwingend erforderlich. Das Ereignis sowie alle daraus folgenden Handlungsschritte müssen für Außenstehende lückenlos nachvollziehbar sein; ggf. kann auf Zusatzformulare (z. B. Sturzprotokoll) verwiesen werden.

Auch die Sicht der zu pflegenden Person dokumentieren

Neben der Nachvollziehbarkeit des sachgerechten Handelns der Pflegekraft sollte immer auch das Erleben und das Verhalten bzw. die Wünsche der zu pflegenden Person mit beschrieben werden. Zudem sollte ersichtlich sein, welche Personen informiert bzw. hinzugezogen wurden (➤ Tab. 4.1)!

Bei der Dokumentation ist es hilfreich, die W-Fragen anzuwenden (➤ 3.2.2).

REFLEXION

Prüfen Sie im Berichtswesen, ob das sachgerechte Handeln der Pflegenden in Notfallsituationen nachvollziehbar dokumentiert wurde. Finden sich Aussagen der zu pflegenden Person und ggf. ihrer Bezugspersonen? Sind die Einbeziehung von Arzt oder Ärztin und der gesamte Verlauf bis zum Abschluss ersichtlich?

Tab. 4.1 Beispiel für die Dokumentation nach einem Notfall

Zeitpunkt des Ereignisses	9:30 Uhr
Was genau ist passiert?	Frau T. auf dem Boden liegend vor dem Waschbecken vorgefunden.
Wie ist der Zustand der zu pflegenden Person?	Frau T. ist ansprechbar und voll orientiert. Konnte mit leichter Unterstützung aufstehen. Äußerte starke Schmerzen im rechten Schultergelenk und war eingenässt.
Was äußert die betroffene Person zum Hergang?	Frau T. äußert, ihr sei schwarz vor Augen geworden, an mehr könne sie sich nicht erinnern.
Welche Aussagen können beteiligte Personen machen?	Mitbewohnerin hörte vor der Zimmertüre einen dumpfen Aufschlag.
Was wurde vonseiten der Pflegekräfte unternommen?	Vitalzeichenkontrolle: RR 120/65, Puls 80, Unterkörperwäsche durchgeführt und umgekleidet, Arm in Sessel auf Kissen positioniert.
Wer wurde informiert?	Betreuerin informiert, auf Anrufbeantworter gesprochen, Ärztin informiert.
Welche Maßnahmen sind erforderlich?	Ärztin hat Röntgen angeordnet, Krankentransport ist angefordert.
Wie ist die weitere Zustandsentwicklung der zu pflegenden Person? Evtl. Äußerungen zur Situation?	Frau T. äußert immer wieder ihren Unmut, ist ärgerlich über ihre Schmerzen in der Schulter, war über ihr Eingenässtsein sehr beschämt, entschuldigte sich mehrfach beim Waschen und Umkleiden.
Wie geht es weiter?	11:00 Uhr Frau T. in Begleitung zum Röntgen ins KH XY.
	12:00 Uhr Frau T. vom Röntgen zurück, hat einen Schlüsselbeinbruch, OP nicht erforderlich, bekam einen Stützverband angelegt. In 3 Tagen zur Kontrolle. Hausärztin und Betreuerin sind informiert.
	→ *Es folgt die weitere Verlaufsbeschreibung in den nächsten Stunden bzw. Tagen bis zum Abschluss des Ereignisses.*

4.4 Dokumentation im Rahmen der Feststellung der Pflegebedürftigkeit

Im Rahmen der Eingraduierung eines Menschen in einen Pflegegrad werden die Beeinträchtigung der Selbstständigkeit und/oder der Fähigkeiten in sechs Lebensbereichen (Module 1–6) eingeschätzt. Innerhalb der sechs Module sind verschiedene Kriterien verbindlich festgesetzt und mit Punkten bewertet. Die Auslegungshinweise der Module einschließlich der dazugehörenden Kriterien und der entsprechenden Bepunktungen finden sich ausführlich in den Begutachtungsrichtlinien (BRi) [21].

„Sprache" der Begutachtungsrichtlinien benutzen

Die **Auslegungshinweise zu den Begutachtungsrichtlinien (BRi)** sollten sich wie ein roter Faden durch die gesamte Pflegedokumentation ziehen und möglichst auch im Sprachgebrauch der Pflegenden zur Anwendung kommen. Dies vereinfacht das tägliche Miteinander unter Pflegenden und auch die fachliche Auseinandersetzung im Rahmen einer Begutachtungssituation.

Je größer die Beeinträchtigung, desto wichtiger die gleiche „Sprache"

Insbesondere wenn eine große Beeinträchtigung der Selbstständigkeit und Fähigkeiten bei einer zu pflegenden Person vorliegt oder sich ein zunehmender Hilfebedarf entwickelt, bietet es sich an, die Begriffe aus den BRi zur Dokumentation zu nutzen. Dies gilt sowohl bei der Beschreibung von Problemen und Beeinträchtigungen als auch bei der Maßnahmenplanung und im Berichtswesen.

Über ein und dieselbe Angelegenheit zu sprechen, bedeutet noch lange nicht, auch dasselbe zu meinen!

Beschreibung von Einschränkungen und Problemen

Bereits bei der Aufnahme bzw. der Anlage der Anamnese/Informationssammlung/SIS® kann sich die aufnehmende Pflegefachkraft bei der Beschreibung von Einschränkungen und Problemen gut der Sprache der BRi bedienen. Dies jedoch nicht in der Form des „Abarbeitens" aller Kriterien der einzelnen Module, sondern in der Idee, vorliegende Einschränkungen in einer individuellen Art und Weise zu beschreiben (➤ Tab. 4.2)

Formulierung handlungsleitender Maßnahmen

Auch bei der Erstellung einer handlungsleitenden Pflege-/Maßnahmenplanung können die Ausführungen zur „pflegefachlichen Konkretisierung der Module …" in den BRi sehr hilfreich sein. Die Pflegenden erhalten Sicher-

Tab. 4.2 Beispiel Einschränkungen/Handlungsbedarf/Probleme unter BRi-Berücksichtigung

Modul 1 Mobilität		
Fünf Kriterien des Moduls	**Reine Abarbeitung**	**Individuelle Beschreibung**
1.1 Positionswechsel im Bett 1.2. Halten einer stabilen Sitzposition 1.3 Umsetzen 1.4 Fortbewegung 1.5 Treppensteigen	*Frau B. hat kein eigenständiges Geh- oder Stehvermögen mehr. Beim Positionswechsel hilft sie wenig mit, hält sich mit der Hand am Bettseitenschutz fest. Sie ist für max. 1 Stunde sitzstabil im Rollstuhl. Umsetzen und Fortbewegen alleine nicht möglich. Treppensteigen unselbstständig …*	*Frau B. hat kein eigenständiges Geh- oder Stehvermögen mehr. Beim Positionswechsel hilft sie wenig mit, hält sich mit der Hand am Bettseitenschutz fest. Sie ist für max. 1 Stunde sitzstabil im Rollstuhl …*
	Bei dieser Beschreibung erfolgt ein reines „Abarbeiten" der einzelnen Kriterien. Die Beschreibung verliert an Individualität und verleitet zu einer Überdokumentation	Die Kriterien 1.1 und 1.2 des Moduls Mobilität finden sich bei der Beschreibung konkret bearbeitet. Die anderen Kriterien sind aus der Beschreibung sehr gut ableitbar, ohne sie einzeln zu benennen!

Tab. 4.3 Beispiel handlungsleitender Maßnahmen unter BRi-Berücksichtigung

Modul 1 Mobilität		
Kriterien BRi und Definition	**Handlungsleitende Maßnahmen**	**Ableitbarer Grad der Selbstständigkeit**
Positionswechsel im Bett Einnehmen verschiedener Positionen im Bett, Drehen um die Längsachse, Aufrichten aus dem Liegen Unterstützung	• Hand reichen zum Aufsetzen auf die Bettkante • Aufrichthilfe anreichen und/oder • Hand reichen für Positionswechsel	**Überwiegend selbstständig** (Punktewert = 1)
	Positionswechsel durchführen, dabei Bew. motivieren, • sich am Bettseitenschutz festzuhalten • sich auf den Rücken zu drehen • Arme vor der Brust zu verschränken	**Überwiegend unselbstständig** (Punktewert = 2)
	• Positionswechsel durchführen	**Unselbstständig** (Punktewert = 3)

heit, wie die individuelle Versorgung durchzuführen ist, und die begutachtende Person kann sich mit den ihm vertrauten Begriffen schnell ein Bild vom Grad der Selbstständigkeit der antragstellenden Person machen (➤ Tab. 4.3)!

Die Ableitung auf die individuellen Pflegepunkte und der damit verbundenen Pflegegrade ist so insbesondere über die Beschreibung der Maßnahmen für alle an der Pflege Beteiligten eindeutig nachvollziehbar!

Weitere Formulierungen aus den BRi zur Maßnahmenplanung (ergänzend ➤ 5.6.2):

- *Ständig anleiten/ständig motivieren …*
- *Kleinschrittig anleiten …*
- *Ständig motivierend begleiten …*
- *Handlungsschritte gezielt lenken …*
- *Pflegehandlung demonstrieren …*
- *Ständig eingriffsbereit sein …*
- *Ständig bei der selbstständigen Durchführung beaufsichtigen …*
- *Ständig bei der Pflegehandlung präsent (im Zimmer) bleiben …*
- *Ständig anleiten, den Ablauf einer Handlung sinnvoll durchzuführen…*
- *Ständig zur zielgerichteten Beendigung einer Pflegehandlung anleiten …*
- *Nahezu alle Handlungsschritte bei der Körperpflege übernehmen …*
- *Sicherheitgebende Begleitung …*
- *Orientierungsgebende Begleitung …*
- *Beruhigendes Einwirken, ggf. Abbruch der Pflegehandlungen und erneuter Versuch zu einem späteren Zeitpunkt …*

- *Qualifizierte Umstimmungs- und Überzeugungsarbeit bei der Körperpflege …*
- *Waschutensilien/Besteck/Kleidung gezielt in die Hand reichen …*
- *(Nächtliches) Wieder-zu-Bett-bringen mit beruhigendem Einwirken …*
- *Zur Einhaltung der erforderlichen Nachtruhe anleiten …*

Wichtig: Begriffe wie z. B. Erinnerung, Aufforderung, Anregung oder auch Impulsgabe oder Ermunterung in der Pflege-/Maßnahmenplanung deuten grundsätzlich auf einen überwiegend selbstständigen Menschen und einen entsprechend niedrigen Pflegegrad hin.

Auffälligkeiten und Abweichungen im Bericht beschreiben

Im Rahmen einer anstehenden Pflegeeingraduierung sollten sich die Veränderungen in Bezug auf die Selbstständigkeit und die Fähigkeiten im Berichtswesen widerspiegeln. Die Dokumentation der Veränderungen erfolgt so lange, bis vonseiten der (Bezugs-)Pflegefachkraft eine Anpassung der Maßnahmen erfolgt oder der „alte" Zustand wiederhergestellt ist, also nicht auf Dauer. Nach einer Erhebung der Art und Weise sowie Häufigkeit des Auftretens besonderer Verhaltensweisen, kann diese Information in der Pflege-/Maßnahmenplanung hinterlegt werden. Ein ständiger Nachweis ist dann nicht mehr erforderlich.

FORMULIERUNGSBEISPIEL

Maßnahmenplanung

Bei Abwehrverhalten (3–4 × wöchentlich) beruhigend einwirken; ggf. gemeinsames Liedersingen …

Ein erhöhter bzw. abweichender Pflegebedarf muss nicht täglich dokumentiert werden, wenn er in der Pflege-/Maßnahmenplanung als Dauerzustand abgeleitet werden kann.

Wichtig: Für einen Gutachter ist es wenig plausibel, wenn ein höherer Pflegegrad beantragt wird und das Berichtswesen keinerlei Auffälligkeiten oder Abweichungen beschreibt. Eine Veränderung bzw. Verschlechterung des Pflegezustands muss sichtbar werden.

FORMULIERUNGSBEISPIEL

Berichtswesen

Herr B. war auch heute wieder zu schwach, die Körperpflege am Waschbecken durchzuführen, komplette Pflege übernommen und im Bett durchgeführt …

Nachvollziehbarkeit von Häufigkeiten beachten

Im Rahmen der Eingraduierung spielt der Nachweis von Häufigkeiten grundsätzlich nur eine nachrangige Rolle. In einzelnen Modulen allerdings kann die Häufigkeit zu erhöhten Punktwerten und damit zu einem höheren Pflegegrad führen. Dies betrifft die Module 3 und 5 sowie Modul 6 (nur Kriterium 6.2).

FORMULIERUNGSBEISPIEL

Berichtswesen

Frau K. lief ab 23:00 Uhr auf dem Flur umher, wirkte ängstlich, weinte. Beruhigend eingewirkt und Trinkangebot gemacht, 2 × wieder zu Bett gebracht. Schlief dann ab 3:00 Uhr auf dem Sofa …

Jede abweichende Pflegehandlung sollte mit einer aussagekräftigen Beschreibung im Berichtswesen sichtbar werden.

Definition der Begriffe in den BRi beachten

Für einige Begriffe, die sich im Sprachgebrauch der Pflegenden etabliert haben, werden in den BRi völlig andere Begriffe verwendet (➤ Tab. 4.4). Es ist empfehlenswert, sich sprachlich anzupassen, um Missverständnisse zu vermeiden. Die dadurch geschaffene Klarheit in der Versorgung trägt zum Wohl des zu pflegenden Menschen im Team und auch nach außen hin bei.

Besondere Verhaltensweisen und psychische Problemlagen erkennen

Der Großteil der früheren Erschwernisfaktoren findet sich im Modul 3 *Verhaltensweisen und psychische Problemlagen.* Es hat sich bewährt, diese in die Pflegedokumentation einfließen zu lassen, insbesondere bei der Beschreibung von Problemen in der Informationssammlung, SIS® oder Pflege-/Maßnahmenplanung. Hierbei sollte auf eine aussagekräftige Formulierung unter Berücksichtigung der Auslegungshinweise der BRi in diesem Modul geachtet werden (➤ Tab. 4.5).

Besondere Verhaltensweisen und psychische Problemlagen (Modul 3) können zu einem hohen Pflegegrad beitragen.

FORMULIERUNGSBEISPIEL

Problembeschreibung Verhaltensweisen und psychische Problemlagen

Frau B. zeigt täglich motorisch geprägte Verhaltensauffälligkeiten, sie irrt (scheinbar) ziellos umher und versucht die Wohnung/Einrichtung zu verlassen …

Tab. 4.4 Beispiele für die Verwendung professioneller Begriffe bei der Begutachtung von Pflegebedürftigkeit

Umgangssprache	Anmerkung	Begriff gemäß Begutachtungsrichtlinien
Transfer	Keine Nutzung mehr	Umsetzen
Umlagern	Keine Nutzung mehr	Positionswechsel im Bett
Intimhygiene Richten der Bekleidung	Nicht mehr einzeln relevant	Benutzung einer Toilette oder eines Toilettenstuhls
Teilwäsche Unterkörper	Keine Nutzung mehr	Waschen des Intimbereichs
Teilwäsche Hände/Gesicht Kämmen Rasieren	Nicht mehr einzeln relevant	Körperpflege im Bereich des Kopfes

Tab. 4.5 Beispiele für Verhaltensweisen und psychische Problemlagen laut BRi

Modul 3	
Kriterien	**Aussagekräftige Formulierungen**
Motorisch geprägte Verhaltensauffälligkeiten	• (Scheinbar) zielloses Umhergehen • Ohne Begleitung Einrichtung verlassen • Ständiges Hin- und Herrutschen und/oder Aufstehen vom Sitzplatz oder Bett
Nächtliche Unruhe	• Nächtliches Umherirren/Unruhephasen • Umkehr des Tag-Nacht-Rhythmus
Selbstschädigendes und autoaggressives Verhalten	• Sich selbst durch Gegenstände verletzen • Ungenießbare Substanzen zu sich nehmen • Sich selbst schlagen oder durch Fingernägel/Zähne verletzen
Beschädigen von Gegenständen	• Wegstoßen/Wegschieben von Gegenständen • Gegen Gegenstände schlagen oder treten • Zerstören von Dingen
Physisch aggressives Verhalten gegenüber anderen Personen	• Personen schlagen oder treten • Personen beißen oder kratzen • Personen stoßen oder wegdrängen • Personen mit Gegenständen verletzen
Verbale Aggression	• Verbale Beschimpfung • Bedrohung von Personen
Andere pflegerelevante vokale Auffälligkeiten	• Grundloses lautes Rufen/Schreien/Klagen • Vor sich hin schimpfen oder fluchen • Seltsame Laute von sich geben • Ständiges Wiederholen von Sätzen/Fragen
Abwehr pflegerischer und anderer unterstützenden Maßnahmen	• Abwehr von Unterstützung, z. B. bei der Körperpflege • Verweigerung von Nahrungsaufnahme/Medikamenteneinnahme • Manipulation an Vorrichtungen wie Katheder/Infusionen/Sondenernährung **Wichtig:** Hier ist nicht die selbstbestimmte/willentliche Ablehnung von Maßnahmen gemeint!
Wahnvorstellungen	• Vorstellung, mit verstorbenen/imaginären Personen in Kontakt zu stehen • Vorstellung, verfolgt, bedroht oder bestohlen zu werden
Ängste	• Ausgeprägte Ängste, die wiederkehrend sind und als bedrohlich erlebt werden, es gibt keine Möglichkeit/Strategie zur (eigenen) Bewältigung und Überwindung der Angst • Auch durch keine somatischen Krankheiten wie onkologische Erkrankungen verursachte Ängste **Wichtig:** Das Herstellen einer angstfreien Atmosphäre durch bloße Anwesenheit einer weiteren Person […] wird hier nicht bewertet.
Antriebslosigkeit bei depressiver Stimmungslage	• Antriebsschwäche, Antriebsmangel oder Antriebsarmut als Vorstufen der Antriebslosigkeit • Hoffnungslosigkeit, Niedergeschlagenheit oder Verzweiflung • Gefühl der Gefühllosigkeit mit fehlender emotionaler Schwingungsfähigkeit (Freude und Trauer können nicht empfunden werden) • Kaum Interesse an der Umgebung, kaum Eigeninitiative, benötigt aufwendige Motivation durch andere Personen
Sozial inadäquate Verhaltensweisen	• Distanzloses Verhalten • Auffälliges Einfordern von Aufmerksamkeit • Sich vor anderen Menschen in unpassenden Situationen entkleiden • Unangemessenes Greifen nach Personen • Unangemessene körperliche oder verbale sexuelle Annäherungsversuche
Sonstige pflegerelevante inadäquate Handlungen	• Stereotypien (ständige Wiederholungen gleicher Handlungen) • Planlose Aktivitäten • Verstecken/Horten von Gegenständen • Kotschmieren/Urinieren in der Wohnung

REFLEXION

Lesen Sie das Berichtswesen einer zu pflegenden Person, bei der eine Eingraduierung ansteht, ganz bewusst. Könnten Sie als außenstehende Person den tatsächlichen Pflegebedarf erkennen? Versuchen Sie ggf. gemeinsam mit den anderen Pflegekräften ganz bewusst ein aussagekräftiges Berichtswesen zu schreiben, das den veränderten Hilfebedarf gemäß des beantragten Pflegegrades deutlich widerspiegelt. Sind die Angaben in der Informationssammlung/SIS®/Pflege-/Maßnahmenplanung plausibel im Vergleich mit den Eintragungen im Berichtswesen? Kontrollieren Sie, ob Aussagen zu Verhaltensweisen und psychischen Problemlagen zutreffen. Ergänzen Sie bei Bedarf.

4.5 Dokumentation von Pflegerisiken

Unverzügliche Risikoeinschätzung

Die Identifizierung von bestehenden oder potenziellen Risiken sowie deren Dokumentation ist eine der primären Aufgaben einer Pflegefachkraft. Zu deren Unterstützung finden sich in der Praxis vielfältige Erhebungs- und Einschätzungsskalen/Assessments, die häufig regelhaft ausgefüllt werden.

4.5.1 Einschätzung der Risiken gemäß den Expertenstandards

Risiken gemäß Expertenstandards

Mit zunehmendem Alter und bei vorliegender Pflegebedürfigkeit sind in der Langzeitpflege die am häufigsten vorkommenden Themen Dekubitus, Sturz, Ernährung, Inkontinenz und Schmerz. Aus diesem Grund wurden vom deutschen Netzwerk für Qualitätsentwicklung in der Pflege (DNQP) sogenannte Expertenstandards entwickelt.

Die Einschätzung der potenziellen Risiken analog zu den bestehenden Expertenstandards des DNQP [16] erfolgt unmittelbar zu Beginn des pflegerischen Auftrags. Die Einschätzung durch die Pflegefachkraft erfolgt in Form einer ersten Vorprüfung (initiales Screening). Hält die Pflegefachkraft eine differenzierte Beurteilung für erforderlich, können unterstützend die in den Expertenstandards empfohlenen Assessments genutzt werden (➤ Tab. 4.6).

Eine **erste** pflegefachliche Einschätzung zu möglichen Risiken hat unverzüglich bei Annahme des Pflegeauftrags zu erfolgen. Zur Unterstützung existieren verschiedene Erhebungs- und Einschätzungsskalen und Assessments. Unabhängig vom Einsatz eines Assessments bzw. einer Skala trifft jede Pflegefachkraft die abschließende Entscheidung bezüglich der Risikoeinschätzung jedoch selbst. Eine Wiederholung der Risikoeinschätzung erfolgt im Bedarfsfall (z. B. nach Rückkehr aus dem Krankenhaus, bei Verschlechterung des Zustands etc.).

„Checken – Gucken – Schreiben"-Hilfe anwenden

Bei der Bearbeitung von Risiken, für die eine Skala oder ein Assessmentinstrument eingesetzt ist, kann folgender Ablauf zur Klärung beitragend:

1. Checken (= Einschätzung der Situation)
2. Gucken (= pflegefachliche Bewertung)
3. Schreiben (= Problem/Risiko).

Tab. 4.6 Bearbeitung der Risikobereiche gemäß Expertenstandards

Expertenstandard	Bearbeitungsfrist
Dekubitusprophylaxe in der Pflege: Anhand der Indikatoren zur Dekubitusgefährdung	Unmittelbar zu Beginn des pflegerischen Auftrags
Sturzprophylaxe in der Pflege: Identifikation der Sturzrisikofaktoren (personen-, medikamenten- und umgebungsbezogen)	Unmittelbar zu Beginn des pflegerischen Auftrags
Ernährungsmanagement zur Sicherung und Förderung der oralen Ernährung in der Pflege: Screening und ggf. Assessment der PEMU (Pflegerische Erfassung von Mangelernährung und deren Ursachen)	Zu Beginn des pflegerischen Auftrags im Rahmen der Pflegeanamnese (bzw. Informationssammlung/SIS®)
Förderung der Harnkontinenz in der Pflege: Einschätzung der Risikofaktoren und Anzeichen für eine Harninkontinenz	Im Rahmen der pflegerischen Anamnese (bzw. Informationssammlung/SIS®)
Schmerzmanagement in der Pflege bei akuten Schmerzen: Initiale Schmerzerhebung mit numerischer Analogskala (NAS) oder Instrument für Menschen mit eingeschränkter Kognition (z. B. BESD- oder ECPA-Skala)	Zu Beginn des pflegerischen Auftrags
Schmerzmanagement in der Pflege bei chronischen Schmerzen: Initiale Schmerzerhebung mit numerischer Analogskala (NAS) oder Instrument für Menschen mit eingeschränkter Kognition (z. B. BESD- oder ECPA-Skala)	Zu Beginn des pflegerischen Auftrags

Das Einhalten dieser Schritte hilft bei der abschließenden Formulierung (➤ Tab. 4.7).

Formulierungshilfen zu ermittelten Risiken

Wird tatsächlich ein Risiko ermittelt, ist dies individuell zu beschreiben. Dabei kann es hilfreich sein, die im Rahmen der Assessments zutreffenden Risikofaktoren als Formulierungshilfen zu verwenden (➤ 5.6.4)

PRAXISBEISPIEL

Eine Pflegefachkraft schätzt für Herrn W. die Sturzrisikofaktoren gemäß Expertenstandard ein. Sie ermittelt ein Sturzrisiko aufgrund der zutreffenden Risikofaktoren „Kognitive Beeinträchtigung" und „Beeinträchtigung der Balance". Diese Risikofaktoren nutzt sie für die Problemformulierung. Ihre individuelle Beschreibung lautet: „Herr W. kann Gefahren aufgrund seiner kognitiven Beeinträchtigung nicht einschätzen, bringt sich durch eigenständige Aufstehversuche (Bett/Stuhl) in Gefahr, fordert keine Hilfe an. Er hat Beeinträchtigungen der Balance, läuft unsicher und schwankt beim Gehen unvermittelt zur Seite …"

Risiken individuell beschreiben

Falls möglich, sollte ein ermitteltes Risiko stets individualisiert werden, d. h., es sollte genau angegeben werden, an welchen Stellen eine zu pflegende Person dekubitusgefährdet ist oder in welcher Situation eine Sturzgefahr besteht.

Tab. 4.7 „Checken – Gucken – Schreiben"-Hilfe

Klärung eines Risiko	
Checken	Ggf. Einsatz eines standardisierten Assessments
Gucken	Prüfung des Ergebnisses mit dem pflegefachlichen Filter: „Was sagt meine pflegefachliche Einschätzung zum Ergebnis des Risikochecks?"
Schreiben	Dokumentation des Ergebnisses, entweder mit Problemeröffnung oder mit „Freischreiben" des Risikos

FORMULIERUNGSBEISPIEL

Individuelle Risikobeschreibung „Sturz"

Frau N. ist gangunsicher, insbesondere nachts bei eigenständigen Aufstehversuchen aus dem Bett. Sie hat zudem eine Sehbeeinträchtigung und vergisst häufig, ihre Brille aufzusetzen. Frau N. nutzt die Notrufklingel nicht, fordert keine Hilfe an …

Nur bei einer individuellen Beschreibung des Risikos können auch zielgerichtete Maßnahmen geplant werden!

Ressourcen dokumentieren, falls kein Risiko besteht

Liegt nach abschließender pflegefachlicher Einschätzung kein Risiko vor, lässt sich dies plausibel aus den Angaben der Ressourcen- und Fähigkeitsbeschreibungen in der Anamnese/Informationssammlung/SIS® ableiten. Ggf. erfolgt eine Notiz direkt im Assessment selbst.

Wichtig: Eine doppelte Dokumentation sollte unbedingt vermieden werden. Auch hier können wieder die Formulierungen der eingesetzten Assessments genutzt werden.

FORMULIERUNGSBEISPIEL

Individuelle Ressourcenbeschreibung

Herr D. ist mobil, geht und bewegt sich regelmäßig. Er verändert seine Position umfassend und druckentlastet sich selbstständig …

Maßnahmenplanung gemäß Expertenstandard

Bei der Dokumentation der Risiken ist in der Maßnahmenplanung konsequent auf eine Beschreibung der in den Expertenstandards empfohlenen prophylaktischen Maßnahmen zu achten. Die Standards geben hier eine gute Orientierung und bieten den Pflegenden weitere vielfältige Formulierungshilfen (➤ Tab. 5.26). Aufgabe der Pflegenden ist es, die ausgewählten Maßnahmen individuell auf die zu pflegende Person bezogen zu konkretisieren und handlungsleitend in der Pflege-/Maßnahmenplanung zu beschreiben (➤ Tab. 5.23).

Expertenstandards bieten allen Pflegenden eine wirkliche (Formulierungs-)Hilfe bei der Pflegeprozessplanung!

Verbindliche Absprachen zur Anwendung der Expertenstandards

Unvermeidbar ist es, innerhalb einer Einrichtung den Zeitrahmen für die **erste** Risikoerhebung schriftlich festzulegen, z. B. innerhalb einer Leitlinie zur Anwendung und Umsetzung der Expertenstandards. Es ist wenig sinnvoll, Risiken in einem festen Intervall zu erheben. Gemäß den Expertenstandards erfolgt eine Wiederholung in individuell von der Pflegefachkraft festgelegten Abständen und bei Veränderungen, z. B. Gesundheitsverschlechterung und/ oder nach einem (längeren) Krankenhausaufenthalt.

4.5.2 Einschätzung allgemeiner Risiken

Einschätzung weiterer Risiken

Die Einschätzung weiterer Gefahrenpotenziale einer zu pflegenden Person erfolgt gleichfalls unverzüglich bei Aufnahme (➤ Tab. 4.8). Allerdings bedarf es auch hier grundsätzlich keiner standardisierten Skala oder Assessments. Der Einsatz eines weiteren Formulars zur Einschätzung z. B. einer Pneumonie- oder Obstipationsgefahr sollte kritisch geprüft werden.

Tab. 4.8 Risikoeinschätzung im Überblick

Risiken gemäß Expertenstandard	Weitere Risiken
• Dekubitusrisiko • Sturzrisiko • Risiko Nahrungsmangel/Flüssigkeitsmangel • Risiko Harninkontinenz • Risiko akuter oder zu erwartender und chronischer Schmerz	• Kontrakturrisiko • Soor- und Parotitisgefahr • Gefahr eines Harnweginfekts • Intertrigogefahr • Pneumoniegefahr • Thrombosegefahr • Obstipationsgefahr • …

REFLEXION

Wählen Sie die Pflege-/Maßnahmenplanung einer zu pflegenden Person aus und gleichen Sie diese mittels der durch verschiedene Assessments erhobenen Risiken mit den Beschreibungen in der Pflege-/Maßnahmenplanung ab. Haben Sie bei der Beschreibung des Problems die Formulierungen der Assessments genutzt?

ANMERKUNG STRUKTURMODELL

Risikoeinschätzung im Rahmen des Projekts „Effizienzsteigerung in der Pflegedokumentation"

Im Rahmen der strukturierten Informationssammlung (SIS®) erfolgt ein „integriertes rationales Verfahren" zur Risikoeinschätzung. Am Ende der strukturierten Informationssammlung (SIS®) findet sich eine Matrix, anhand derer die Pflegefachkraft im Ankreuzverfahren (ja/nein) Risiken einschätzen kann (= initiales Screening). Es handelt sich hierbei um die in der Langzeitpflege zentralen Risiken und Phänomene, die im Zusammenhang mit Pflegebedürftigkeit stehen. Die Bewertung eines Risikos geschieht auf Grundlage der in den Themenfeldern der SIS® erhobenen Informationen sowie der fachlichen Einschätzung der Pflegefachkraft. Hält diese eine weitere (differenzierte) Einschätzung für erforderlich, kann sie neben den Möglichkeiten einer fachlichen Expertise oder einer befristeten Beobachtung auch ein Assessmentinstrument oder eine Risikoskala einsetzen. Auf einen regelhaften oder routinemäßigen Einsatz von Skalen oder Assessmentinstrumenten wird bei Anwendung des Strukturmodells bewusst verzichtet! So bleibt Raum für eine ganz individuelle pflegefachliche Risikobewertung!

KAPITEL

5 Der dokumentierte Pflegeprozess

5.1 Zusammenhang zwischen Pflegedokumentation und -prozess

5.1.1 Definition Pflegeprozess

Verlauf und Entwicklung der pflegerischen Versorgung

Das Wort „Prozess" kommt aus dem Lateinischen und bedeutet „Verlauf, Ablauf, Entwicklung".

Der Pflegeprozess beschreibt somit Verlauf und Entwicklungen der gesamten pflegerischen Versorgung eines Menschen vom Erstkontakt bis zur Beendigung des Pflegeauftrags:

- Wie geht es dem Menschen psychisch und physisch bei der Annahme des Pflegeauftrags?
- Wie erlebt er selber seine Erkrankungen und die daraus resultierenden Einschränkungen?
- Wie ist der zu pflegende Mensch/seine Bezugspersonen bisher mit Erkrankungen/Einschränkungen umgegangen? Wie hat er sich selbst geholfen?
- In welcher Art und Weise wünscht sich der zu pflegende Mensch und ggf. seine Bezugspersonen jetzt Unterstützung?
- Welche Fähigkeit(en) möchte der zu pflegende Mensch/seine An- und Zugehörigen erhalten, fördern oder wiedererlangen?
- In welchem Bereich möchte der zu pflegende Mensch/seine An- und Zugehörigen Selbstständigkeit erhalten, fördern oder wiedererlangen?
- Welche vorrangigen Risiken oder Probleme bestehen aus Sicht des zu pflegenden Menschen/seiner Bezugspersonen und welche aus Sicht der professionell Pflegenden?
- Wie können diese gemeinsam gelöst werden?
- Welche wichtigen biografischen Aspekte können ggf. Berücksichtigung finden?
- Wie ist der Verlauf der pflegerischen Versorgung und Betreuung?
- Zeigen die mit dem zu pflegenden Menschen bzw. seinen Bezugspersonen vereinbarten Maßnahmen Erfolg?
- Sind der zu pflegende Mensch und seine Bezugspersonen zufrieden mit der Pflege- und Betreuungssituation?
- Hat sich im Verlauf eine stabile Pflege- und Betreuungssituation entwickelt?
- Welche Wünsche gibt es ggf. zur Beendigung der Pflegebeziehung (Formulierungsbeispiel, Versterben)?

Die Pflegedokumentation mit allen Formularen ist ein Arbeitsinstrument, um den gesamten Pflegeprozess nachvollziehbar darzustellen.

5.1.2 Berücksichtigung von Pflegemodellen

Pflegemodelle bieten Struktur und Orientierung

Pflegekräfte finden durch die Anwendung eines Pflegemodells Struktur und Sicherheit bei der Umsetzung des Pflegeprozesses. Die Einbeziehung eines Pflegemodelles bietet Pflegenden Orientierung darüber, auf welcher Grundlage und Haltung die Gestaltung des Pflegeprozesses begründet ist.

Pflegemodelle versuchen, die Wirklichkeit der Pflege und Betreuung in ein überschaubares und praktikables Konzept zu bringen.

Es ist nicht leicht, sich mit den unterschiedlichen Pflegetheorien und -modellen auseinanderzusetzen. Auch die Möglichkeit, Grundsatzaussagen verschiedener (Pflege-)Modelle zu nutzen oder ggf. mit pflegewissenschaftlicher Unterstützung ein individuelles Pflegemodell für die Einrichtung zu kreieren, macht es nicht unbedingt leichter!

Entscheidend ist, dass professionell Pflegende sich mit dieser Thematik auseinandersetzen und dass sich eine Einrichtung ganz bewusst für ein in der Einrichtung „passendes" Pflegemodell entscheidet.

Die Auswahl eines Pflegemodelles ist abhängig von der zu betreuenden Klientel. Je nach Schwerpunkt der Einrichtung ist nicht jedes Pflegemodell gleich gut geeignet (➤ Tab. 5.1).

Gewähltes Pflegemodell im Alltag leben

Die Anwendung eines Pflegemodells kann in der täglichen Praxis gelingen, wenn

- alle Mitarbeitenden wissen, welches Pflegemodell dem Pflegeprozess zugrunde liegt
- die sich daraus ergebende „Haltung" auch der eigenen Haltung entspricht und diese im Pflegealltag umgesetzt wird,

Tab. 5.1 Übersicht Pflegemodelle

Modelle	Kernaussage Pflege	Wird häufig genutzt in:
Roper Lebensaktivitäten (LA)	Bedürfnisorientiert	Altenpflege
Juchli Aktivitäten des täglichen Lebens (ATL)		Altenpflege
Krohwinkel Aktivitäten, Bedürfnisse und existenzielle Erfahrungen des Lebens (ABEDL®)		Altenpflege
Roger/Roy	Ergebnisorientiert	Familienpflege
Peplau	Interaktionsorientiert	Psychiatrie

- die in der Einrichtung „gelebten" Schritte des Pflegeprozesses der Struktur des Pflegemodells entsprechen,
- die Aussagen des Leitbildes mit den Aussagen des Pflegemodells übereinstimmen, und
- das Pflegemodell im Pflegekonzept der Einrichtung benannt wird.

Es kann für Außenstehende sehr irritierend sein, wenn eine Pflegefachkraft nicht benennen kann, welches Pflegemodell in ihrer Einrichtung die Grundlage des pflegerischen Handelns darstellt!

REFLEXION

Beschäftigen Sie sich noch einmal ausführlich mit dem in Ihrer Einrichtung genutzten Pflegemodell. Fragen Sie Ihre Wohnbereichs- oder Pflegedienstleitung, wie es zu der Entscheidung für gerade dieses Modell gekommen ist. Prüfen Sie, ob und wie das genutzte Pflegemodell in der Praxis gelebt wird und woran Sie dies erkennen können.

ANMERKUNG STRUKTURMODELL

Das Strukturmodell ist wissenschaftsbasiert entwickelt worden. Die Ausrichtung der Pflegedokumentation an einem Pflegemodell ist möglich, aber nicht erforderlich. Durch die gesetzliche Verankerung des Erhalts und der Förderung der Selbstständigkeit (SGB XI) und auch durch die Charta der Rechte hilfe- und pflegebedürftiger Menschen (www.pflege-charta.de) ergibt sich bereits eine klare Orientierung professioneller Pflege.

Grundvoraussetzung für Einführung und Umsetzung des Strukturmodells ist der personzentrierte Ansatz. Gemäß dieses Ansatzes stehen die Wünsche und Bedürfnisse der zu pflegenden Person im Mittelpunkt der Versorgung. Unter dem Aspekt der Selbstbestimmung werden diese kontinuierlich in die Gestaltung der Pflege und Betreuung (Pflegeprozess) integriert.

5

5.1.3 Beziehungsgestaltung im Pflegeprozess

Qualität einer erfolgreichen Pflegebeziehung ist entscheidend

Ein positiver Verlauf des Pflegeprozesses ist davon abhängig, inwieweit eine Beziehungsgestaltung zwischen der betreuten Person, ggf. ihren engsten Bezugspersonen und den Pflegenden gelingt. Die Qualität der Beziehungen ist dabei von entscheidender Wichtigkeit:

- Ist eine Beziehung von Misstrauen, Unsicherheit und Schuldzuweisungen geprägt, bleiben wichtige Hinweise oftmals verdeckt. Auch kann es passieren, dass Informationen aufgrund des Verhaltens einer Person anders gedeutet oder vielleicht bewusst zurückgehalten werden. Die Gefahr, am Ziel vorbeizuplanen, ist sehr groß.
- Ist eine Beziehung dagegen offen und von gegenseitigem Vertrauen geprägt und fühlen sich alle Beteiligten mit ihren Gefühlen, Wünschen und Bedürfnissen ernst genommen, können Informationen „fließen" und Zusammenhänge erkannt und berücksichtigt werden.

Gemeinsame Problemlösung/Verständigung anstreben

Haben alle Beteiligten von Beginn an ein wirkliches Interesse in einer „Beziehung auf Augenhöhe" und gelingt das ständige „sich aufeinander Einlassen", wird auch in schwierigen Situationen eine gemeinsame Lösung/Verständigung möglich sein.

Gemeinsames Ziel dieser Pflegebeziehung ist es, die Pflege und Betreuung eines Menschen mit den aus seinen Erkrankungen resultierenden Einschränkungen gemeinschaftlich zu gestalten. Die Lösung eines Problems kann hierbei auf sehr unterschiedliche Art und Weise erfolgen und ist von verschiedenen Faktoren abhängig:

- Von den Wünschen und Bedürfnissen der zu pflegenden Person
- Von den Wünschen und Bedürfnissen der Bezugspersonen
- Vom biografischen Hintergrund der zu pflegenden Person und ggf. ihrer Bezugspersonen
- Von der Fachkompetenz und Haltung der zu pflegenden Person
- Von rechtlichen Aspekten
- Von den Rahmenbedingungen der ambulanten und stationären Einrichtungen

Neben der Fachkompetenz der Pflegekraft stehen die Wünsche und Bedürfnisse der zu pflegenden Person sowie die Anliegen der Bezugspersonen im Vordergrund. Beide Parteien werden von den professionell Pflegenden aktiv in den Pflegeverlauf einbezogen.

Unterschiedliche Wahrnehmung

Bei der Gestaltung des Pflegeprozesses und der damit verbundenen Lösung von Pflegeproblemen ist unbedingt zu berücksichtigen, dass jede beteiligte Person ihre eigene Wahrnehmung hat (➤ 3.1.2).

Was ein pflegebedürftiger Mensch als „normales Verhalten“ erlebt, stuft eine professionelle Pflegekraft womöglich als „stark gefährdendes Verhalten“ ein, und eine evtl. vorhandene Bezugsperson beurteilt die gleiche Situation vielleicht nochmals ganz anders.

Beratung, Aufklärung und gemeinsame Verständigung

Ein „beratungsorientierter“ Ansatz gehört daher mit zu den Hauptaufgaben einer Pflegefachkraft in der professionellen Gestaltung des Pflegeprozesses. Unter Einbeziehung der Gesamtsituation und ihres fachlichen Knowhows wird eine Pflegefachkraft die pflegebedürftige Person und ihre Bezugspersonen über die Möglichkeiten und Grenzen der pflegerischen Versorgung und Betreuung **informieren** und **aufklären** (➤ Tab. 5.2).

Im Rahmen eines Aushandlungsprozesses soll eine gemeinsame Verständigung gefunden werden, die von allen Beteiligten „getragen“ werden kann.

Auffälligkeiten, Probleme sowie mögliche Risiken, die Pflegekräfte im Rahmen ihrer berufsimmanenten Beobachtung wahrnehmen, gilt es während der gesamten Zeit der Versorgung der zu pflegenden Person zu erläutern und fachlich kompetent zu bearbeiten.

Auch über eventuelle Folgen, z. B. bei Ablehnung einer Pflegehandlung, haben professionelle Pflegekräfte die pflegebedürftige Person und ihre Bezugspersonen **aufzuklären** und dies wertneutral zu dokumentieren (➤ 4.1).

Das Selbstbestimmungsrecht der zu pflegenden Person ist im gesamten Pflegeprozess anzuregen, zu unterstützen und konsequent zu berücksichtigen.

Tab. 5.2 Begriffsdefinitionen rund um die Themen Beratung und Edukation [IGES nach Zentrum für Qualität und Pflege, 2016]

Information und Auskunft	„… Eine Information zu geben oder eine Auskunft zu erteilen heißt, einer Person Wissen zur Verfügung stellen, jemanden über etwas unterrichten oder benachrichtigen …"
Aufklärung	„… Durch Aufklärung soll ein Problemverständnis erzeugt werden, über das sich Einstellungs- und Verhaltensänderungen bewirken lassen …"
Schulung, Anleitung und Edukation	„… Durch Schulung, Anleitung und Edukation sollen krankheits- und problembezogenes Wissen sowie Fähigkeiten und Fertigkeiten, die im Umgang mit spezifischen Problemen erforderlich sind, gezielt vermittelt werden. […] Schulung, Anleitung und Edukation zielen darauf ab, Bewältigungs- und Selbstmanagementkompetenzen zu vermitteln. Es sollen Pflegetechniken erlernt werden, die im Alltagsleben selbstständig angewendet werden. […] Sie sind durch im Vorfeld festgelegte Endergebnisse und eien dementsprechend geringe Flexibilität und Offenheit gekennzeichnet."
Beratung	„Beratung ist eine als Kurzzeitintervention konzipierte Unterstützung, die das Ziel verfolgt, Strategien zur Problemlösung zu entwickeln. Sie ist auf einen bestimmten Zeitraum bezogen und nicht dauerhaft angelegt."

ANMERKUNG STRUKTURMODELL

Im Strukturmodell ist es vorgesehen, dass abschließend die strukturierte Informationssammlung (SIS®) als Ausdruck der gegenseitigen Verständigung sowohl von der Pflegefachkraft als auch von der zu pflegenden Person bzw. ihren Bezugspersonen/Bevollmächtigten unterzeichnet wird. Die verbindliche Unterschrift aller Beteiligten „besiegelt" das Ergebnis des vorherigen Verständigungs- und Aushandlungsprozess zur Einschätzung und Darstellung der aktuellen Pflege- und Betreuungssituation. Diese Form der Verbindlichkeit kann insbesondere bei unterschiedlicher Einschätzung von Situationen/Risiken durch die Beteiligten Klarheit und Sicherheit bieten.

5.1.4 Phasen des Pflegeprozesses

Dokumentation macht den Pflegeprozess nachvollziehbar

Die Anwendung des Pflegeprozesses zeichnet sich durch eine gezielte und systematisch geplante Vorgehensweise und eine aussagekräftige Dokumentation der gesamten Abläufe aus. Hierbei bedeutet aussagekräftig nicht, dass möglichst viel dokumentiert werden muss!

Der Pflegeprozess ist dynamisch und durchläuft während der pflegerischen Versorgung wiederkehrend verschiedene Phasen. Durch die Vielzahl an Pflegetheorien entwickelten sich auch unterschiedliche Formen von Pflegeprozessen mit vier, fünf oder sechs Schritten bzw. Phasen.

Das Pflegeprozessmodell nach **Fiechter und Meier** (1998) beinhaltete **sechs Phasen** (➤ Abb. 5.1):

- Sammlung von Informationen
- Erkennen von Problemen und Ressourcen
- Festlegung der Pflegeziele

- Planung der Pflegemaßnahmen
- Durchführung der Pflege
- Beurteilung der Wirkung der Pflege

Der von der **WHO** für die Krankenpflege übernommene Pflegeprozess nach Yura und Walsh umfasst dagegen nur **vier Phasen** (➤ Abb. 5.2):

- Einschätzung des Pflegebedarfs, Pflegeanamnese/Informationssammlung
- Planung der Pflege bzw. Maßnahmen
- Durchführung der Pflege bzw. Maßnahmen
- Evaluation/Auswertung der Pflege bzw. Maßnahmen

Problemlösungsprozess auch der Laienpflege

Grundsätzlich findet der Pflegeprozess auch in der Laienpflege, d. h. bei der alleinigen Durchführung der Pflege durch An- und Zugehörige oder andere

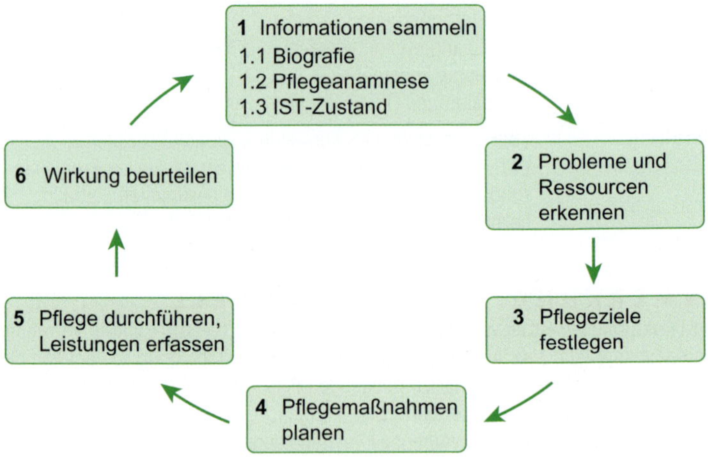

Abb. 5.1 Regelkreis Pflegeprozess sechs Phasen [L143]

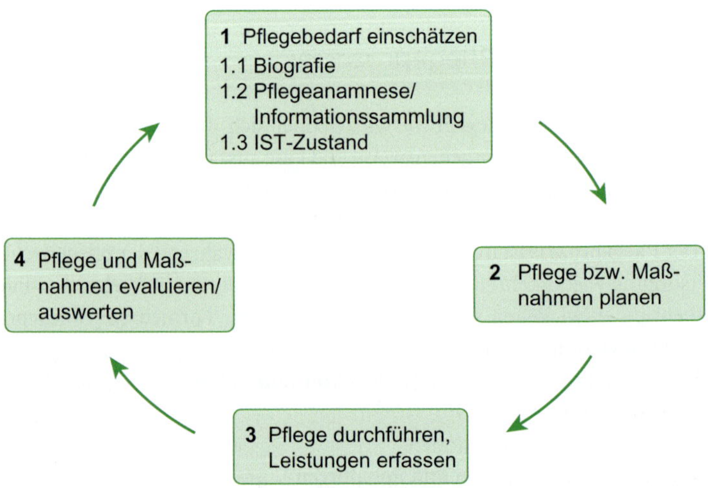

Abb. 5.2 Regelkreis Pflegeprozess vier Phasen [L143]

nicht in der Pflege tätige Personen Anwendung. Die Durchführung der Prozesse in der Pflege erfolgt dann aus dem Verständnis der jeweiligen Laienpflegeperson heraus.

So wird der Ehemann vielleicht gewissenhaft die morgendlichen RR-Werte seiner pflegebedürftigen Frau erheben, aber ggf. nicht die Notwendigkeit erkennen, die Flüssigkeitszufuhr zu beobachten, obwohl seine Ehefrau eine sehr trockene Haut hat.

Informationen müssen ständig bewertet, sortiert und verknüpft werden. Aktuelle, vermutete oder generelle Probleme müssen erkannt und in Zusammenhang gebracht und immer wieder mit der zu pflegenden Person und/oder den Bezugspersonen besprochen werden.

Die Verschriftlichung der Versorgung ist ein Merkmal für professionelle Pflege.

Professionell Pflegende befinden sich ständig im abgleichenden Prozess verschiedenster Informationen (➤ 3.1.2).

Dies gelingt umso leichter, wenn eine Pflegekraft den Problemlösungsprozess mit seinen einzelnen Phasen verinnerlicht hat und ihn auch anzuwenden weiß.

Prozessorientiertes Denken und Handeln

Prozessorientiertes Denken und Handeln im Sinne des Pflegeprozesses begleitet letztlich alle Menschen im täglichen Leben. Denn ob nun eine Person einen Einkauf oder eine Reise plant, immer setzt dies ein mehr oder weniger umfangreiches Durchlaufen der Phasen des Prozesses voraus.

FALLBEISPIEL

Sie unterhalten sich mit Ihrem Partner beim Frühstück darüber, dass nun bald Ihr „runder" Geburtstag naht. Sie möchten endlich einmal eine große Party geben, denn schließlich werden Sie nur einmal in Ihrem Leben 40 Jahre alt. Schnell kommt Ihnen in den Sinn, dass eine so große Feier leider auch jede Menge Arbeit macht und ein ausreichend großer Raum benötigt wird, und Ihr Partner äußert vorsichtig seine Bedenken zur finanziellen Seite einer großen Feier. Ihnen fällt ein, dass Sie bald einen größeren Sparvertrag ausgezahlt bekommen und dass Ihr Vater sich bestimmt bereit erklären wird, Sie finanziell bei der Ausrichtung der Feier zu unterstützen. Ihre Idee, das Platzproblem vielleicht mit dem Ausräumen Ihrer gesamten Wohnung zu lösen, verwerfen Sie sofort wieder, als Sie in das entsetzte Gesicht Ihres Partners blicken. Nachdem er sich etwas erholt hat, erzählt er Ihnen, dass er gehört hat, dass ein Arbeitskollege seine Scheune preisgünstig für Feierlichkeiten vermietet. Im Weiteren vereinbaren Sie, dass Ihr Partner in der nächsten Woche seinen Kollegen nach den Räumlichkeiten befragt und Sie mit Ihrem Vater über eine kleine Finanzspritze sprechen werden …

Wahrscheinlich werden Sie bemerken, dass Sie gemeinsam mit ihrem Partner beim Frühstück mal eben im Vorbeigehen in ein **„Anamnese- bzw. Informationsgespräch"** gerutscht sind. Das Ziel, nämlich eine große Geburtstagsfeier veranstalten zu wollen, hatten Sie ja bereits klar vor Augen.

Im gemeinsamen Austausch haben Sie und ihr Partner jeweils ihre Wünsche und Bedürfnisse ausgetauscht, nebenbei mögliche Fähigkeiten/Ressourcen und **Probleme/Risiken** der Situation diskutiert und auch bereits konkrete **Maßnahmen** formuliert! Und sicherlich werden Sie sich nach Ablauf der Woche darüber austauschen, wie es ihnen ergangen ist, und weitere Maßnahmen zur Umsetzung der Geburtstagsfeier planen. Nach ihrer Feier werden Sie dann auch auch ein Fazit ziehen, also „evaluieren“, und sich fragen, wie zufrieden Sie sind und wie alles geklappt hat.

Das Alltagsbeispiel spiegelt vereinfacht die Vorgehensweise bei der Umsetzung des Prozessprozesses in der Praxis wider. Die Bearbeitung der einzelnen Phasen erfolgt im Alltag ganz automatisch und nahezu unbemerkt in Gedanken. Sie kann in jeder Situation angewandt werden.

Die folgenden Schritte kommen dabei nahezu immer, allerdings mit unterschiedlicher Gewichtung, zur Anwendung:

1. **Informationssammlung** – Worum geht es? Welche Hinweise habe ich bereits?
2. **Erkennen und Formulieren von Problemen und Ressourcen** – Wie stellt sich die Situation dar? Welche Hürden gilt es zu überwinden? Was erleichtert die Situation?
3. **Pflegeziele** – Was will ich wirklich? Was ist wichtig für mich/meine Familie?
4. **Planung geeigneter Maßnahmen zur Zielerreichung** – Was muss ich unternehmen, um mein(e) Ziel(e) zu erreichen? Wer übernimmt was?
5. **Durchführung der Maßnahmen** – „To do“
6. **Überprüfung/Evaluation und Beurteilung der Zielerreichung mit eventueller Anpassung** – Waren die geplanten Maßnahmen effektiv? Zeigen sich (erste) Erfolge? Habe ich erreicht, was ich wollte? Habe ich mein Ziel ggf. nur teilweise erreicht? Möchte ich weitermachen? Welche neuen Ideen habe ich, um mein Ziel doch noch zu erreichen?

Natürliche Anwendung des Problemlösungsprozesses

Jede Pflegekraft sollte sich bewusst machen, dass sie den Problemlösungsprozess aufgrund ihrer Lebenserfahrung grundsätzlich auch in der beruflichen Praxis quasi von Natur aus beherrscht!

Allerdings wird der Verlauf einer Problemlösung im privaten Bereich überwiegend in Gedanken oder mündlich bearbeitet. Nur äußerst selten und dann auch nur in Teilbereichen (z. B. eigene Notizen, schriftlicher Vertrag beim Buchen einer Reise, Fotos zur Erinnerung) findet eine schriftliche Dokumentation statt. Dies stellt den entscheidenden Unterschied zur beruflichen Praxis dar.

Für professionell Pflegende gilt es, sich der gezielten und systematischen Vorgehensweise bei der Bearbeitung von eigenen (Pflege-) Problemen bewusst zu werden und diese fachkompetente Vorgehensweise in die berufliche Praxis zu übertragen.

REFLEXION

Erinnern Sie sich an verschiedene Situationen in Ihrem privaten Bereich, in denen Sie unbewusst den oben beschriebenen Prozess angewandt haben? Gehen Sie die einzelnen Schritte von der Informationssammlung bis zur Evaluation noch einmal in Gedanken durch. Wählen Sie **eine** der Situationen aus und führen Sie die Übung noch einmal schriftlich durch. Nutzen Sie dazu die Formblätter Ihres Dokumentationssystems! Bleiben Sie bei dieser Übung unbedingt im privaten Bereich!

ANMERKUNG STRUKTURMODELL

Das Strukturmodell orientiert sich am vierphasigen Prozess nach Yura und Walsh (➤ Abb. 5.2).
Im Strukturmodell werden [...] die bisherigen ersten drei Schritte des sechsphasigen Pflegeprozesses (Anamnese mit Problemen, Ressourcen, Zielen) zusammengefasst. Der Verzicht auf die Schritte 2 und 3 des sechsphasigen Pflegeprozessmodells dient keinesfalls nur dem Ziel der Aufwandsreduzierung. Ziel ist vielmehr die Abkehr von einer Vorstellung der „Zerlegung" des Menschen in einzelne „Probleme"/„Diagnosen"/„Ressourcen", die in einem linearen Prozess „gelöst" werden. [...]
Ziele sind immanenter Bestandteil der geplanten Maßnahmen. Maßgeblich kommt dies im Sinne der individuellen Zielsetzung durch die Aussagen und Wünsche der pflegebedürftigen Person zu ihrer Situation zum Ausdruck (personzentrierter Ansatz). **Die Evaluation erfolgt auf Grundlage einer individuellen Vorgehensweise zu Erkenntnissen aus der SIS®, aus dem Maßnahmenplan und aus dem Berichteblatt.** [20]

5.2 Informationen sammeln und dokumentieren

5.2.1 Sinn der Informationssammlung

Kennenlernen der zu pflegenden Person

Die Informationssammlung hat das vorrangige Ziel, einen pflegebedürftigen Menschen und seine Bezugspersonen mit all ihren Bedürfnissen, Wünschen und Gewohnheiten etc. kennenzulernen. Des Weiteren kann eine Pflegefachkraft durch bestimmte Informationen erste Risiken/Probleme erkennen bzw. ausschließen. Pflege- und betreuungsrelevante biografische Daten fließen bei Bedarf sofort mit ein.

Professionelle Pflege ist nur auf Basis einer aussagekräftigen Informationssammlung/Pflegeanamnese möglich.

Bezugspflege ist förderlich

Eine systematische und kontinuierliche Informationssammlung während des gesamten Pflegeprozesses gelingt am besten, wenn die Bezugspflege durchgeführt wird.

Sind bei der Versorgung und Betreuung verantwortlich feste Pflegekräfte benannt, bedeutet dies sowohl für die pflegebedürftige Person und ihre Bezugspersonen als auch für die Pflegenden selbst eine große Sicherheit bei der Erfüllung des Pflegeauftrags.

Beziehungsaufbau ist wichtig

Bei der Informationssammlung geht es keinesfalls nur um das reine Abfragen und Dokumentieren von Daten, sondern um den gemeinsamen Austausch und Beziehungsaufbau aller unmittelbar am Pflegeprozess beteiligten Personen.

In der Informationssammlung sollte sich das gewählte Pflegemodell widerspiegeln.

5.2.2 Quellen zur Informationssammlung

An einer aussagekräftigen Informationssammlung wirken alle unmittelbar an der Pflege beteiligten Personen mit.

Die Erhebung der relevanten Informationen kann aus vielfältigen Quellen erfolgen, z. B.

- Aussagen der zu pflegenden Person
- Aussagen der Bezugspersonen
- Aussagen anderer an der Pflege Beteiligter (z. B. enge Freunde bzw. Freundinnen, langjährige Nachbarn und Nachbarinnen)
- Beobachtungen der Pflege- und Betreuungskräfte
- Aussagen anderer an der Pflege und Betreuung beteiligter Berufsgruppen (z. B. Hausarzt bzw. -ärztin, physiotherapeutisches Fachpersonal)
- Messbare Daten (z. B. Vitalwerte, ggf. Gewicht)
- Pflegeüberleitungsbogen
- Arztberichte
- Krankenakten
- Gutachten zu Feststellung von Pflegebedürftigkeit
- Sonstigen Unterlagen

Informationssammlung beginnt beim Erstkontakt

Die Sammlung von Informationen beginnt bereits mit dem ersten Kontakt der pflegebedürftigen Person oder ihrer Bezugspersonen, z. B. im Rahmen eines Informations- oder Aufnahmegesprächs. Hierbei ist zu beachten, dass wichtige pflegerelevante Informationen aus diesem ersten Kontakt auch an die Mitarbeitenden der Pflege und Betreuung weitergeleitet werden.

Das Gespräch durch die Einrichtungs-/Pflegedienst- oder Sozialdienstleitung ersetzt keinesfalls das pflegerische Aufnahme- bzw. Anamnesegespräch durch die zuständige Bezugspflegefachkraft! Das geplante pflegerische Aufnahme- bzw. Anamnesegespräch mit der zu pflegenden Person und/oder ihren Bezugspersonen leitet den Beginn der professionellen Pflege ein.

Ableitung des ersten Pflege- und Betreuungsplans

Aus den gesammelten Informationen leiten professionell Pflegende einen ersten (vorläufigen) Pflegeplan ab und besprechen diesen mit allen an der Pflege Beteiligten. Die Individualität und die Selbstbestimmung der zu pflegenden Person sollte hierbei konsequent berücksichtigt werden.

Die Informationssammlung stellt die Grundlage für die Anwendung des Pflegeprozesses dar.

5.2.3 Schritte der Informationssammlung

Pflegerisches Aufnahme- bzw. Anamnesegespräch ist Grundlage professioneller Pflege

In der Regel erfolgt die erste Datensammlung unverzüglich im Rahmen eines Gesprächs, z. B. dem pflegerischen Aufnahmegespräch. Grundsätzlich sollte die pflegebedürftige Person hierbei immer selbst zu ihrer Krankheits- und Lebensgeschichte Auskunft geben. Ein erstes Gespräch ist fast immer auch mit demenziell veränderten zu pflegenden Personen auf eine einfache Art und Weise möglich und sollte niemals unversucht bleiben!

Es ist von größter Wichtigkeit, in die „Welt" der zu pflegenden Person einzutauchen!

Aussagen der Bezugspersonen hinzuziehen

Ergänzend oder wenn es der zu pflegenden Person z. B. aufgrund kognitiver Einschränkungen nicht möglich ist, sich an einem Gespräch zu beteiligen, können Aussagen anderer an der Pflege beteiligter Personen hinzugezogen bzw. in einem Gespräch erhoben werden. Die Pflegekräfte erhalten mit diesen Informationen eine erste Orientierung zur Versorgung eines Menschen. Sie sollten jedoch alle Aussagen Dritter dringend in der nächsten Zeit auf Gültigkeit prüfen.

Wichtig: Bezugspersonen können auch Freunde/Freundinnen und/oder (langjährige) Nachbarn/Nachbarinnen sein.

Alle Bezugspersonen sind unbedingt mit in den Pflegeprozess einzubeziehen. Nahestehende Personen aus dem alten Freundeskreis oder der Nachbarschaft können unter Umständen wesentlich genauere Aussagen zur Situation der zu pflegenden Person machen als z. B. weit entfernt lebende direkte Angehörige.

Einzelgespräch ermöglichen

Manchmal kann es sinnvoll sein, mit der zu pflegenden Person oder auch den Bezugspersonen ganz bewusst ein „Vieraugengespräch" zu führen. Dies insbesondere, wenn das Verhältnis der zu pflegenden Person z. B. zu ihren Angehörigen sehr angespannt ist oder aber die zu pflegende Person in einem Gespräch gar nicht zu Wort kommt, da die Bezugspersonen immer schneller antworten. Manchmal möchten Angehörige/Bezugspersonen auch einfach möglichst viele Informationen „beitragen", die dann nicht unbedingt der „Welt" des zu pflegenden Menschen entsprechen.

Nutzung unterschiedlicher Medien für Informationsgespräch

Ein Gespräch zur Anamnese- bzw. Informationserhebung muss nicht immer von Angesicht zu Angesicht geführt werden. Da es manchmal aus verschiedenen Gründen nicht möglich ist, dass die Bezugspersonen kurzfristig zur Verfügung stehen, kann auch ein Telefonat oder ein Austausch in digitaler Form sehr effektiv sein. Es stellt im Rahmen der immer knapper werdenden Zeitressourcen eine gute Alternative dar. Unter Umständen fällt es den Bezugspersonen sogar leichter, bestimmte Dinge zu erzählen, wenn eine räumliche Distanz zwischen ihnen und der Pflegekraft besteht.

Grundsätzlich setzt jede Form der Anamneseerhebung bzw. Informationssammlung eine geplante und strukturierte Durchführung sowie eine Verschriftlichung des Gespräches voraus.

Erzählfluss mit „offenen" Fragen anregen

Eine Pflegekraft braucht eine gewisse „kommunikative Kompetenz", um im Gespräch nicht in ein reines Abfragen von Daten zu verfallen. Die Anwendung offener Fragen hat sich sehr bewährt, um die zu pflegende Person in den Erzählfluss kommen zu lassen, z. B.:

- Was führt Sie zu uns?
- Wie geht es Ihnen mit der jetzigen Situation?
- Welche Unterstützung wünschen Sie sich bei der Pflege- und Betreuung?
- Welche Fähigkeiten möchten Sie erhalten oder wiedererlangen?
- Was können Sie selbstständig, was möchten Sie ggf. noch an Selbstständigkeit wiedererlangen oder fördern?
- Was gibt es, dass wir bei der Pflege/Betreuung unbedingt beachten oder wissen sollten?

Kein „Abarbeiten" einer standardisierten Fragenliste

Wichtig: Auf den Einsatz einer standardisierten Fragen- oder Merkliste zur Anamnese-/Informationssammlung sollte im direkten Gespräch verzichtet werden.

Bei der Abarbeitung einer Fragen- oder Themenliste, egal ob auf einem Formular oder im Kopf der Pflegefachkraft, nimmt ein Gespräch einen völlig anderen Verlauf. Es bleibt wahrscheinlich wenig Raum für die tatsächlichen Belange der zu pflegenden Person. Diese wird ggf. vermuten, dass es Ihnen mehr darum geht, wichtige Informationen zu erheben als darum, die eigene Sicht auf die Dinge zu erklären. Vielmehr geht es vonseiten der aufnehmenden Pflegekräfte darum, wirklich „interessiert" nachzufragen und sich mit offenem Herzen ganz auf den (neuen) zu pflegenden Menschen einzulassen.

Ggf. kann eine standardisierte Fragen- oder Merkliste nach einem Gespräch zum Einsatz kommen. Die Pflegefachkraft kann zur eigenen Reflexion alle bereits bekannten bzw. gerade in Erfahrung gebrachten Informationen zur eigenen Sicherheit mit der Fragenliste „abgleichen" und ggf. Ergänzungen vornehmen (s. Anhang, ➤ Tab. A.1).

Zeit für Informationserhebung einplanen

Es steht außer Frage, dass die Durchführung eines ausführlichen Informationsgesprächs, ob persönlich, telefonisch oder digital, einen gewissen Zeit- und Arbeitsaufwand darstellt. Und auch im Rahmen der Dienstplangestaltung und der Arbeitsorganisation werden hohe Ansprüche an die Pflegenden gestellt. Gerade bei sehr kurzfristigen Aufnahmen ist zudem großes Organisationstalent erforderlich, um ein Informationsgespräch durch die Bezugspflegekraft sicherzustellen. Pflegende sollten nichts unversucht lassen, das Gespräch in Ruhe und in angenehmer Atmosphäre durchführen zu können.

Aktive Einbeziehung des zu pflegenden Menschen in den Pflegeprozess

Die Option für erfahrene Pflegefachkräfte, alle wichtigen Informationen in kurzen Gesprächssequenzen „zwischendurch" zu erheben, besteht unbenommen. Gleichzeitig sollte ein geplantes Gespräch immer angestrebt werden. Der Zeitaufwand hierfür ist immer lohnenswert. Der zu pflegende Mensch macht die Erfahrung, dass er wichtig ist und sich aktiv in den Pflegeprozess einbringen und diesen mitgestalten kann!

REFLEXION

Testen Sie bei der nächsten Aufnahme einer zu pflegenden Person die Anwendung der „offenen" Fragen. Gelingt es, die zu pflegende Person in den Erzählfluss zu bringen? Können Sie in ihre „Welt" eintauchen?

Wie steht es mit einem festen Zeitkontingent und der Planung von Neuaufnahmen? Sehen auch Ihre Vorgesetzten die Notwendigkeit der Zeit für ein ausführliches erstes Gespräch? Diskutieren Sie mit den anderen Pflegekräften den Einsatz und Umgang mit einer Fragenliste zur Anamnese-/Informationssammlung. (Ver-)Trauen Sie sich! Gehen Sie ohne Fragenliste in ein Aufnahmegespräch.

„Einstiegsfragen" für die zu pflegende Person in der SIS®

ANMERKUNG STRUKTURMODELL

Bei der Anwendung des Strukturmodells erfolgt der Einstieg in den Pflegeprozess mit der strukturierten Informationssammlung (SIS®), der ein wissenschaftsbasiertes Konzept zugrunde liegt.

Sie beginnt mit klientenzentrierten **Einstiegsfragen** [21] (➤ Tab. 5.3), welche die zu pflegende Person ermuntern, ihre Wünsche und Vorstellungen zu einem selbstbestimmten Leben, ihre Wahrnehmung zur individuellen (Pflege-)Situation und den persönlichen Vorstellungen von Hilfe und Pflege zu äußern. Wichtig ist hierbei, die getätigten Aussagen der zu pflegenden Person oder der Bezugspersonen ohne jegliche Interpretation oder Mutmaßung in wörtlicher Rede zu formulieren! (➤ 3.2)

Des Weiteren beinhaltet die „SIS®" sechs Themenfelder, in denen die Pflegefachkraft ihre Einschätzung zur aktuellen Situation zum Zeitpunkt der Erfassung vornimmt. Hierbei werden sowohl Handlungsbedarfe (Probleme) als auch Fähigkeiten und Fertigkeiten (Ressourcen) der zu pflegenden Person beschrieben. Das wesentliche Prinzip im Vorgehen lautet: eine knappe Darstellung der pflege- und betreuungsrelevanten Aspekte abzubilden, einschließlich wesentlicher biografischer Informationen sowie individueller Wünsche und Bedürfnisse der zu pflegenden Person und ggf. ihrer Bezugspersonen.
Zur Unterstützung/Anregung eines (Aufnahme-)Gesprächs und Einschätzung der (Gesamt-)Situation gibt es zu den Themenfeldern 1–5 **Leitfragen** und in den Themenfeldern 1–6 **Leitgedanken,** die der Pflegefachkraft eine Orientierung bieten, welche Informationen in welchem Themenfeld dokumentiert werden können [20] (➤ Tab. 5.4).
Zu beachten ist, dass die **Leitfragen** im Zusammenhang mit den Modulen des Begutachtungsinstruments (BI) stehen und daher inhaltlich verbindlich formuliert sind. Die **Leitgedanken** sollten inhaltlich bei Bedarf einrichtungsspezifisch angepasst werden (Beispiele s. Anhang, ➤ Tab. A.2, ➤ Tab. A.3, ➤ Tab. A.4, ➤ Tab. A.5).
Wichtig: Weder Leitfragen noch Leitgedanken sollten in einem Gespräch „abgearbeitet" werden!
Den Abschluss der ersten Phase des Pflegeprozesses bildet die in die „SIS®" integrierte Risikomatrix. Mit ihr erfolgt auf Grundlage der in den Themenfeldern beschriebenen Informationen eine erste rationale Einschätzung und Dokumentation der fünf zentralen Risiken und Phänomene, die im Zusammenhang mit Pflegebedürftigkeit am häufigsten auftreten (➤ 5.3).

5

Tab. 5.3 Einstiegsfragen an die pflegebedürftige Person in der strukturierten Informationssammlung (SIS®)

Ambulant und stationär	Teilstationär (Tagespflege) und Kurzzeitpflege
• Was bewegt Sie im Augenblick? • Was brauchen Sie? • Was können wir für Sie tun?	• Was bewegt Sie im Augenblick? • Was brauchen Sie? • Was können wir für Sie tun? • Was bringt Sie zu uns?

Tab. 5.4 Leitfragen Themenfelder strukturierte Informationssammlung

Themenfelder 1–5	Leitfragen
1. Kognitive und kommunikative Fähigkeiten	Inwieweit ist die pflegebedürftige Person in der Lage, sich zeitlich, persönlich und örtlich zu orientieren und zu interagieren sowie Risiken und Gefahren, auch unter Beachtung von Aspekten des herausfordernden Verhaltens, zu erkennen?
2. Mobilität und Beweglichkeit	Inwieweit ist die pflegebedürftige Person in der Lage, sich frei und selbstständig innerhalb und außerhalb der Wohnung bzw. des Wohnbereichs, auch unter Beachtung von Aspekten des herausfordernden Verhaltens, zu bewegen?
3. Krankheitsbezogene Anforderungen und Belastungen	Inwieweit liegen krankheits- und therapiebedingte sowie für die Pflege und Betreuung relevante Einschränkungen bei der pflegebedürftigen Person vor?
4. Selbstversorgung	Inwieweit ist die Fähigkeit der pflegebedürftigen Person zur Körperpflege, zum Kleiden, zur Ernährung und zur Ausscheidung eingeschränkt?
5. Leben in sozialen Beziehungen	Inwieweit kann die pflegebedürftige Person Aktivitäten im näheren Umfeld und im außerhäuslichen Bereich gestalten?

5.2.4 Einbeziehung der zu pflegenden Person und der Bezugspersonen

Vertrauensbasis schaffen

Im Erstgespräch hat die zu pflegende Person u. a. die Möglichkeit, sich entsprechend ihrer individuellen Persönlichkeit vorzustellen. In weiteren Kontakten und Gesprächen, z. B. im Rahmen einer Pflegevisite, können Pflegende einen Menschen immer besser kennenlernen und die Versorgung entsprechend gestalten. Für die pflegebedürftige Person wird das Interesse der professionell Pflegenden an ihr als Person deutlich, sodass sie sich ernst genommen und angenommen fühlen kann. Auch können vorhandene Ängste der zu pflegenden Person und ihrer Bezugspersonen abgebaut und so eine Vertrauensbasis für die weitere Zusammenarbeit geschaffen werden. Die genaue Abklärung der gegenseitigen Erwartungen kann bereits im Vorfeld Missverständnissen entgegenwirken.

Ein gelungener Erstkontakt sichert langfristig den Erfolg des Pflegeprozesses.

„Freundschaftsanker" setzen

Insbesondere für die Person, die als Erste einen ausführlichen Kontakt mit der zu pflegenden Person herstellt, z. B. im Rahmen eines pflegerischen Aufnahmegesprächs, besteht immer die Chance auf ein besonderes Vertrauensverhältnis. Die aufnehmende Pflegefachkraft hat die Gelegenheit, durch ein professionell geführtes Gespräch, in dem zur pflegebedürftigen Person ein von Wertschätzung und echtem Interesse geprägter Kontakt hergestellt wird, einen „Freundschaftsanker" zu setzen. Viele pflegebedürftige Menschen erinnern sich oft noch nach langer Zeit sehr genau an die Pflegekraft, die sie aufgenommen hat. Dies wird auch von Bezugspersonen oftmals bestätigt.

FALLBEISPIEL

Eine ältere Dame mit einer Demenzerkrankung wird von ihrem Mann in eine Kurzzeitpflegeeinrichtung gebracht. Bei der Aufnahme werden die Stammdaten erfragt und einige Informationen zur grundsätzlichen Versorgung ausgetauscht, nicht jedoch die Aspekte der persönlichen Pflegegewohnheiten, Bedürfnisse, Wünsche und Abneigungen des Gastes. Die Pflegekraft hatte an diesem Morgen äußerst wenig Zeit, der Ehemann sah von sich aus keine Notwendigkeit, den „Pflegeprofis" ausführliche Erklärungen zur Versorgung seiner Ehefrau zu geben. Am nächsten Morgen, als die Pflegekräfte die Frau waschen wollten, schrie und fluchte sie, fing an zu weinen, wollte immer wieder das Badezimmer verlassen. Sie war kaum zu beruhigen. Die Pflegekräfte waren ratlos und konnten die Situation nicht nachvollziehen.

Glücklicherweise erkundigte sich der Ehemann nach dem Befinden seiner Ehefrau. Die Pflegekräfte berichteten über die Problematik der morgendlichen Körperpflege. Es wurde ein wenig hin und her diskutiert, der Ehemann wusste sich auch keinen Rat. Die Pflegekraft bat daraufhin den Ehemann, einfach genau zu schildern, wie die körperliche Pflege sich morgens in der Durchführung durch den Ehemann darstellte. Der Ehemann begann zu erzählen, wie das Weckritual aussah; dass er nämlich mit seiner Frau zunächst eine Tasse Kaffee am Bett trinken würde, sie dann ins Badezimmer bringen und dort ganz laut einen Schlagersender im Radio anstellen würde. Gemeinsam würden sie ein Lied singen, und er würde dann beginnen, seine Frau zu waschen. Oftmals würde das Waschen unterbrochen durch lautes Mitsingen eines bekannten Liedes im Radio.

Für diese an Demenz erkrankte Frau war das Ritual „Radio an und laut mitsingen" bei der morgendlichen Körperpflege zwingend erforderlich. Für den Ehemann bestand keine Notwendigkeit, die Pflegekräfte auf dieses Ritual hinzuweisen, da er der Meinung war, dass die „Pflegeprofis" ja sicher alles wissen würden.

Wahrscheinlich wäre die Qualität der Versorgung in den ersten Tagen eine andere gewesen, wenn die Pflegekraft bei der Aufnahme die Zeit gefunden hätte, den Ehemann mit einzubeziehen und nach den Wünschen und Gewohnheiten und/oder dem genauen Ablauf der Körperpflege seiner Ehefrau zu fragen.

Tipps und Hilfen zum Umgang erfragen

Letztlich haben alle Menschen in irgendeiner Form Gewohnheiten oder bestimmte festgelegte Abläufe, die sie mehr oder weniger pflegen und die wichtig sind für das Gelingen eines Tages. Für diejenigen, die eine zu pflegende Person betreuen, ist es daher zwingend erforderlich, im Rahmen der Informationssammlung Kenntnisse dieser lieb gewonnenen Gewohnheiten und Rituale zu haben. Dies gilt ganz besonders für die Versorgung von Menschen mit Demenz oder geistigen Einschränkungen.

Die Kenntnis der mutmaßlichen Wünsche und Abneigungen einer zu pflegenden Person trägt maßgeblich zum Erfolg des Pflegeprozesses bei.

Ob diese Informationen im Formular zur Anamneseerhebung/Informationssammlung aufgenommen werden oder in einem extra Biografieblatt, ist dabei irrelevant. Wichtig ist nur, die Daten an einer Stelle innerhalb der Pflegedokumentation zu „sichern" (➤ 2.2, ➤ 2.3).

REFLEXION

Fragen Sie sich zunächst einmal selbst, welche Rituale und Gewohnheiten Sie für sich in Ihrem täglichen Alltag erkennen können. Sind Sie eine Person, die vielleicht morgens erst einmal Ihre Ruhe braucht und vor dem ersten Kaffee nicht ansprechbar ist? Oder erscheinen Sie morgens um 6 Uhr bereits redselig zu Ihrem Dienst?
Überlegen Sie sich danach, welche besonderen Gewohnheiten oder Wünsche die zu pflegenden Menschen haben, die von Ihnen versorgt werden. Finden Sie diese wichtigen Hinweise in der Informationssammlung oder, falls vorhanden, in einem extra Formular zur Biografieerhebung? Ergänzen Sie, falls erforderlich!

ANMERKUNG STRUKTURMODELL

Im Rahmen der Informationssammlung wird besonderer Wert auf die Selbstaussage der pflegebedürftigen Person gelegt. Im Feld B des Formulars zur strukturierten Informationssammlung „SIS®" wird die zu pflegende Person durch offene Einstiegsfragen ermuntert, zu ihrer Sichtweise der derzeitigen Situation, zu ihren Vorstellungen des Hilfebedarfs, ihren ggf. vorhandenen Ängsten, ihrer Befindlichkeit und ihren individuellen Wünschen Stellung zu nehmen. Im Vordergrund steht die narrative Erzählweise, bei welcher der zu pflegende Mensch unterstützt wird, in einen „Erzählfluss" zu kommen. Entscheidend für den Gesprächsverlauf ist das aktive Zuhören der aufnehmenden (Bezugs-)Pflegefachkraft. Die Antworten werden (zusammengefasst) „als Zitat", d. h. im Originalton, niedergeschrieben, um eine ungewollte Interpretation durch die Pflegefachkraft zu vermeiden.
Im weiteren Verlauf der SIS® wird im Feld C1 (Themenfelder 1–6) die fachliche Einschätzung der (Bezugs-)Pflegefachkraft zur Situation dargestellt. Dies erfolgt ggf. ein-

schließlich pflege- und biografierelevanter Daten der zu pflegenden Person. Zusätzlich werden mögliche Risiken mit der zu pflegenden Person/Bezugspersonen und Vorschläge zu entsprechenden Maßnahmen besprochen und das Ergebnis in den jeweiligen Themenfeldern (1–6) festgehalten (Verständigungsprozess).
Dieser bewusste Prozess des sich Annäherns sorgt dafür, dass Pflegekräfte die Situation der pflegebedürftigen Person in ihrer Gesamtheit einordnen können und in Kooperation mit der pflegebedürftigen Person und den Angehörigen/Betreuenden die gewünschten Lösungen im Hinblick auf die Pflege und Betreuung gemeinsam festlegen [21].

5.2.5 Lückenhafte Informationssammlung

Bei der Befragung der pflegebedürftigen Personen im Rahmen einer Qualitätsprüfung oder einer internen Zufriedenheitsbefragung kommt immer wieder heraus, dass Pflegende aufgrund fehlender Informationen einen Menschen anders versorgen, als es sich dieser selber wünschen würde.

FALLBEISPIEL

Eine zu pflegende Person äußerte im Rahmen einer Befragung, dass sie in der Einrichtung jede Woche einmal baden „müsse". Sie äußerte, zu Hause überhaupt kein richtiges Bad gehabt zu haben, und hier habe sie nun sehr große Angst vor der riesigen Wanne. Verstärkt wurde ihre Angst zusätzlich durch den erforderlichen Einsatz eines Lifters. Der Dame war die ganze Angelegenheit, die sie sehr belastete, sehr unangenehm. Trotzdem wollte sie das Problem keinesfalls ansprechen. Sie erwähnte stattdessen, dass alle Pflegekräfte ja so nett seien und sich so viel Mühe mit der Pflege geben würden. Sie wolle nicht undankbar sein. Die Pflegekräfte würden es ja bestimmt nur gut mit ihr meinen.

Die Pflegekräfte waren der Annahme, dass der Bewohnerin das Baden sicherlich gut gefallen würde und taten alles, um ihr dies einmal wöchentlich zu ermöglichen. Alle waren der Meinung, der Dame damit etwas Gutes zu tun. Tatsächlich ängstigte das Baden diese Dame sehr, doch sie traut sich nicht, dies den Pflegekräften mitzuteilen. So ließ diese Bewohnerin bereits seit knapp einem Jahr das wöchentliche Baden über sich ergehen.

Nur wenn Informationen allen Pflegekräften in schriftlicher Form vorliegen, kann die pflegerische Versorgung im Sinne der zu pflegenden Person gewährleistet werden.

Fehlende/lückenhafte Informationen können negative Auswirkungen haben

Wäre bei der Aufnahme eine ausführliche Anamnese bzw. Informationssammlung erhoben worden, wäre den Pflegekräften bekannt gewesen, dass diese Frau ihr ganzes Leben nicht gebadet hat und ihre Waschgewohnheit darin bestand, sich am Spülbecken in ihrer Küche zu waschen. Eine kurze Nachfrage, ob sie jetzt die Möglichkeit des Baden nutzen wollte oder eben nicht, wäre für alle Beteiligten hilfreich gewesen.

Pflegende tun gut daran, nicht von sich auf andere zu schließen und lieber einmal mehr Informationen darüber zu erfragen, wie die zu pflegende Person die Versorgung tatsächlich wünscht.

REFLEXION

Beantworten Sie sich selbst die folgenden Fragen:
- In welchen Situationen in Ihrem Pflegealltag folgen Sie Ihren Annahmen und handeln vielleicht aufgrund fehlender Informationen zu früheren Gewohnheiten und Rituale einer zu pflegenden Person entgegen ihren Wünschen?
- Was wären Ihre Wünsche, Gewohnheiten oder Abneigungen, die Sie im Rahmen einer pflegerischen Versorgung unbedingt berücksichtigt haben möchten?

5.2.6 Informationssammlung im Verlauf der Pflege

Informationssammlung im Verlauf der Versorgung

Die Informationssammlung im weiteren Verlauf der Pflege eines Menschen wird in der Praxis sehr unterschiedlich gehandhabt (> Tab. 5.5). Handelt es sich um eine klassische „Anamnese" (pflegerische Vorgeschichte), wird diese üblicherweise einmalig bei Aufnahme erhoben. Alle weiteren Veränderungen werden dann über die Pflege-/Maßnahmenplanung dokumentiert (> Tab. 5.5, Variante 1).

Wichtig: Es ist wenig sinnvoll, neben einer ständigen Aktualisierung der Anamnese/Informationssammlung für Themen, **in denen keine Probleme ermittelt wurden,** die Fähigkeiten und Ressourcen nochmals in der Pflege-/Maßnahmenplanung zu beschreiben. Hierbei handelt es sich um eine doppelte Dokumentation. Wird ein Formular zur „Informationssammlung" eingesetzt, wird dieses oft fortlaufend um wichtige Informationen ergänzt. Die Anpassungen sind durch die Angabe eines Datums und dem Handzeichen der ergänzenden Pflegefachkraft im Formular lückenlos nachvollziehbar. Zumeist gibt es dazu eine eher kürzere Pflege-/Maßnahmenplanung, in der sich nur die tatsächlichen Probleme/Risiken bearbeitet finden. Oftmals finden sich Informationen doppelt sowohl in der Informationssammlung als auch in der Pflege-/Maßnahmenplanung beschrieben (> Tab. 5.5, Variante 2).

Tab. 5.5 Möglichkeiten der Informationssammlung

Variante 1	Variante 2	Variante 3 (Strukturmodell)
(Einmalige) Anamnese bei Aufnahme	Informationssammlung bei Aufnahme	Informationssammlung bei Aufnahme in der SIS ® inklusive Problem-/Risiko- und Ressourcenbeschreibung sowie pflege- und betreuungsrelevante biografische Daten
Keine Ergänzungen	Fortlaufende Ergänzung wichtiger Informationen	Ggf. Ergänzung und Neuanlagebei gravierenden Veränderungen
+	+	+
Ausführliche Pflege-/Maßnahmenplanung für alle Bereiche, unabhängig davon, ob es Probleme/Risiken gibt	Verkürzte Pflege-/Maßnahmenplanung für die ermittelten tatsächlichen Probleme/Risiken	Individuelle Maßnahmenplanung

ANMERKUNG STRUKTURMODELL

Im Strukturmodell erfolgt die Informationssammlung einschließlich Problem-/Risikobeschreibung und den vorhandenen Ressourcen/Fähigkeiten in der eigens dafür entworfenen strukturierten Informationssammlung „SIS®". Diese wird nur bei gravierenden Veränderungen, die wesentliche Aspekte der Themenfelder und entsprechende Einschätzungen in der Risikomatrix betreffen, angepasst (bei EDV-gestützter, sogenannte Versionierung) bzw. (in der papiergestützten Dokumentation) neu erhoben. (Kleine) Veränderungen, bei gleichbleibender fachlichen Situationseinschätzung der SIS®, sind über Einträge im Berichtswesen und den daraus folgenden Anpassungen in der Maßnahmenplanung nachvollziehbar (➤ Tab. 5.5, Variante 3).

Die Informationssammlung stellt grundsätzlich einen fortlaufenden Prozess vom Erstkontakt bis zur Beendigung des Pflegeauftrags dar.

Die weiterführende Informationssammlung während des gesamten Pflegeprozesses erfolgt z. B. durch

- regelmäßige Pflege-/Maßnahmenplanungsgespräche (Evaluationsgespräche) mit dem Pflegebedürftigen und ihren Bezugspersonen,
- Übergabe- und Teamgespräche,
- Bewohner-/Klientenbesprechungen, Fallbesprechungen,
- professionsübergreifenden Austausch, z. B. mit Ärzten und therapeutischem Fachpersonal,
- Pflegevisiten,
- Kundenzufriedenheitsbefragungen.

Gesichert werden alle Informationen in der Pflegedokumentation der zu pflegenden Person. Der Verlauf der Entwicklung der Pflege und Betreuung eines Menschen sollte nachvollziehbar sein. Wo sich allerdings die fortlaufenden Informationen beschrieben finden bzw. welche Formulare dazu verwendet werden, obliegt jeder Einrichtung selbst.

Informationssammlung auf verschiedenen Formularen

Wichtige Informationen, die sich auf anderen Formularen als der Anamnese/Informationssammlung befinden, z. B. Pflegevisitenprotokoll oder Arztbrief, sollten je nach Wichtigkeit übertragen werden. Ist dies aufgrund der Fülle von Daten nicht möglich, sollte sich ein Verweis in der Pflegedokumentation finden wie „Weitere Informationen zu XY finden sich im Zusatzordner".

Der aktuelle Zustand einer zu pflegenden Person lässt sich aus allen gesammelten Informationen ableiten.

Zweck der Informationssammlung im Verlauf der Pflege

Hervorzuheben ist, dass die Informationssammlung im Verlauf der Pflege unterschiedlichen Zwecken dient:

- Vor und unmittelbar bei der Aufnahme eines pflegebedürftigen Menschen werden Informationen gesammelt, um sich einen ersten Überblick über die vordergründigen Risiken und Probleme dieses Menschen zu verschaffen und die erste Maßnahmenplanung anlegen zu können.
- In der folgenden Phase des näheren Kennenlernens einer zu pflegenden Person werden weitere Informationen gesammelt, um die Pflege ganz individuell auf die jeweilige Person ausrichten und ihre vordergründigen Probleme/Risiken genauer einschätzen und bearbeiten zu können.

- bei gravierenden Veränderungen bzw. wenn sich völlig neue Aspekte in der Pflege und Betreuung ergeben, wird durch die „Neuanlage" einer Informationssammlung der Verlauf der Pflege und Betreuung nachvollziehbar.

Sicherheit für Pflegende

Das Wissen um die persönlichen Lebensgewohnheiten oder Umstände einer zu pflegenden Person ermöglicht es den Pflegekräften, Abweichungen in der pflegerischen Versorgung von der sogenannten „Norm" nachvollziehbar erklären zu können.

Mit der Sicherung wichtiger Informationen wird das Bestreben der professionell Pflegenden, den ihnen anvertrauten Menschen mit seiner Lebensgeschichte auch tatsächlich ernst zu nehmen, unterstützt. Dies gilt insbesondere auch bei der Ablehnung von Pflegehandlungen (➤ 4.1).

Erhalten Pflegende bei der Informationssammlung z. B. den biografischen Hinweis, dass das Gewicht eines neuen Bewohners immer bei 40–42 Kilo lag und dieser sehr zufrieden mit seinem (Unter-)Gewicht ist und deshalb auch keine Veränderungen wünscht, entlastet diese (Selbst-)Aussage die Pflegekräfte davon, ein für diesen Menschen völlig unpassendes „Normalgewicht" für über 65-Jährige anzustreben.

Auf der Grundlage einer fortlaufenden Informationssammlung ist es möglich, den Pflegeprozess mit allen pflegefachlichen Entscheidungen nachvollziehbar darzustellen.

5

REFLEXION

Legen Sie in Ihrer Mustermappe zur Pflegedokumentation fest, innerhalb welcher Zeitspanne Sie das Formular zur Informationssammlung ausfüllen wollen und auch, ob und in welchen Abständen Sie dieses ergänzen oder erneuern. Benennen Sie auch mögliche Ausnahmeregelungen, wie z. B. notfallmäßige Aufnahme oder Aufnahme am Wochenende.

5.3 Pflegefachliche Einschätzung und Dokumentation von Problemen/Risiken

5.3.1 Wann ist ein Problem ein Pflegeproblem?

Definition eines Problems

Immer wieder stellt sich für Pflegende die Frage, was denn nun ein Pflegeproblem ist und was nicht. In der Grundsatzstellungnahme Pflegeprozess und Dokumentation [17] wird ein Pflegeproblem wie folgt definiert:

„Ein Pflegeproblem besteht dann, wenn die für die Bewältigung des Alltags notwendige Unabhängigkeit und das Wohlbefinden des Pflegebedürftigen beeinträchtigt sind und diese nicht eigenständig kompensiert werden können."

Medizinische Diagnose ist **nicht** das (pflegerische) Problem

Professionell Pflegende bearbeiten grundsätzlich nur Pflege- und Betreuungsprobleme sowie (potenzielle) Risiken. Sie beschäftigen sich nicht mit medizinischen Diagnosen, sondern mit den sich aus den medizinischen Diagnosen ergebenden Beeinträchtigungen. So stellt z. B. die medizinische Diagnose eines Diabetes mellitus oder eines Morbus Parkinson für sich allein kein pflegerisches Problem dar. Erst wenn ein Mensch mit Diabetes z. B. stark schwankende BZ-Werte hat oder die Diagnose des Morbus Parkinson mit einem Sturzrisiko einhergeht, ergeben sich zu bearbeitende (Pflege-)Probleme.

Unterschiedliche Wahrnehmung eines Problems

Einschränkungen und Fähigkeitsstörungen, die die Unabhängigkeit und das Wohlbefinden einer zu pflegenden Person beeinträchtigen und so ggf. ein Problem darstellen, werden von den am Pflegeprozess Beteiligten durchaus sehr unterschiedlich wahrgenommen. So kann es vorkommen, dass die pflegebedürftige Person ein für die professionell Pflegenden vorhandenes Problem selbst nicht sieht und sich auch in keiner Weise in ihrer Unabhängigkeit oder ihrem Wohlbefinden beeinträchtigt sieht und sich deshalb für sie auch keinerlei Handlungsbedarf ergibt.

Situation der pflegebedürftigen Person ganzheitlich erfassen

Professionell Pflegende müssen grundsätzlich ein primäres Interesse daran haben, einen Menschen in seiner Ganzheit zu verstehen und sich in ihn und seine Situation einzufühlen.

Nur so gelingt die reale Einschätzung, in welchen Bereichen und in welcher Form Unterstützungsbedarf auch tatsächlich geplant und geleistet werden muss. Professionell Pflegende berücksichtigen hierbei u. a.

- das pflegefachliche Know-how,
- die Wünsche, Bedürfnisse und den Wissensstand der zu pflegenden Person,
- die Wünsche, Bedürfnisse und den Wissensstand der Bezugspersonen,
- rechtliche Anforderungen.

Anwendung des „pflegefachlichen Filters"

Professionell Pflegende nutzen bei der Einschätzung einer Pflegesituation immer ihr fachliches „Know-how". Fachwissen, Berufserfahrung und ein ständiger Austausch mit den anderen Pflegekräften sorgen dafür, dass eine professionelle Pflegekraft Situationen schnell erfassen und Probleme ableiten kann. **Professionell Pflegende betrachten eine Situation immer durch einen „pflegefachlichen Filter".**

Einschätzung potenzieller Probleme und Risiken

Die Feststellung und Bearbeitung von aktuellen tatsächlichen und ganz offensichtlichen Problemen gelingen in der Praxis meist sehr gut. Die Einschätzung der „potenziellen (wahrscheinlichen)" Probleme und Risiken sofort bei Annahme des Pflegeauftrags können eine Herausforderung sein. Insbesondere, wenn die zu pflegende Person diese für sich nicht sieht.

So wird eine Pflegekraft aufgrund ihres Fachwissens und ihrer Erfahrung bei einem Menschen, der die Notwendigkeit des Waschens nicht einsieht und sich durch seinen ggf. starken Körpergeruch nicht in seiner Unabhängigkeit und seinem Wohnbefinden beeinträchtigt sieht, diesen Aspekt trotzdem als potenzielles Problem, nämlich der „Gefahr der Hautschädigung" erkennen und ansprechen bzw. beschreiben. Dies unabhängig davon, ob und wie sich dieses Problem lösen lässt. Hier ist im Anschluss an das pflegefachliche Erkennen, einmal mehr die Beratungs- und Aufklärungskompetenz der Pflegenden der betreuten Person gegenüber gefordert (➤ 4.1 und ➤ 6.1).

Das Erkennen von potenziellen Problemen obliegt der Pflegefachkraft.

Auf verdeckte Probleme achten

Die Anwendung des fachlichen Filters kann professionelle Pflegekräfte allerdings auch dazu verleiten, verdeckte Probleme einer zu pflegenden Person und ggf. ihrer Bezugspersonen nicht als solche zu erkennen oder wahrzunehmen.

Hat ein Mensch z. B. in seinem Leben immer geraucht oder Alkohol getrunken und kann er sich diese „Genussmittel" nun aufgrund seiner Immobilität nicht mehr selbstständig beschaffen, kann diese Situation für ihn u. U. eines der größten Probleme seiner Pflegebedürftigkeit darstellen. Es wird nicht ein mögliches Dekubitusrisiko oder die Gefahr einer Thrombose im Vordergrund stehen, sondern zunächst einmal die Beschaffung von Zigaretten und alkoholischen Getränken.

Der Erfolg des Pflegeprozesses hängt entscheidend vom Erkennen oder Nicht-Erkennen der individuellen (verdeckten) Probleme einer zu pflegenden Person ab.

Verhalten und Stimmung beachten

Pflegende sind hier aufgefordert, durch gezielte Gespräche, Wahrnehmen des Verhaltens und der Stimmungslage der zu pflegenden Person und letztlich durch den Aufbau einer professionellen zwischenmenschlichen Beziehung dafür Sorge zu tragen, dass auch versteckte Probleme bearbeitet werden können. Eventuelle Vermutungen der Pflegenden zu einer bestimmten Problematik sollten, falls möglich, mit der zu pflegenden Person und auch gemeinsam im Team besprochen und genau überprüft werden.

Im Vordergrund steht immer die Haltung, wirklich erfahren zu wollen, wie die zu pflegende Person ihre eigene Situation einschätzt bzw. was sie uns zu ihrer Situation sagen würde, falls sie dies in der Realität nicht mehr äußern könnte.

Pflegende sollten immer wieder reflektieren, inwieweit sie das Recht für sich in Anspruch nehmen können, für andere Menschen festzulegen, wann ein Problem besteht oder nicht!

Bezugspersonen einbeziehen

Bei der Einschätzung von Problemen sollten neben den Erwartungen des Pflegebedürftigen möglichst auch die Erwartungen der Bezugspersonen Berücksichtigung finden (➤ 3.1.2). Zu einer objektiven Einschätzung einer Situation können folgende Fragen hilfreich sein, die an die zu pflegende Person bzw. ihre Bezugspersonen gestellt werden:

- Wie schätzen Sie selbst Ihr (Haupt-)Problem/das (Haupt-)Problem Ihrer Mutter/Ihres Vaters ein?
- Was ist vorrangig für Sie selbst/für Sie als Bezugsperson wichtig?
- Was genau an Unterstützung wünschen Sie sich von uns im Rahmen der Pflege- und Betreuung?

Die Pflegekraft wird ihre eigene Einschätzung mit dem Verhalten und den Aussagen der zu pflegenden Person bzw. ihrer Bezugspersonen abgleichen:

- Was äußert die zu pflegende Person auf Nachfrage konkret zu einem angesprochenen Problem?
- Wie ist die Wahrnehmung der an der Pflege Beteiligten?
- Wie ist die Beziehung der zu pflegenden Person zu ihren Bezugspersonen?
- Stimmt das Verhalten der zu pflegenden Person mit dem, was sie äußert, überein?

Pflegende sollten die unterschiedliche Dringlichkeit der zu planenden Probleme/Risiken beachten.

Tab. 5.6 Anwendung der 3er-Regel als Orientierungshilfe zur Problemfindung

Fragen der 3er-Regel	Erläuterung/Beispiele
1. Gehört das Thema zu einem im Alter und bei vorliegender Pflegebedürftigkeit (in der Langzeitpflege) am häufigsten vorkommendes Risiko? → Zu diesen Themen gibt es auch Expertenstandards.	• Risiko Dekubitus • Risiko Sturz • Risiko Ernährung (Nahrungs- und/oder Flüssigkeitsmangel) • Risiko (Harn-)Inkontinenz • Risiko Schmerz
1. Ist das Thema besonders gefahrenbehaftet?	• Hinlauf-/Wandertendenz • Selbst-/Fremdgefährdung • Gefahr von Vereinsamung/Isolation • Gefahr von Aspiration, Soor/Parotitis, Intertrigo, Obstipation • etc.
1. Welche (weiteren) Themen sind für die zu pflegenden Person oder ihre Bezugsperson(en) besonders belastend bzw. relevant?	• Bewältigung/Akzeptanz Einzug/Umzug in die Einrichtung • Bewältigung/Neugestaltung des letzten Lebensabschnittes • Wahrung der Intimsphäre/Rückzugsmöglichkeiten • Einschränkungen in der Kommunikation • etc.

Bei der Entscheidungsfindung, ob ein Problem von der Pflegekraft bearbeitet bzw. „eröffnet" werden sollte und auch mit welcher Dringlichkeit, kann die Anwendung der **3er-Regel** Sicherheit bieten!

Problemfindung mit 3er-Regel

Hierbei prüft die Pflegekraft in einem (ersten) Schritt, ob es sich um einen in der Langzeitpflege am häufigsten vorkommenden Risikobereich handelt, der mit zunehmendem Alter und bei Vorliegen von Pflegebedürftigkeit von besonderer Bedeutung ist. Danach erfolgt die Frage von weiteren stark gefahrenbehafteten Themen und im dritten Schritt wird von der Pflegekraft geklärt, welche weiteren Themen für die zu pflegende Person bzw. ihre Bezugspersonen von besonderer Relevanz sind (➤ Tab. 5.6).

Die Anwendung der 3er-Regel kann der weiteren Orientierung dienen, ob ein Problem „eröffnet" werden sollte oder nicht.

Die drei Schritte müssen nicht in der exakten Reihenfolge eingehalten werden. Sie sind lediglich „orientierungsgebend" zur Problemfindung zu nutzen.

Wichtig: Nur durch eine intensive Beschäftigung mit allen Aspekten, die einen zu pflegenden Menschen betreffen, lässt sich ableiten, ob und in welchen Bereichen die Notwendigkeit der Bearbeitung eines Pflegeproblems besteht.

Grundsätzlich gilt: „Keine Probleme machen (planen), wo keine sind."

Kommunikation mit allen an der Pflege Beteiligten

Durch ein wirkliches Interesse an der zu pflegenden Person und durch die Zusammenarbeit aller an der Pflege Beteiligten werden nach Abwägen aller

Faktoren die dringlichsten Probleme dieser Person sichtbar. Die Steuerung des Pflegeprozesses, hier die Kommunikation mit allen an der Pflege Beteiligten, obliegt der (Bezugs-)Pflegefachkraft (➤ 1.1.2).

Wahrnehmung aller an der Pflege und Betreuung Beteiligten

Bei Menschen, die aufgrund kognitiver Einschränkungen keine Auskünfte geben können, stellen neben den Aussagen der Bezugspersonen die Wahrnehmung der professionell Pflegenden und deren aussagekräftige Beschreibung in der Pflegedokumentation die wichtigsten Aspekte bei der Erkennung von Pflegeproblemen dar.

REFLEXION

Schlüpfen Sie bei der nächsten Problemerstellung für eine pflegebedürftige Person einmal in deren Rolle. Wie sehen Sie die Situation aus ihrer Welt heraus? Was empfinden Sie stellvertretend für die zu pflegende Person? Werden Ihnen Probleme bewusst, die Sie in Ihrer Fachlichkeit bisher übersehen oder anders eingeschätzt haben? Was denken Sie in der Rolle der zu pflegenden Person über das Handeln der Pflegekräfte? Was würden Sie den Pflegekräften gerne aus Ihrer Sicht mitteilen wollen? Bitten Sie auch Ihre Kolleginnen und Kollegen, diese Einfühlungsübung durchzuführen. Tauschen Sie Ihre Erfahrungen aus und überprüfen Sie die Problemformulierungen, suchen Sie ggf. das Gespräch mit der zu pflegenden Person/den Bezugspersonen und aktualisieren Sie bei Bedarf.

5.3.2 Aufbau und Struktur eines Pflegeproblems

Probleme individuell und aussagekräftig formulieren

Bei der Problemformulierung geht es darum, dass alle an der Pflege Beteiligten sich ein Bild von den individuellen Problemen der zu pflegenden Person machen können. Nur so wird pflegerisches Handeln nachvollziehbar. Problemformulierungen sollten daher nicht zu allgemein gehalten werden. Die Pflegeproblemformulierung „Mobilisation eingeschränkt" ist nicht ausreichend.

Eine Problembeschreibung ist eine Aussage über Zustände, die Pflege erfordern [17].

P-E-S-R-Formel anwenden

Zur übersichtlichen, aussagekräftigen und individuellen Beschreibung der zu bearbeitenden Probleme kann es hilfreich ein, sich bei der Beschreibung eines Problems an der **„P-E-S-R-Formel"** zu orientieren. Neben dem Problem (= P) werden die Ursache bzw. „Etiology" (= E) und die Symptome (= S) mit formuliert. Abschließend werden die zum Problem passenden Ressourcen bzw. Fähigkeiten (= R) beschrieben. Hierbei ist es nicht zwingend notwendig, sich an die genaue Abfolge zu halten. Vielmehr dient die „P-E-S-R-Formel" der eigenen Sicherheit der Pflegekraft, ob tatsächlich jeder Aspekt bei der Problemformulierung beschrieben wurde (➤ Tab. 5.7).

Die Problemformulierung kann hierbei durch die Verknüpfung von Problem und Ursache(n) sehr übersichtlich und kurz beschrieben werden:

- Erhöhtes Sturzrisiko *bedingt durch* Gleichgewichtsstörungen …
- Eingeschränkte Kommunikation *aufgrund* motorischer Aphasie …
- *Unselbstständige Nahrungs- und Getränkeaufnahme infolge von* Versteifung der Fingergelenke …

Tab. 5.7 Problembeschreibung nach P-E-S-R-Formel

Problembeschreibung	Erläuterung	Beispiel
P = Pflegeproblem → „Worum geht es"?	• Ggf. einschließlich eventueller **Individualisierung,** wie z. B. Benennung der besonders gefährdeten Hautstellen beim Dekubitusrisiko oder individuelle Beschreibung der Situationen, in denen eine zu pflegende Person besonders zu Stürzen neigt bzw. bereits gestürzt ist	Dekubitusrisiko, besonders gefährdete Hautregionen sind re. Ferse in Rückenlage und Sakralbereich beim Sitzen im Rollstuhl
E = Etiology (Ursache) → Welche Einschränkungen oder auch Einflussfaktor(en) gibt es aus pflegerischer Sicht: „Warum besteht ein Problem?" **Wichtig:** Medizinische Diagnosen vermeiden!	• Ggf. Begriffe wie *„aufgrund", „infolge von"* oder *„bedingt durch"* zur Verknüpfung nutzen • Ggf. Formulierungen der eingesetzten Risikoskalen/Assessmentinstrumente verwenden	Bedingt durch Kraftlosigkeit und reduzierten Antrieb …
S = Symptom(e) → Wie zeigt sich das Problem im Alltag? (Kurze) Beschreibung, was sich direkt/indirekt beobachten/ableiten lässt.	• Beschreibung in „bildhafter" Sprache • Ggf. Formulierungen der eingesetzten Risikoskalen/Assessment-Instrumente verwenden	Frau M. reibt in Rückenlage die re. Ferse über das Laken und verändert ihre Position im Rollstuhl aus eigenem Antrieb kaum …
R = Ressource(n) → Fähigkeiten/Potenziale, die dem Problem ggf. entgegenwirken **Wichtig:** Nur zum Problem „passende" Ressourcen beschreiben!	• Fähigkeiten der zu pflegenden Person • Eingesetzte Hilfsmittel • Wissen zur Thematik (z. B. bereits erfolgte Beratung/Aufklärung der zu pflegenden Person oder der Bezugsperson[en]) • Ggf. Aussagen/Hinweise zur Biografie und/oder Selbstbestimmung der zu pflegenden Person	Haut an den gefährdeten Stellen ist intakt. Weichlagerungssitzkissen für Rollstuhl vorhanden… Frau M. verändert nachts ihre Position geringfügig, ist motiviert, sich aktiv zu bewegen bzw. „mitzuhelfen" … Frau M. (alternativ Angehörige) ist beraten und informiert zum Risiko und den möglichen Maßnahmen …

- Selbstversorgungsdefizit bei der Körperpflege *bedingt durch* Störungen im Handlungsablauf …

Genaue Ursache suchen und Probleme mit Ursache verknüpfen

Da ein Problem viele verschiedene Ursachen haben kann, wird es auch viele unterschiedliche Maßnahmen geben (➤ Tab. 5.8). Deshalb sollten insbesondere die Ursachen eines Problems sehr genau herausgearbeitet und, wenn

Tab. 5.8 Auswirkungen der Ursachen eines Problems auf die Maßnahmen

Unterschiedliche Ursachen	Mögliche Maßnahmen
Verminderte Flüssigkeitszufuhr. Frau D. hat Angst vor dem beschwerlichen Weg zur Toilette ...	• Verbindliche Zeiten für den Toilettengang vereinbaren und begleiten • Mit Rollstuhl zur Toilette schieben • Ausscheidung auf Toilettenstuhl im Zimmer
Verminderte Flüssigkeitszufuhr infolge von Störungen des Kurzzeitgedächtnisses. Frau D. vergisst zu trinken ...	• Ans Trinken erinnern • Gemeinsam trinken/mittrinken • Glas in die Hand reichen, zur Flüssigkeitsaufnahme motivieren/auffordern
Verminderte Flüssigkeitszufuhr aufgrund langjähriger Gewohnheit. Frau D. äußert, kein Durstgefühl und immer schon wenig getrunken zu haben ...	• Beratung und Information zum Risiko einer verminderten Flüssigkeitszufuhr • Rituale zur Flüssigkeitsaufnahme vereinbaren/einführen • Trinkplan mit festen Zeiten erstellen • Lieblingsgetränk(e) bereitstellen

z. B. Maßnahmen nicht greifen, gründlich hinterfragt werden. Nur so können „passende" Maßnahmen geplant und die Probleme erfolgreich gelöst werden.

FALLBEISPIEL

In der Pflegedokumentation von Frau Meier findet sich als ärztliche Diagnose und auch als Pflegeproblem eine abhängig kompensierte Inkontinenz beschrieben. Als „Symptom" ist unter anderem aufgeführt, dass Frau Meier die Toilette nicht aus eigenem Antrieb aufsucht und keinen Harnabgang bemerkt. Im Rahmen einer Fallbesprechung im Team zeigte sich dann, dass Frau Meier zwar jeden Tag mehrmals eingenässt in ihrem Zimmer vorgefunden wurde, sie aber durchaus nach eigenen Angaben Harndrang bemerkte, ihn nur nicht mehr lange (ein-)halten konnte. Da sie aufgrund ihres eingeschränkten Gehvermögens die Toilette selbstständig nicht mehr schnell genug erreichen konnte, war sie häufig eingenässt. Die eigentliche Problematik aber lag darin, dass Frau Meier sich schämte, Hilfe für den Toilettengang anzufordern. Wie sich herausstellte, war sie gar nicht harninkontinent!

Ständiger Austausch untereinander

Durch den ständigen Austausch der Pflegenden untereinander über die eigenen Beobachtungen und das erlebte Verhalten der zu pflegenden Person ist die Chance groß, die wirklichen Probleme herauszufinden. Dies bedeutet für alle Mitarbeitende des Teams eine ständige Auseinandersetzung mit dem Prozess der pflegerischen Versorgung.

Pflegende sollten immer wieder hinterfragen, ob sie tatsächlich das zur Situation „passende" Problem und die dazu „stimmige" Ursache herausgefunden haben!

REFLEXION

Überprüfen Sie die von Ihnen formulierten Pflegeprobleme im Hinblick auf die beschriebenen Aspekte. Achten Sie insbesondere auf die Einarbeitung der Risiken. Überarbeiten und ergänzen Sie, falls erforderlich.

5.3.3 Grundregeln der Problemformulierung

Bearbeitung der wichtigsten Probleme/Risiken

Die Verschriftlichung der (ersten) Probleme erfolgt bereits im Rahmen der Informationssammlung bei Aufnahme einer zu pflegenden Person – hier mit Schwerpunkt auf Risiken und sofort sichtbare Probleme. Es ist nachvollziehbar, dass Probleme oder Risiken, die einen sofortigen Handlungsbedarf erforderlich machen, nicht erst nach zwei Wochen formuliert werden können. Zudem brauchen alle an der Pflege Beteiligten einen ersten vorläufigen „Arbeits- bzw. Ablaufplan", um fachgerecht handeln zu können.

Bei Annahme des Pflegeauftrags sind die wichtigsten Probleme/Risiken unverzüglich zu eröffnen!

Pflegende sollten sich in der Langzeitpflege erlauben, zunächst nur wenige wirklich wichtige Probleme/Risiken zu formulieren und sich die Zeit nehmen, in den nächsten Tagen fortlaufend eine (ausführliche) individuelle Pflegeprozessplanung zu erstellen.

Positive und wertneutrale Problemformulierungen

5

Auch bei der Beschreibung von Problemen ist zwingend auf eine wertneutrale und positive Formulierung zu achten (➤ 3.2.3). Mag die Pflege auch noch so schwierig sein, bewertende oder abwertende Problembeschreibungen, in denen womöglich noch ein Vorwurf formuliert ist, lassen jede Pflegefachlichkeit vermissen und sind unbedingt zu vermeiden.

Angabe des Namens in der Problemformulierung nicht erforderlich

Bei der Formulierung von Problemen ist die Angabe des Namens der zu pflegenden Person nicht erforderlich, da sich dieser aus der Dokumentation ableiten lässt.

Gleichzeitig äußern Pflegekräfte, dass ihnen eine Problemformulierung mit Angabe des Namens leichter fällt, weil sie sich dem zu pflegenden Menschen „näher" fühlen oder es Ihnen wichtig ist, mit Angabe des Namens ihre Wertschätzung/Verbundenheit für den zu pflegenden Menschen auszudrücken. Letztlich ist es eine Geschmackssache, die Problemformulierung mit oder ohne Namen der zu pflegenden Person zu formulieren. Zu bedenken ist jedoch, dass eine Problemformulierung mit Einbeziehung des Namens deutlich umfangreicher ist.

ANMERKUNG STRUKTURMODELL

Im Strukturmodell erfolgt als erstes Element des vierphasigen Pflegeprozesses die Beschreibung der Einschätzung zur Situation der zu pflegenden Person in der wissenschaftsbasierten strukturierten Informationssammlung „SIS®". Im Vordergrund steht dabei eine knappe Darstellung der pflege- und betreuungsrelevanten Aspekte der zu pflegenden Person mit den daraus resultierenden Handlungsbedarfen (Problemen). Hierbei finden sich, zugeordnet zu den sechs Themenfeldern der „SIS®", neben der Angabe von Fähigkeiten und Fertigkeiten (Ressourcen) auch die für die Versorgung relevanten biografischen Daten. Abschließend erfolgt in der Risikomatrix auf Grundlage der zuvor gesammelten und beschriebenen Informationen eine (Erst-)Einschätzung der in der Langzeitpflege am häufigsten vorkommenden Pflegerisiken (SIS®-Beispiele s. Anhang).

5.4 Pflegefachliche Einschätzung und Dokumentation von Ressourcen

5.4.1 Ressourcen erkennen

In den Richtlinien der Spitzenverbände der Pflegekassen zur Begutachtung von Pflegebedürftigkeit nach dem XI. Buch des Sozialgesetzbuches (MDS 2013) findet sich folgende Definition:

Definition einer Ressource

„Ressourcen sind vorhandene Fähigkeiten, Kräfte und Möglichkeiten, die einem kranken, behinderten oder alten Menschen helfen, sein Leben und seine Krankheit oder Behinderung zu bewältigen."

Erkennen der Ressource hat Vorrang

Bei der Einschätzung eines Problems sollte der Blick der professionell Pflegenden daher niemals nur auf die damit verbundenen Einschränkungen gerichtet sein, sondern immer auch auf das Erkennen der noch vorhandenen Möglichkeiten und Fähigkeiten (➤ Tab. 5.9). Restfähigkeiten sind nahezu immer vorhanden.

Grundsätzlich kann davon ausgegangen werden, dass die zu pflegende Person trotz ihrer Beeinträchtigungen noch über verschiedene Restfähigkeiten bzw. Ressourcen verfügt. Nur selten hat die zu pflegende Person überhaupt keine Fähigkeiten mehr. Jedoch sind Ressourcen nicht immer auf den ersten Blick erkennbar. Oftmals hilft hier der Austausch mit anderen Pflegekräften!

Pflegebedürftige Person und Bezugspersonen befragen

Es ist besonders wichtig, die pflegebedürftige Person und die Bezugspersonen zu befragen, wie eine bestimmte Situation erlebt wird und wie damit bisher umgegangen wurde. Oftmals wurden aus der Not heraus wirksame Strategien entwickelt, die jedoch nur auf gezielte Nachfrage geäußert werden.

Es gilt, einer zu pflegenden Person Respekt zu zollen für ihr spezifisches Wissen und den Erfahrungshintergrund, den sie im Laufe ihrer Erkrankung bzw. ihres Lebens gesammelt hat.

Herausforderndes Verhalten als versteckte Ressource erkennen

Beim genauen Hinsehen ist sogar möglich, dass sich hinter herausfordernden, auffälligen Verhaltensweisen einer zu pflegenden Person eine „versteckte" Ressource verbirgt (➤ Tab. 5.10).

5.4.2 Ressourcen individualisieren

Ressourcen konkretisieren ein Problem

Die Angabe der individuellen Fähigkeiten/Ressourcen ergänzt die Problemformulierung und steigert die Aussagekraft des Pflege-/Maßnahmenplans wesentlich; auch eine plausible Maßnahmenplanung ist von der Beschreibung der Ressourcen abhängig!

Bei der Angabe einer Ressource immer auf Plausibilität des gesamten Prozesses (Problem, Ziel- und Maßnahmenformulierung) achten!

5

5

Tab. 5.9 Erkennen von Fähigkeiten/Ressourcen

Motivation einer zu pflegenden Person	
Die Bereitschaft, professionelle Unterstützung anzunehmen, oder die Akzeptanz bzw. Toleranz der vorhandenen Einschränkungen	• *Frau S. ist motiviert, ihre Sprachstörungen zu überwinden.* • *Herr J. zeigt Bereitschaft zur aktiven Mithilfe.* • *Frau H. äußert, wieder alleine essen zu wollen.*
Fähigkeiten der zu pflegenden Person	
Tätigkeiten, die die pflegebedürftige Person eigenständig ausführen kann	• *Frau T. schmiert sich mit der linken Hand ihr Brot.* • *Herr F. bewegt seinen Oberkörper uneingeschränkt.* • *Herr G. unterstützt den Wechsel des Inkontinenzmaterials im Bett durch Anheben seines Gesäßes.*
Wissen der zu pflegenden Person	
Wissen und Kenntnisse bezüglich der Erkrankung oder bestehender Risiken	• *Herr K. ist beraten und informiert zum Sturzrisiko und den möglichen Maßnahmen.* • *Frau B. kennt die Symptome einer Hypo- und Hyperglykämie.* • *Frau A. kennt die Zusammenhänge einer mangelnden Flüssigkeitszufuhr und ihrer Obstipation.*
Hobbys und Vorlieben/Gewohnheiten der zu pflegenden Person	
Tätigkeiten der gewohnten Freizeitgestaltung, Vorlieben und Gewohnheiten, die helfen können, einem Problem entgegenzuwirken	• *Klassische Musik wirkt auf Frau B. beruhigend.* • *Herr F. beschäftigt sich gerne mit Briefmarken.* • *Biografisch ist bekannt, dass Herr L. gerne Obstsäfte trinkt.* • *Frau S. äußert, gerne bei offenem Fenster zu schlafen.*
Bezugspersonen, die ihre Fähigkeiten und Unterstützung einbringen	
Die Bereitschaft und Motivation der Bezugspersonen, mit den Pflegekräften zusammenzuarbeiten, spielt eine nicht zu unterschätzende Rolle. Die Einbeziehung vertrauter Personen in die Pflege-/Maßnahmenplanung sollte grundlegende Beachtung im Rahmen des pflegerischen Handelns finden.	• *Herr W. wäscht seiner Frau jeden Dienstag die Haare.* • *Frau P. kommt täglich zum gemeinsamen Abendbrot zu ihrem Vater.* • *Die Nachbarin bereitet das Abendbrot und kümmert sich um die Einkäufe.*
Einsatz und Nutzung von Hilfsmitteln	
Spezielle Hilfsmittel können die Selbstständigkeit der pflegebedürftigen Person erhalten und fördern oder auch eine Gefahr/Risiko abmildern.	• *Herr A. nimmt sein Mittagessen mit der Tellerrandbegrenzung selbstständig ein.* • *Frau N. bewegt sich mit ihrem Rollator selbstständig in ihrem Zimmer fort.* • *Herr T. liegt auf einer Weichlagerungsmatratze.*

Tab. 5.10 Beispiele für versteckte Ressourcen

Verhalten	Ressource
Störendes Klopfen am Bettgitter	*Herr H. macht sich durch Klopfen ans Bettgitter bemerkbar.*
Unruhiges Umherlaufen	*Frau K. zeigt Stuhl- und Harndrang durch Unruhe (Umherlaufen, wiederholtes Hinsetzen und Aufstehen).*
Ablehnendes Verhalten	*Frau P. äußert Wünsche und Bedürfnisse nonverbal durch Kopfschütteln und Wegschieben der Hand der Pflegekraft.*

FORMULIERUNGSBEISPIEL

Plausible Ressourcenformulierung bei Risiko Nahrungs- und Flüssigkeitsmangel

Problem: *Frau M. nimmt aufgrund der Störungen des Kurzzeitgedächtnisses nicht genügend Nahrung und Flüssigkeit zu sich. Sie sitzt vor dem vollen Teller oder Trinkglas, vergisst zu essen oder zu trinken …*
Ressource: *Kau- und Schluckfähigkeit sowie Fein- und Grobmotorik der Hände sind erhalten, Frau M. nimmt Nahrung und Getränke unter ständiger Anleitung selbst ein …*

FORMULIERUNGSBEISPIEL

Plausible Ressourcenformulierung bei Dekubitusrisiko

Problem: *Frau Z. verändert ihre Position im Bett nicht mehr eigenständig, druckentlastet ihre gefährdete Körperbereiche nicht mehr alleine …*
Ressource: *Sitzstabilität ist für 2 Stunden erhalten, Frau Z. ist motiviert, den Positionswechsel durch Festhalten am Bettseitenschutz zu unterstützen …*

Dokumentation von Ressourcen zeigt Wertschätzung

Pflegende, die ganz bewusst alle vorhandenen Fähigkeiten der zu pflegenden Person herausfiltern, die zu einem ermittelten Problem oder Risiko passen, zeigen deutlich, dass sie den zu betreuenden Menschen mit all seinen Einschränkungen und auch Erfahrungen wertschätzen. Pflegekräfte können so aktiv dem Krankheits- und Abhängigkeitsgefühl der zu pflegenden Menschen entgegenwirken.

Ressourcen sind immer individuell auf das jeweilige Problem bezogen zu formulieren.

Wichtig: Im Gegensatz zur Angabe der Ressourcen in der Anamnese/Informationssammlung, die dort eher allgemein gehalten sein können, sollten im Pflege-/Maßnahmenplan vorrangig die zum jeweiligen Problem „passenden" Ressourcen beschrieben werden.

5.4.3 Ressourcen im Rahmen der Risikoeinschätzung

Fähigkeiten bezogen auf das jeweilige Risiko ausführlich beschreiben

Im Rahmen der Erhebung von Ressourcen zu den in der Langzeitpflege am häufigsten vorkommenden Pflegerisiken kann es hilfreich sein, sich der „Sprache" der Expertenstandards zu bedienen. Pflegende finden hier Orientierung zu den wichtigsten Risikofaktoren und können auf diese Art ihr eigenes Wissen zur Risikoeinschätzung festigen (➢ Tab. 5.11).

Tab. 5.11 Ressourcenformulierungen im Rahmen der Einschätzung der in der Langzeitpflege am häufigsten vorkommenden Risiken

Risiko	Ressourcenbeschreibung
Dekubitusrisiko	Zu pflegende Person • druckentlastet sich eigenständig in sitzender und liegender Position • führt Positionswechsel selbstständig durch • hält eine aufrechte/stabile Sitzposition • führt selbstständig Positionsveränderungen (Mikrobewegungen) und/oder Transfers (aufstehen, sich hinsetzen, sich umsetzen) durch • bewegt sich selbstständig (ggf. mit Hilfsmittel) über kurze Strecken (innerhalb der Wohnung/in Wohnbereich) fort • steigt Treppen • Aktivität und Mobilität sind erhalten • Haut ist intakt …
Sturzrisiko	Zu pflegende Person • geht sicher (ggf. mit Hilfsmittel) • ist sicher im Umgang mit dem Rollator (Hilfsmittel konkret benennen) • bewegt sich selbstständig (ggf. mit Hilfsmittel) über kurze Strecken (innerhalb der Wohnung/Wohnbereich) fort • steigt Treppen • ist mobil und bewegt sich sicher • ist selbstständig in der Mobilität und Beweglichkeit • fordert immer Hilfe an, nutzt den Notruf • schätzt Gefahren realistisch ein … Ggf. **biografieorientierte Aspekte ergänzen,** z. B. • Zu pflegende Person hat sich lt. eigener Aussage immer gerne und viel bewegt, nimmt 1 × wö. auf eigenen Wunsch an der Gymnastik/an der Bewegungsgruppe zur Steigerung der Kraft und Balance teil … • Zu pflegende Person geht regelmäßig 3 × wö. mit seiner Tochter 30 Min. spazieren …
Risiko Nahrungsmangel	Zu pflegende Person • nimmt bereitgestellte, mundgerecht zubereitete Speisen selbstständig mit Gabel oder Löffel auf • erkennt die Notwendigkeit einer ausreichenden Nahrungsaufnahme • äußert Hunger und Nahrungswünsche • isst (mit Appetit) alle Portionen/alle bereitgestellten Speisen auf • hat (seit Jahren) ein konstantes Gewicht … Ggf. **biografieorientierte Aspekte ergänzen,** z. B. • Zu pflegende Person isst besonders gerne Hausmannskost • Zu pflegende Person war immer schlank …
Risiko Flüssigkeitsmangel	Zu pflegende Person • nimmt bereitgestellte Getränke (ggf. mit Hilfsmittel) selbstständig auf • erkennt die Notwendigkeit einer ausreichenden Flüssigkeitsaufnahme • äußert Durst und Getränkewünsche • trinkt alle angebotenen/bereitgestellten Getränke • trinkt durchschnittlich (gemäß Auswertung des Einfuhrplans) über 1.000 ml täglich • hat intakte Schleimhäute, Urin ist klar … Ggf. **biografieorientierte Aspekte ergänzen,** z. B. • Zu pflegende Person trinkt morgens Tee, abends Kaffee, immer stark gesüßt, trinkt gerne Saftschorle • Zu pflegende Person hat lt. Aussage der Tochter nie mehr als 1.000 ml täglich getrunken …

Tab. 5.11 Ressourcenformulierungen im Rahmen der Einschätzung der in der Langzeitpflege am häufigsten vorkommenden Risiken *(Forts.)*

Risiko	Ressourcenbeschreibung
Harninkontinenz	Zu pflegende Person • ist kontinent, hat keinen unwillkürlichen Harnverlust • bemerkt Harndrang und meldet sich • geht eigenständig zur Toilette/meldet sich zum Toilettengang • nutzt Toilette/Toilettenstuhl selbstständig • führt Intimhygiene/Richten der Bekleidung nach Toilettengang selbstständig durch • ist selbstständig im Umgang mit Hilfsmitteln (Urinflasche, kleine Vorlagen etc.) …
Schmerz	Zu pflegende Person • äußert, derzeit keine Schmerzen zu haben • schätzt Schmerzintensität ein • meldet sich bei auftretenden Schmerzen • Schmerzsituation ist stabil • äußert sich zufrieden mit den verordneten Schmerzmitteln/der Bedarfsmedikation • kennt/nutzt Maßnahmen der nicht-medikamentösen Schmerztherapie (z. B. Wärme/Kälte) **Bei Menschen mit kognitiven Einschränkungen:** • Zu pflegende Person zeigt unter Beobachtung keine verbalen/nonverbalen Anzeichen für Schmerz, wirkt in Ruhe, Bewegung und bei Belastung entspannt • Zu pflegende Person zeigt unter ärztl. verordneter Schmerztherapie derzeit keine verbalen/nonverbalen Anzeichen von Schmerz, wirkt in Ruhe, Bewegung und unter Belastung entspannt …

5.4.4 Ressourcen und Selbstbestimmung

Bereits erfolgte Beratung und biografische Daten angeben

Eine bereits durchgeführte Beratung zu einem Problem bzw. Risiko und eventuell relevante **biografieorientierte Aspekte** sollten grundsätzlich mit in die Ressourcenformulierung einfließen. Die Angaben dienen der Individualisierung und zeigen in problematischen Situationen die oftmals geringen Einwirkungsmöglichkeiten der Pflegenden auf, z. B.

- **Problem/Risiko:** Frau F. hat Untergewicht mit einem BMI unter 18,5 …
- **Etiology/Ursache:** bedingt durch jahrelange Diäten und Gewöhnung an geringe Essmengen
- **Symptome:** Frau F. isst jeweils ¼ bis ½ Portion zu den Hauptmahlzeiten, sagt immer: „ich will nicht mehr, ich bin satt" …
- **Ressource(n):** Frau F. ist beraten und informiert bezüglich der möglichen Folgen eines Untergewichts und möglichen Maßnahmen zu Gewichtssteigerung (s. a. Berichtswesen vom …). Frau F. wünscht ausdrücklich keine Veränderung der Situation.
- **Biografieorientierter Aspekt:** Frau F. hat immer auf ihr Gewicht geachtet und äußert auch heute noch, stolz darauf zu sein. Sie war lt. Aussage der Tochter immer sehr schlank, das Gewicht war in den letzten 30 Jahren bis auf Abweichungen von 2–3 Kilo konstant …

Das vorhandene Wissen der zu pflegenden Personen über ein Problem oder Risiko und die Angabe von biografieorientierten Aspekten reduziert die Verantwortung der Pflegekräfte deutlich!

Ressourcenorientierte Pflege planen

Im Pflegeversicherungsgesetz wird die aktivierende, ressourcenfördernde und schützende Pflege ausdrücklich beschrieben.

„Die Hilfen sind darauf auszurichten, die körperlichen, geistigen und seelischen Kräfte der Pflegebedürftigen, auch in Form der aktivierenden Pflege, wiederzugewinnen oder zu erhalten." [§ 2 Absatz 1 Satz 2 SGB XI]

Durch eine entsprechende Ziel- und Maßnahmenplanung können professionell Pflegende nachweisen, dass alle vorhandenen Ressourcen so lange wie möglich geschützt bzw. erhalten und falls möglich noch gefördert werden. Dies wird insbesondere durch die Planung unterstützender Maßnahmen sichtbar, die die noch vorhandenen Ressourcen konkret berücksichtigen.

Vorhandene Ressourcen/Fähigkeiten eines Menschen zu erhalten und zu fördern hat absolute pflegerische Priorität.

REFLEXION

Überprüfen Sie ganz bewusst die von Ihnen formulierten Ressourcen im Hinblick auf die beschriebenen Aspekte. Achten Sie darauf, ob die angegebenen Ressourcen auch tatsächlich zum Problem „passen". Überarbeiten und ergänzen Sie, falls erforderlich. Falls Sie in bestimmten Problembereichen keine Ressourcen angegeben haben, prüfen Sie nochmals, ob es Ressourcen gibt und ergänzen Sie diese oder dokumentieren Sie, dass es keine Ressource gibt.

5

ANMERKUNG STRUKTURMODELL

Die Beschreibung der Ressourcen erfolgt im Strukturmodell in der strukturierten Informationssammlung „SIS®". Zugeordnet zu den sechs Themenfeldern werden hier neben den Problemen und möglichen biografischen Daten auch die Ressourcen und Fähigkeiten der zu pflegenden Menschen beschrieben.

5.5 Realistische Ziele ermitteln und dokumentieren

5.5.1 Grundsätze der Zielformulierung

Angestrebtes Ergebnis

Ein Pflegeziel ist ein in der Zukunft liegendes angestrebtes Ergebnis, ein von allen am Pflegeprozess Beteiligten erwarteter oder auch erhoffter Zustand.

Pflegeziele leiten sich grundsätzlich ab von den Aussagen der zu pflegenden Personen und/oder ihrer Bezugspersonen, von geäußerten Wünschen und Gewohnheiten und von der pflegefachlichen Einschätzung der Situation. Im gegenseitigen Einvernehmen werden *Maßnahmen* geplant, die zur Zielerreichung beitragen.

Wichtig: Bei der Anwendung des sechsphasigen Pflegeprozesses werden die Ziele im 3. Schritt des Pflegeprozesses separat dargestellt (➤ Abb. 5.1). Bei der Nutzung des vier- (und fünf-)phasigen Pflegeprozesses wird darauf verzichtet (➤ Abb. 5.2).

„Smarte" Ziele

Umfasst der Pflegeprozess die Formulierung einzelner Ziele, ist zu beach ten, dass diese immer konkret und überprüfbar sind. Häufig wird in diesem Zusammenhang die „S. M. A. R. T."-Formel empfohlen (➤ Tab. 5.12). Die Anwendung der Formel kann der Orientierung von Zielen dienen, wobei es hierbei nicht erforderlich ist, dass alle fünf Kriterien erfüllt sind.

Eine realistische Zielformulierung motiviert alle Beteiligten, das geplante Ziel gemeinsam zu erreichen.

Eine einfache, aber sehr effektive Methode zur Kontrolle, ob tatsächlich überprüfbare Ziele formuliert wurden, besteht darin, zu reflektieren, ob bei der Evaluation die Frage der Zielerreichung klar mit Ja oder Nein beantwortet werden kann (➤ Tab. 5.13).

Schriftliche Ziele steigern Ausdauer des Handelns

Eine schriftliche Zielformulierung erinnert an den Vorsatz und erhöht die Ausdauer beim Handeln. In der Regel investieren Menschen sehr viel dafür, ihre einmal gesteckten Ziele zu erreichen.

Realistische Ziele

Wichtig: Ein zu hoch gestecktes Ziel, das niemals erreicht werden kann, ist für beide Seiten äußerst demotivierend.

In der Altenpflege kann der Zustand einer zu pflegenden Person häufig nur mit kleinen Schritten gefördert werden. Oftmals geht es sogar nur um die Erhaltung eines Zustands.

Tab. 5.12 Erläuterung „S. M. A. R. T."-Zielformulierung

Abkürzung	Kriterium	Kontrollfrage(n)
S	Spezifisch	Was genau soll erreicht werden? Welche Eigenschaften werden angestrebt? Wo soll das Ziel erreicht werden? Wer ist beteiligt?
M	Messbar	Woran kann die Zielerreichung gemessen werde? Wann weiß ich, dass ich das Ziel erreicht habe?
A	Angemessen/ Akzeptiert	Wirkt das Ziel motivierend? Wird es von den Beteiligten akzeptiert?
R	Realistisch	Ist das gewünschte Ziel erreichbar/machbar?
T	Terminierbar	In welchem Zeitrahmen kann das Ziel erreicht werden?

Tab. 5.13 Mögliche Zielformulierung und Überprüfbarkeit

Mögliche Zielformulierungen	Ja- oder Nein-Antwort möglich?
Stuhlausscheidung mind. 3 × wöchentlich	Kann anhand des Hygieneblatts überprüft und beantwortet werden
Geht sicher mit Rollator innerhalb seines Zimmers/seiner Wohnung	Kann durch Eintragungen zu Fortbewegung bzw. Gehen im Berichtswesen und/oder durch Eintragungen der Physiotherapeutin (z. B. auf dem Therapieblatt) beantwortet werden

Für einen Menschen, der an Demenz erkrankt ist und der dadurch die Notwendigkeit der Körperpflege nicht mehr verstehen und einsehen kann, ist es aus fachlicher Sicht wenig sinnvoll, als Ziel zu formulieren: „Frau B. erkennt Notwendigkeit der Körperpflege." Dieses Ziel wird wohl niemals mehr zu erreichen sein.

Unterteilung in Nah- und Fernziel ggf. sinnvoll

Es kann hilfreich sein, Ziele in Nah- und Fernziele zu unterteilen. Dies ist nicht zwingend erforderlich, hat sich aber z. B. bei zu pflegenden Menschen bewährt, die ein hohes Rehabilitationspotenzial aufweisen, z. B. bei einer zu pflegenden Person, die nach einem Oberschenkelhalsbruch wieder laufen lernen möchte.

Da laut Grundsatzstellungnahme des MDS [17] **Nahziele** kurzfristig, d. h. innerhalb von Stunden oder Tagen erreichbar sein sollen, erübrigt sich in den meisten Fällen die Angabe eines Nahzieles in der Pflege-/Maßnahmenplanung. **Fernziele** sind dort als Ziele definiert, die innerhalb von Wochen, Monaten oder sogar Jahren erreicht werden können [17].

Ziel muss zum Problem passen

Eine Zielformulierung muss immer im inhaltlichen Zusammenhang mit einem beschriebenen Problem stehen. Es ist hilfreich, diesen Zusammenhang immer wieder zu reflektieren (➤ Tab. 5.14).

Positive statt negative Zielformulierungen

Ein Ziel sollte nicht aussagen, was vermieden, verhindert oder nicht erreicht werden soll.

Der für die Zukunft erwünschte Zustand ist positiv zu beschreiben. Ziele sind hierbei immer in der Gegenwart und als angestrebter „Ist-Zustand" zu formulieren (➤ Tab. 5.15).

Keine „Soll"-Formulierungen

Völlig ungeeignet ist auch jede Form von Soll-Formulierungen:

- *Frau M. soll sich bis zum 03.02. selbstständig Hände und Gesicht waschen.*
- *Herr G. soll sich alleine beschäftigen können.*
- *Frau N. soll alleine zur Toilette laufen.*

Tab. 5.14 Zusammenhang zwischen Problem und Zielformulierung

Problem	Mögliches Ziel
Risiko Nahrungs-/Flüssigkeitsmangel. Herr M. isst unregelmäßig …	*Herr M. nimmt täglich drei Haupt- und eine Zwischenmahlzeit zu sich*
Selbstversorgungsdefizit in der Körperpflege, Frau Y. vergisst sich zu waschen …	*Körperhygiene ist 1 × tägl. entsprechend den Wünschen/der Biografie von Frau Y. gewährleistet*
Frau D. äußert Langeweile und dass ihr Kontakte zu anderen Menschen fehlen. Sie verbringt die überwiegende Zeit des Tages alleine in ihrem Zimmer …	*Frau D. findet eine für sich sinnvolle Beschäftigung, hat täglich Kontakt zu Mitbewohnern, verlässt ihr Zimmer mindestens 1 × täglich*

Tab. 5.15 Negative und positive Zielformulierungen.

Ungeeignete Zielformulierung	Geeignete positive Zielformulierung
Frau P. hat keine Obstipation	*Frau P. hat alle 3 Tage Stuhlgang*
Stürze bei Herrn E. sind vermieden	*Herr E. geht sicher mit seinem Rollator*
Mundsoor bei Frau G. ist verhindert	*Mundschleimhaut ist (weiterhin) intakt*

Bei einer Zielformulierung geht es nicht darum, etwas von der zu pflegenden Person zu fordern und bei einer Zielauswertung mit erhobenem Zeigefinger zu sagen: „Frau Müller, Sie sollten aber doch bis heute alleine zur Toilette laufen können, warum klappt das denn nun immer noch nicht?" Vielmehr geht es darum, die zu pflegende Person individuell zu unterstützen und zu fördern. Erfolgt dies auf eine wertschätzende Art und Weise, verbieten sich Soll-Formulierungen von ganz alleine.

Oftmals ist es erst nach eingehender Beratung, Information und Aushandlung mit der zu pflegenden Person bzw. ihren Bezugspersonen möglich, ein individuelles und realistisches Ziel zu einer Problematik zu formulieren.

Einfluss der Biografie auf Ziele

Die Biografie der zu pflegenden Person kann entscheidenden Einfluss auf eine Zielformulierung nehmen. Dies betrifft insbesondere Zielformulierungen, bei denen von pflegefachlicher oder ärztlicher Seite konkrete Messwerte angegeben werden können (➤ Tab. 5.16).

Mögliche Folgen abwägen

Möchte ein Mensch z. B. auf eigenen Wunsch sein Bett nicht mehr verlassen, fällt es Pflegenden häufig schwer, diesem Wunsch nachzukommen, da sie sofort die möglichen Risikofaktoren dieses „Bettverbleibens" vor Augen sehen. Im Rahmen der professionellen Pflege müssen nun alle Beteiligten unter Einbeziehung aller wichtigen Aspekte, z. B.

- Lebensgeschichte, Biografie der zu pflegenden Person,
- Ressourcen der zu pflegenden Person,
- Wünsche, Bedürfnisse, Einstellung der zu pflegenden Person und der Bezugspersonen,
- pflegefachliche Aspekte,
- Aussagen der Ärzte,

über realistische Pflegeziele „verhandeln". Dies könnte bedeuten, dass das „im Bett Verbleiben auf eigenen Wunsch" grundsätzlich akzeptiert wird und sich daraus in Absprache mit der zu pflegenden Person folgende individuelle Zielformulierung ergibt: „Herr J. verlässt sein Bett mindestens 1 × täglich für eine Stunde."

Ein Pflegeziel ist ein realistisches Ergebnis, das die pflegebedürftige Person, die Bezugspersonen und das Pflegeteam in einem festgelegten Zeitraum erreichen wollen.

Ziele anpassen

Zeigt sich, dass auch dieses Ziel nicht zu erreichen ist und Herr J. sein Bett definitiv nicht mehr verlassen will, würde im nächsten Schritt eine weitere

Tab. 5.16 Verschiedene Zielformulierungen

Zielformulierung mit konkreten Messwerten	Biografieorientierte Zielformulierung
Gewicht liegt im Normbereich mit BMI von 24 bis 29	*Gewicht unter Berücksichtigung der Biografie im individuellen Normbereich von BMI 20–21*
Flüssigkeitszufuhr von mind. 1.500 ml	*Herr D. trinkt entsprechend seiner Biografie täglich mind. 1.200 ml*
RR-Werte im Normbereich	*RR-Werte unter Berücksichtigung der Biografie im individuellen Bereich von XY*

Tab. 5.17 Zielformulierungen unter Berücksichtigung der Selbstbestimmung in risikobehafteten Situationen

Formulierung mit Einbeziehung von An- und Zugehörigen, Arzt/Ärztin, therapeutischem Fachpersonal etc.
Körperpflege unter Berücksichtigung der Selbstbestimmung und in Absprache mit den Angehörigen 1 × wö. auf Verhandlungsbasis
RR-Werte in Absprache mit Hausärztin und unter Berücksichtigung der Biografie im individuellen Bereich von XY

Anpassung der Zielformulierung erfolgen. Vielleicht wird dann als Ziel neben der Berücksichtigung der Selbstbestimmung nur noch das frühestmögliche Erkennen einer evtl. Folgeerkrankung formuliert. In solch risikobehafteten Situationen kann es sehr hilfreich sein, neben der zu pflegenden Person und ihren Bezugspersonen auch andere Personen bei der Zielformulierung mit einzubeziehen, z. B. Hausarzt bzw. -ärztin (➤ Tab. 5.17).

Das Selbstbestimmungsrecht einer zu pflegenden Person ist bei der Formulierung von Zielen immer zu achten.

5

5.5.2 Ebenen der Zielformulierung

Pflegeziele können in drei Ebenen unterteilt werden (➤ Tab. 5.18):

Tab. 5.18 Die drei Ebenen von Pflegezielen

Pflegeziel	Beispiele
Erhaltungsziele: Die vorhandene Selbstständigkeit bleibt so lange wie möglich erhalten	• *Frau H. behält ihre intakte Haut* • *Herr V. behält seine jetzige Mobilität* • *Herr X. wäscht sich weiterhin Gesicht und Oberkörper selbstständig* • *Fähigkeiten lt. Ressource sind erhalten*
Rehabilitationsziele: Verbesserung eines Zustands, soweit dies möglich ist	• *Frau S. setzt sich bis zum … selbstständig auf die Bettkante.* • *Frau L. nimmt bis zum … eigenständig ihre Mahlzeiten ein.* • *Herr K. übernimmt das Einlegen einer neuen Vorlage nach dem Toilettengang selbstständig.*
Bewältigungsziele, auch Linderungsziele: Bewältigung und Verarbeitung veränderter Lebensbedingungen, Auseinandersetzung mit Erkrankung und Schmerzen	• *Frau Z. akzeptiert ihre Einschränkungen durch die Halbseitenlähmung und freut sich über kleine Fortschritte.* • *Herr V. akzeptiert den Tod seiner Frau.* • *Schmerzen sind für Herrn J. erträglich, nutzt Möglichkeiten der Schmerzbewältigung.*

5.5.3 Bereiche der Zielformulierung

Pflegeziele können sich auf verschiedene Bereiche beziehen (➤ Tab. 5.19):

Tab. 5.19 Pflegeziele und die Bereiche, auf die sie sich beziehen

Bereich	Pflegeziel
Zustand der pflegebedürftigen Person	• *Hat eine intakte Haut* • *Atmet tief und regelmäßig*
Können der pflegebedürftigen Person	• *Hält ihr Gleichgewicht beim Stehen* • *Wäscht sich Gesicht und Oberkörper eigenständig* • *Nutzt die Notrufklingel* • *Rasiert sich selbstständig*
Wissen der pflegebedürftigen Person	• *Kennt die Wirkung des Insulins* • *Kennt die Risiken eines Sturzes* • *Kennt die Zusammenhänge einer mangelnden Flüssigkeitszufuhr und Obstipationen*
Verhalten und Entwicklung	• *Spricht über ihre Ängste* • *Toleriert Leben mit Beinamputation*
Bereitschaft der pflegebedürftigen Person (Compliance)	• *Ist einverstanden, sich nachts 2 × positionieren zu lassen* • *Hat den Wunsch, bis zum … 1 Kilo abzunehmen* • *Ist motiviert, bis zum … innerhalb des Zimmers/der Wohnung mit Rollator selbstständig laufen zu können*

REFLEXION

Falls Sie mit dem sechsphasigen Pflegeprozess arbeiten, überprüfen Sie alle von Ihnen formulierten Pflegeziele auf ihre Aktualität und in Bezug auf die in diesem Kapitel aufgeführten Aspekte. Sind wirklich individuelle Ziele z. B. unter Berücksichtigung der Wünsche der zu pflegenden Person formuliert? Stehen die Ziele tatsächlich in Zusammenhang zum angegebenen Problem?
Befragen Sie, falls möglich, ganz bewusst die zu pflegende Person bzw. ihre Bezugspersonen. Resultieren daraus neue Erkenntnisse? Passen Sie ggf. die Zielformulierungen an.

ANMERKUNG STRUKTURMODELL

Wie im vierphasigen Pflegeprozess üblich, finden sich keine Zielformulierungen extra beschrieben oder im Maßnahmenplan aufgeführt. Im Strukturmodell wird mit „indirekt" formulierten Zielen gearbeitet. Anhand der „Einstiegsfragen" (➤ Tab. 5.3) an die zu pflegende Person und/oder ihre Bezugspersonen werden die individuellen Ziele erkennbar bzw. ergeben sich direkt oder indirekt im Rahmen des „Verständigungsprozesses". Die konsequente Beachtung von Individualität und Selbstbestimmung der zu pflegenden Person hat hierbei oberste Priorität und gibt damit die Ausrichtung für den gesamten Pflegeprozess vor. Die Ziele sind in den Maßnahmen inbegriffen (immanent enthalten) (➤ Tab. 5.20).

5

Tab. 5.20 Beispiele von in Maßnahmen enthaltenen Zielen

Maßnahme	Enthaltene Ziele
Zu allen 5 Mahlzeiten motivieren, mind. 1 Glas Saftschorle zu trinken, mag besonders Kirschsaftschorle …	Gewährleistung ausreichender Flüssigkeitszufuhr, Berücksichtigung der Gewohnheiten (Lieblingsgetränke) …
Unterkörperpflege und Duschen ausschließlich durch weibliche Pflegekräfte …	Wahrung der Intimsphäre, Berücksichtigung evtl. biografischer Gegebenheiten …
Teilnahme am Kegeln und „Fit-für-100"-Gruppe …	Berücksichtigung der Wünsche und Gewohnheiten, ggf. Maßnahmen zum Risikomanagement (Sturzrisiko) …

5.6 Individuelle Maßnahmenplanung

Allumfassende Versorgungsbeschreibung

Ein Maßnahmenplan beschreibt grundsätzlich alle wiederkehrenden Handlungen und Abläufe grundpflegerischer Versorgung und psychosozialer Betreuung. Maßnahmen in der Durchführung einer Pflegekraft können dabei unterschiedlich wirken:

- Präventiv – Risikofaktoren reduzieren
- Rehabilitativ – Fähigkeiten/Fertigkeiten fördern
- Kompensatorisch – Einschränkungen ausgleichen
- Palliativ – Leiden lindern

Um die auf Grundlage der Probleme vereinbarten Pflegeziele erreichen zu können, ist es für alle am Pflegeprozess Beteiligten unumgänglich, verbindliche Maßnahmen festzulegen.

Der Maßnahmenplan umfasst bei Erfordernis auch Interventionen zu ermittelten Risiken sowie Aussagen zur Behandlungspflege und zur zusätzlichen Betreuung und Aktivierung (➤ Abb. 5.3).

Ob die Maßnahmen mit allen Inhalten zusammen z. B. auf einem Formular (Pflegeplanung, Tagesstruktur oder Ablaufplan) beschrieben oder die Maßnahmen insbesondere in der EDV-gestützten Dokumentation in unterschiedlichen Rubriken (Maßnahmen, soziale Betreuung, Behandlungspflege etc.) dargestellt werden, liegt in der Entscheidungsgewalt der Einrichtung.

Keine Planung von Selbstverständlichkeiten

Selbstverständlichkeiten pflegerischen Tuns sollten bei der Formulierung von Maßnahmen nicht aufgeführt werden. Sie hemmen den Lese- und Informationsfluss. Dass bei einer Ganzkörperwäsche im Bett die Waschutensilien vorher zusammengestellt werden, die Intimsphäre während des Waschens beachtet wird und ggf. ein noch geöffnetes Fenster geschlossen werden muss, ist selbstverständlich. Eine Dokumentation kann daher unterbleiben. Jede Pflegefachkraft hat in ihrer dreijährigen Ausbildung gelernt, wie sie pflegerische Handlungen durchzuführen hat. Dieses Grundwissen kann bei der Beschreibung der Maßnahmen vorausgesetzt werden! Bei einer Pflegeassistentin verhält es sich ähnlich. Sie wird eingearbeitet und erhält regelmäßig eine Überprüfung ihrer Tätigkeiten, z. B. im Rahmen einer Pflege- bzw. Arbeits-

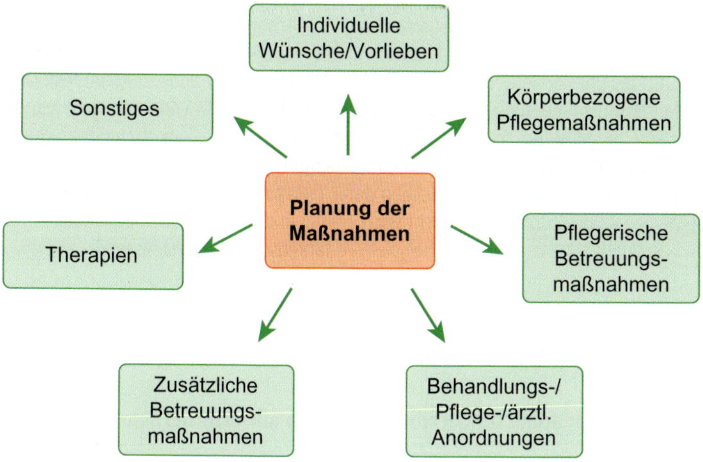

Abb. 5.3 Maßnahmenplanung [L143]

visite. Auch hier kann deshalb „Wissen" bezüglich grundsätzlicher Vorgehensweisen vorausgesetzt werden.

Zudem können Einrichtungen sich bei der Beschreibung von Maßnahmen auf Standards, Leitlinien oder Verfahrensanleitungen etc. beziehen, in denen alles Grundsätzliche zu einer bestimmten Tätigkeit beschrieben wird.

Kürzere Maßnahmenbeschreibungen durch Standards oder Leitlinien

Sind diese Standards, Leitlinien oder ähnliches dann allen professionell Pflegenden zur Kenntnis gebracht worden, können die beschriebenen Grundsätzlichkeiten als bekannt vorausgesetzt werden. Eine Maßnahmenbeschreibung kann sich dadurch deutlich verkürzen, da der Schwerpunkt so auf die individuellen Aspekte gelegt werden kann (➤ Tab. 5.21).

Tab. 5.21 Beschreibung von Maßnahmen bei Einsatz von Standards, Leitlinien etc.

Keine Planung der Grundsätzlichkeiten laut Standard	Planung individueller Maßnahmen
Zimmer betreten, Herrn O. begrüßen und Orientierung für den Tag geben …	Immer mit Vornamen „Toni" ansprechen, reagiert ansonsten nicht …
Waschutensilien bereitstellen, Zahnpasta auf Zahnbürste aufbringen, Wassertemperatur prüfen …	Herr L. wünscht kaltes Wasser für Hände und Gesicht …
Frau K. in den Rollstuhl umsetzen, vorher Bremsen feststellen, Fußstützen runterklappen und die Funktionalität des Rollstuhles prüfen …	Umsetzen von Bett in Rollstuhl, wichtig: Frau K. wünscht nur re. Fußstütze runter, tippelt mit li. Fuß mit, Rollstuhl langsam schieben …

ANMERKUNG STRUKTURMODELL

Das Pflege- und Qualitätsmanagement legt bei Anwendung des Strukturmodells für eine überschaubare Anzahl von Pflege- und Betreuungssituationen Verfahrensanleitungen für das übliche Vorgehen im Qualitätshandbuch (oder in anderer Form) fest. Diese Verfahrensanleitungen dienen dem klaren Ziel, die Pflegenden von unnötigem Schreibaufwand zu entlasten. Maßnahmen können so in knapper Form formuliert werden. Darüber hinaus sind sie sinnvoll, um ein einrichtungsbezogenes Pflegeverständnis abzubilden. Verfahrensanleitungen sorgen dafür, dass fachliche Grundsätze für alle Mitarbeitenden verbindlich sind und nicht noch einmal in der jeweiligen Pflegedokumentation beschrieben werden müssen (Beispiele Verfahrensanweisung s. Anhang).

5.6.1 Handlungsleitende Beschreibungen

Handlungsleitende Maßnahmen anlegen

Der Maßnahmenplan beschreibt verbindlich alle erforderlichen Interventionen.

Eine detaillierte, für alle an der Pflege Beteiligte „handlungsleitende" Maßnahmenformulierung ist erforderlich. Eine andere Pflegekraft muss anhand des Maßnahmenplans tätig werden können. Daher ist grundsätzlich zu beschreiben, welche Handlungen wann, wie oft und in welcher Art und Weise wo genau durchgeführt werden (➤ Tab. 5.22).

Der Maßnahmenplan ist eine „To-do"-Liste für Pflegende.

Tab. 5.22 Individuelle handlungsleitende Maßnahmenformulierung

Leitfragen/Aspekte	Maßnahmenformulierung
Was? Worum geht es?	Nahrungs-/Getränkeaufnahme
Wie oft? Die Häufigkeit ist ggf. bereits in einem Konzept, Standard oder einer Verfahrensanleitung festgelegt und muss dann nicht mehr extra erwähnt werden.	3 Haupt- und 2 Zwischenmahlzeiten täglich
Wann? Die Zeiten sind ggf. bereits in einem Konzept, Standard oder einer Verfahrensanleitung festgelegt und werden nur bei individuellen Abweichungen zusätzlich erwähnt.	Hauptmahlzeiten um 8:00, 12:30 und um 18:30 Uhr, Zwischenmahlzeit um 10:00 Uhr und 15:00 Uhr (Alternativ auch tageszeitliche Zuordnung möglich)
Welche Art und Weise?	Anreichen
Wo? Die Orte der Durchführung sind ggf. bereits in einem Konzept, Standard oder einer Verfahrensanleitung festgelegt und werden nur bei individuellen Abweichungen zusätzlich erwähnt.	Hauptmahlzeiten im Speiseraum, Zwischenmahlzeit im Zimmer
Biografieorientierte Aspekte	Mag am liebsten Hausmannskost, isst morgens nur Vollkornbrot, Getränk: nur Tee
Besondere Hinweise/Erklärungen	Zu pflegende Person wünscht ausdrücklich keine Spätmahlzeit

Tab. 5.23 Beispiel handlungsleitende Maßnahmenformulierung

Ungeeignete Erzählform	Stichpunktartige Formulierungen
• *Bewohner wird von PK ins Bad begleitet* • *PK wäscht dem Bewohner den Rücken* • *Dem Patienten wird das Frühstück mundgerecht zubereitet* • *Tagespflegegast wird vom der PK vom Auto in die Tagespflege begleitet*	• *Ins Bad begleiten* • *Rücken waschen* • *Frühstück mundgerecht zubereiten* • *In Tagespflege begleiten…*

Auf stichpunktartige Formulierungen achten

Bei der Formulierung einer handlungsleitenden Maßnahme ist darauf zu achten, die Erzählform zu vermeiden. Diese ist häufig durch Verwendung des Wortes „wird" und Füllworte erkennbar. Dies erschwert eine schnelle Orientierung auf das Wesentliche im Maßnahmenplan und verlängert die Maßnahmenbeschreibung um ein Vielfaches (➤ Tab. 5.23).

Maßnahmen sollten grundsätzlich stichpunktartig formuliert werden.

FORMULIERUNGSBEISPIEL

Handlungsleitende Maßnahmenformulierung

1 × tägl. morgens VÜ Elektrorasur, jeden ersten Sonntag des Monats nachmittags Nassrasur durch Sohn, Sohn meldet sich, wenn er mal nicht kommen kann …

Übernahme von Handlungen durch andere Personen beschreiben

Bei der Beschreibung von Maßnahmen ist es nicht erforderlich, den Namen der zu pflegenden Person zu erwähnen oder zu schreiben, dass die Maßnahme von einer Pflegekraft durchgeführt wird. Die Angabe „**PK** wäscht Frau M. am Waschbecken" ist unnötig, da durch Erstellung des Pflegeplans eindeutig ableitbar ist, dass grundsätzlich Pflegeverrichtungen durch die Pflegekraft durchgeführt werden und es sich im Maßnahmenplan eindeutig um Frau M. handelt. Falls andere an der Pflege beteiligte Personen Pflegehandlungen übernehmen, ist es dagegen wichtig, dies zu beschreiben.

Der Maßnahmenplan stellt eine Arbeitsanweisung dar und ist für das gesamte Team verbindlich.

Abweichungen der Maßnahmen dokumentieren

Kommt es zu Abweichungen oder Veränderungen der geplanten Maßnahmen, sind diese immer fachlich begründet im Berichtswesen zu dokumentieren, unabhängig davon, ob es sich um eine Verbesserung oder Verschlechterung handelt.

FORMULIERUNGSBEISPIEL

Abweichung vom Pflege-/Maßnahmenplan

Frau N. bei der Morgenpflege zu geschwächt, um ins Bad zu laufen, wurde mit Rollstuhl gefahren. Zurück konnte sie sehr langsam und mit mehreren Pausen laufen …

Zielorientiertes Arbeiten

Vermieden werden soll, dass alle Mitarbeitenden unterschiedliche Pflegemaßnahmen durchführen und deshalb das Erreichen eines Zieles wesentlich länger dauert.

Nur wenn alle Pflegemaßnahmen vom gesamten Team
- kontinuierlich,
- einheitlich und
- zielorientiert

angewandt werden, ist es möglich, ein Ziel schnellstmöglich zu erreichen.

Geeignete Maßnahmen

Die geplanten Maßnahmen müssen geeignet sein, das angegebene Ziel auch tatsächlich erreichen zu können. Wird in der Zielformulierung einer zu pflegenden Person z. B. erwähnt, dass ihre vorhandene Fähigkeit des Gehens erhalten oder sogar noch gefördert werden soll, müssen entsprechende Maßnahmen zum Erhalt dieser Ressource sichtbar sein (➤ Tab. 5.24).

Tab. 5.24 Beispiel geeignete Maßnahmen zum Erhalt einer Ressource

Zielformulierung	Mögliche Maßnahmen
Zu pflegende Person geht sicher mit Rollator innerhalb ihres Zimmers/ihrer Wohnung	• 3 × wö. begleitete Spaziergänge mit Angehörigen • 1 × wö. Teilnahme an Gruppe „Fit für 100" • 2 × wö. Physiotherapie (Praxis J.) • …

5.6.2 Berücksichtigung der Selbstständigkeit nach SGB XI

Sprache der Begutachtungsrichtlinien benutzen

Im Rahmen einer aussagekräftigen Maßnahmenbeschreibung ist es hilfreich, auf die Begrifflichkeiten der Begutachtungsrichtlinien (BRi) zuzugreifen (➤ 4.4) [20]. Dies bietet den Vorteil einer einheitlichen Sprache und vermeidet Missverständnisse im Team und in der Begutachtungssituation.

Für die begutachtende Person ist bei der Verwendung der „Sprache" der Begutachtungsrichtlinien die Beurteilung der Beeinträchtigung von Selbstständigkeit und Fähigkeiten plausibel ersichtlich.

Beurteilung von Selbstständigkeit

Bei der Formulierung handlungsleitender Pflegemaßnahmen kann die Beurteilung der Selbstständigkeit mit ihren jeweiligen Ausprägungen im Sinne von Formulierungshilfen mit einfließen (➤ Tab. 5.25).

REFLEXION

Überprüfen Sie Ihre geplanten Maßnahmen: Sind diese tatsächlich handlungsleitend und unter Einbeziehung der „Sprache" der Begutachtungsrichtlinien und der Expertenstandards formuliert? Finden sich auch Maßnahmen auf der Grundlage von Wünschen, Gewohnheiten, Abneigungen etc.? Falls es besondere Problemlagen gibt, umfasst der Maßnahmenplan auch Tipps im Sinne von „Umgangsempfehlungen" mit diesen Situationen?

Tab. 5.25 Ausprägung der Selbstständigkeit gemäß der Beurteilungsrichtlinien

Ausprägung Selbstständigkeit	Formulierungshilfen Maßnahmen
Überwiegend selbstständig = die Person kann den größten Teil der Aktivität selbstständig durchführen	• **Zurechtlegen/Richten** (von Gegenständen etc.) • **Auffordern** (einen Anstoß geben/punktueller Hilfebedarf) • **Unterstützung bei der Entscheidungsfindung** (Optionen/Auswahl anbieten) • **Partielle Beaufsichtigung und Kontrolle** • **Punktuelle Übernahme von Teilhandlungen** (einzelne Handreichungen) • **Anwesenheit aus Sicherheitsgründen**
Überwiegend unselbstständig = die Person kann die Aktivität nur zu einem geringen Anteil selbstständig durchführen, es sind Ressourcen vorhanden	• **Ständige Motivation** (motivierende Begleitung) • **Ständige Anleitung** (Handlung demonstrieren oder lenkend begleiten) • **Ständige Beaufsichtigung und Kontrolle** (ständige und unmittelbare Eingreifbereitschaft) • **Übernahme von Teilhandlungen** (Übernahme erheblicher Teile der Handlungsschritte)
Unselbstständig = die Person kann die Aktivität in der Regel nicht selbstständig durchführen bzw. steuern	• **Komplette Übernahme** der Verrichtung durch die Pflegeperson, die zu pflegende Person kann sich nicht oder nur minimal beteiligen

5.6.3 Berücksichtigung besonderer Verhaltensweisen und psychischer Problemlagen

Maßnahmen unter Berücksichtigung besonderer Problemlagen

Wurden in der Problembeschreibung besondere Problemlagen „angemeldet", sollten sich diesbezüglich auch entsprechende Aussagen in den Maßnahmen finden. Hierbei kann es um Tipps und Hinweise in Sinne von „Umgangsregeln" gehen (➤ Tab. 4.5).

- Bei Abwehr pflegerischer und anderer unterstützender Maßnahmen Versorgung unterbrechen und nach 10 Min. erneut beginnen …
- Bei fehlender Kooperation reagiert Herr S. gut auf die Aufforderung, Witze zu erzählen, gemeinsames Lachen bringt ihn zumeist in Aktion …
- Bei motorischer Unruhe „Mitlaufen", Körperkontakt anbieten (Unterhaken), validierendes Gespräch …

Bei Vorliegen besonderer Verhaltensweisen/psychischer Problemlagen unbedingt entsprechende Maßnahmen zum Umgang beschreiben!

5.6.4 Berücksichtigung der Expertenstandards

Auswahl der Maßnahmen machen Pflegequalität sichtbar

Die Auswahl geeigneter Pflegemaßnahmen steht in engem Zusammenhang mit dem Nachweis einer qualifizierten professionellen Pflege.

Aus der Maßnahmenplanung lässt sich das Wissen der Pflegekräfte ableiten. Maßnahmen sollten daher immer den neuesten wissenschaftlichen und pflegefachlichen Erkenntnissen entsprechen. Verwenden die Pflegenden die Begrifflichkeiten der Expertenstandards, ergibt sich eine „einheitliche Sprache" als Nachweis von Pflegefachlichkeit (➤ Tab. 5.26).

Tab. 5.26 Empfehlungen der Expertenstandards zur Planung von Maßnahmen

z. B. Begrifflichkeiten/Sprache des Expertenstandards Dekubitusprophylaxe	z. B. Begrifflichkeiten/Sprache des Expertenstandards Sturzprophylaxe
• **Systematische Risikoeinschätzung** (Häufigkeit/eingesetzte Skala etc.) • **Haut- und gewebeschonende Positionierung** (Lagerungsart, ggf. frei zu lagernde Körperregionen, Lagerungsintervalle tagsüber und nachts, Lagerungshilfen, Einsatz von zwei Pflegekräften etc.) • **Scherkräftearme Transfertechniken** (Hilfsmittel, z. B. Tuchlifter, Aufstehhilfe, Einsatz von 2 Pflegekräften etc.) • **Maßnahmen zur Förderung der aktiven Bewegung** (Dauer/Häufigkeit der Mobilisation, Druckentlastung/Mikrobewegung außerhalb des Bettes etc.) • **Beratung/Aufklärung von zu pflegender Pers./Angeh.** (zum Risiko und möglichen Maßnahmen → Wichtig: Bereits erfolgte Beratung unbedingt als Ressource benennen!) • **Schulung/Edukation von zu pflegender Pers./Angeh.** • **Einsatz druckentlastender und -verteilender Hilfsmittel** (Hilfsmittelart, Einstellung, Häufigkeit des Einsatzes, Unterschied Tag/Nacht, Einsatz innerhalb/außerhalb des Bettes etc.) • **Fingerdrucktest bei unklaren Hautrötungen** • **Fachgerechte Hautpflege** (Verwendung von rückfettenden, pH-neutralen Waschlotionen, ggf. Waschen ohne Zusätze, Einreibungen mit Lotionen auf W/O-Basis etc.) • **Regelmäßige Hautinspektion** (Häufigkeit, ggf. Benennung gefährdeter Hautregionen etc.) • etc.	• **Systematische Risikoeinschätzung** (Häufigkeit/eingesetzte Skala etc.) • **Maßnahmen zur Steigerung der Kraft und Balance und/oder Maßnahmen zur Stärkung der Muskulatur** (Art, Häufigkeit etc., z. B. integrierte Balanceübungen, Gymnastik, Rehasport, Spaziergänge, Krankengymnastik, Tanz) • **Sicherheit gebende Begleitung** (untergehaktes Gehen/Führen, Lenken des Rollators etc.) • **Beratung/Aufklärung von zu pflegender Pers./Angeh.** (zum Risiko und möglichen Maßnahmen → Wichtig: Bereits erfolgte Beratung unbedingt als Ressource benennen!) • **Schulung/Edukation von zu pflegender Pers./Angeh.** • **Einsatz geeigneter Hilfsmittel** (Hilfsmittelart, ggf. Unterschied Tag/Nacht, Einsatz innerhalb/außerhalb der Einrichtung etc.) • **Kontrolle/Überprüfung und ggf. Anpassung der verordneten Medikamente** (sturzrelevante Wechsel-/Nebenwirkungen etc.) • **Kontrolle/Überprüfung und ggf. individuelle Umgebungsanpassung** (Licht, Stolperfallen, Erreichbarkeit der Rufanlage etc.) • **Kontrolle/Überprüfung und ggf. Anpassung der Sehfähigkeit** (geeignete Brille, Kontaktlinsen etc.) • **Sachgerechte Dokumentation und Auswertung des Sturzereignisses** (Situationsbeschreibung, Zeitpunkt und Ort des Sturzes, Aktivität und Zustand vor dem Sturz, Folgen, eingeleitete Maßnahmen) • etc.

Die Expertenstandards gelten als Maßstab zur Bewertung.

Im Rahmen der Qualitätsprüfungen gelten die Expertenstandards als „normative Bezugspunkte für die Qualitätsbeurteilung". Für eine fachgerechte Maßnahmenplanung ist es daher sinnvoll, „passende" Maßnahmen aus den Empfehlungen der Expertenstandards auszuwählen und individuell für die zu pflegende Person anzupassen.

5.6.5 Berücksichtigung von Wünschen, Gewohnheiten, Abneigungen

Pflegequalität wird insbesondere auch durch die Einarbeitung individueller Wünsche, Gewohnheiten oder biografieorientierter Aspekte in die Maßnahmenplanung sichtbar. Inwieweit sich biografische Aussagen, die bereits in der Informationssammlung erwähnt wurden, in der Maßnahmenplanung wiederholen, sollte einrichtungsintern geklärt werden.

Biografieorientierte Aspekte und Hinweise einarbeiten

Bei den Maßnahmen sollte immer auch die individuelle Lebensgeschichte eines Menschen sichtbar sein.

FORMULIERUNGSBEISPIEL

Maßnahme einschließlich biografieorientierter Aspekte

Biografieorientierte Weckzeit: ca. 7:45/8:00 Uhr, Frau N. schläft gerne länger. Wünscht bei der Morgenpflege kein Eincremen der Haut, ist es gewohnt, die Zahnprothese ganz zuletzt nach dem Ankleiden einzusetzen…

REFLEXION

Überprüfen Sie die von Ihnen erstellten Maßnahmenplanungen. Ergänzen Sie, falls erforderlich. Formulieren Sie grundsätzlich nur noch handlungsleitende Maßnahmen. Arbeiten Sie unbedingt biografieorientierte Aspekte mit in den Maßnahmenplan ein.

5.6.6 Fortlaufende Maßnahmenplanung

Die Bezugspflegefachkraft eröffnet im Anschluss an die Informationssammlung unverzüglich den ersten (vorläufigen) Pflege-/Maßnahmenplan.

Maßnahmen anpassen und individualisieren

Dieser Maßnahmenplan wird in der ersten Phase der Aufnahme einer zu pflegenden Person fortlaufend auf Aktualität geprüft. Eine Anpassung erfolgt in dieser Phase deutlich häufiger als bei Vorliegen einer stabilen Pflege- und Betreuungssituation. Die Individualisierung der Maßnahmen erfolgt ganz natürlich durch das immer bessere „Kennenlernen" der zu pflegenden Person.

Veränderungen des Zustands (Verbesserung/Verschlechterung), besondere Vorkommnisse etc., die ggf. eine Anpassung der Maßnahmen erforderlich machen, zeigen sich grundsätzlich über die Einträge im Berichtswesen.

Wann daraus eine Änderung/Anpassung der Maßnahmen erfolgt, obliegt der Entscheidung der (Bezugs-)Pflegefachkraft.

Bewährt haben sich Pflege-/Maßnahmenbesprechungen, in denen die Situation der zu pflegenden Person von möglichst allen Beteiligten durchgesprochen wird.

5.6.7 Varianten des Maßnahmenplans

Neben der Variante der Maßnahmenbeschreibung in der klassischen Pflegeplanung analog des ausgewählten Pflegemodells nutzen viele Einrichtungen eine Tagesstruktur bzw. einen Ablaufplan.

Übersichtlicher und verbindlicher Pflege- und Betreuungsplan

In der Tagestruktur bzw. in einem (Pflege-)Ablaufplan finden sich alle aus pflegefachlicher Sicht erforderlichen Maßnahmen beschrieben. Dies erfolgt in Einrichtungen der stationären Pflege chronologisch über 24 Stunden, in teilstationären oder ambulanten Einrichtungen entsprechend der erbrachten Leistungen.

Die Maßnahmenbeschreibung in Form einer Tagesstruktur bzw. eines Ablaufplans sollte genauso stichpunktartig und unter Einhaltung der zuvor beschriebenen Anregungen erfolgen und keinesfalls im „Romanstil" geschrieben werden!

Dabei ist es arbeitserleichternd, Überbegriffe in Tagesstruktur/Ablaufplan einzuarbeiten z. B.

- Morgenpflege/Ganzkörperwäsche
- Toilettengang/Ausscheiden
- Frühstück/Essen und Trinken
- etc.

Im Verlauf der Maßnahmenbeschreibung auf Überbegriffe verweisen

Die Überbegriffe können dann 1 × pro Schicht ausführlich beschrieben und im weiteren Verlauf nur noch kurz mit einem Verweis „Toilettengang/Ausscheidungen, wie morgens beschrieben" benannt werden. Auch hier am besten die Bezeichnungen der Verrichtungen aus den Begutachtungsrichtlinien verwenden.

Auch bei der Beschreibung der Maßnahmen in Form von Tagesstruktur/Ablaufplan sollte ebenfalls auf die Ausprägung der Selbstständigkeit gemäß den Begutachtungsrichtlinien (BRi) geachtet werden (➤ 5.6.2).

Abkürzungen verwenden

Um den Schreibaufwand zu reduzieren, kann mit **Abkürzungen** gearbeitet werden, wenn diese in einer Legende hinterlegt sind.

Besonderheiten Tagesstruktur/Ablaufplan voranstellen

Biografieorientierte Aspekte, Gewohnheiten, Wünsche oder Rituale können entweder einleitend unter einer gesonderten Rubrik (z. B. **„Hinweis"**, **„Wichtig"** oder **„Grundsätzlich gilt"**) vor Beschreibung der Maßnahmen im Ablaufplan angegeben oder in die Tagesstruktur eingearbeitet werden. Sie können gut durch die Wörter „Wichtig", „Achtung", „Hinweis" oder „biografieorientierter Aspekt" etc. hervorgehoben werden, z. B.

- **Grundsätzlich gilt:** *Biografieorientierte Weckzeit gegen 8:30 Uhr, Pflege nicht vor 9:00 Uhr beginnen, Frau B. ist es gewohnt, noch ca. 20 Min. wach im Bett liegen zu bleiben, bevor sie aufstehen möchte …*
- **Hinweis:** *Bei Frau K. morgendliches Begrüßungsritual ‚Hände streicheln' unbedingt durchführen, reagiert ansonsten mit lautem Schreien …*
- **Wichtig:** *Zur Nacht immer das Fenster öffnen, Herr H. ist es gewohnt, kalt zu schlafen …*

Ebenfalls ist die Übernahme von Pflegehandlungen durch andere an der Pflege beteiligte Personen (z. B. An-/Zugehörige, therapeutischem Fachpersonal etc.) anzugeben, z. B.

- *Anreichen des Mittagessens – Wichtig: sonntags immer durch Sohn …*
- *Waschutensilien nicht wegräumen, Aufräumen des Badezimmers wird von Ehefrau übernommen …*

Prophylaxen zu den ermittelten Risiken sichtbar machen

Wie auch in der herkömmlichen Maßnahmenplanung erfolgt auch in Tagesstruktur/Ablaufplan die Darstellung prophylaktischer Maßnahmen zu den ermittelten Risiken. Die Zuordnung der aufgeführten Maßnahmen zu den erforderlichen Prophylaxen kann ggf. durch die Angabe der Prophylaxe direkt hinter der Beschreibung der Verrichtung erfolgen, z. B.

- *Herr B. morgens auf der Bettkante sitzend ein Glas Saftschorle (100 ml) anreichen (Dehydratationsprophylaxe) …*
- *Nach Transfer aus Bett, beim Stehen zum Beugen und Strecken der Kniegelenke 3 × anleiten (Kontrakturprophylaxe) …*

Ggf. kann auch hier wieder mit **Abkürzungen** gearbeitet werden, die in einer Legende hinterlegt werden, z. B. Dekubitusprophylaxe = DP, Sturzprophylaxe = SP etc.

Der Pflegeablaufplan soll übersichtlich und schnell lesbar darstellen, welche Pflegehandlung in welcher Art und Weise durchgeführt werden sollen.

Behandlungspflege und nicht täglich anfallende Pflegehandlungen ggf. separat aufführen

Die Durchführung der Behandlungspflege gemäß der ärztlichen Verordnung sowie nicht täglich anfallende Pflegeverrichtungen (Baden, Duschen, Haar- und Nagelpflege etc.) können entweder am Ende des Ablaufplans oder ggf. in einem eigenen Feld übersichtlich dargestellt werden. Dies betrifft auch die Beschreibung der zusätzlichen Betreuungsleistungen.

„Besonderheiten“ bei der Versorgung der zu pflegenden Person oder „Abweichungen“ von der allgemein üblichen Pflege sind ausführlich zu beschreiben, Selbstverständlichkeiten dagegen nicht (➤ Tab. 5.27).

ANMERKUNG STRUKTURMODELL

Die Beschreibung der Maßnahmen erfolgt im Rahmen des Strukturmodells zusammenfassend in Form eines individuellen Maßnahmenplans über 24 Stunden. Optional wird dem Maßnahmenplan eine „Grundbotschaft“ vorangestellt. Mögliche Inhalte beziehen sich hier auf Wünsche, Bedürfnisse, Aspekte der Selbstbestimmung, Verhaltensauffälligkeiten etc. Der Maßnahmenplan leitet sich aus den relevanten Informationen in den Themenfeldern der SIS® und der darin integrierten Risikomatrix ab. Die Maßnahmen werden handlungsleitend unter Einsatz vorliegender Verfahrensleitungen erstellt (Maßnahmenplan s. Anhang).

5.7 Maßnahmenbestätigung und Durchführungskontrolle

Gemäß der Erstellung des Maßnahmenplans erfolgt die Durchführung sowie die Bestätigung aller tatsächlich erbrachten Pflegemaßnahmen. Die Bestätigung umfasst auch die Durchführung aller ärztlichen Verordnungen und je nach Versorgungsart (ambulant, stationär, teilstationär) auch Maßnahmen der so-

Tab. 5.27 Maßnahmenablaufplan (Beispiel)

Datum, Uhrzeit, Zeitraum, Beginn/ Hdz.	Ablauf einschl. (biografieorientierte) Wünsche, Vorlieben, Abneigungen und Prophylaxe	Prophylaxen	Datum Änderung	Veränderungen, Anpassungen, Abweichungen	Hdz.
11.12.20XX *Le*	**Grundsätzlich gilt: Immer behutsam und ruhig arbeiten, FRAU M. fühlt sich schnell bedrängt, zeigt dann ablehnendes Verhalten. Reagiert immer gut auf Körperkontakt und gemeinsames Singen.**				
Ca. 7:00/7:30 Uhr	**Wecken** immer mit Handkontakt, Ansprache mit Vornamen (Maria), biografische Weckzeit ca. 7:00 Uhr. Ankleiden der Kompressionsstrümpfe im Liegen bei entstauten Venen.				
	Essen und Trinken: zum Trinken anleiten (mind. 50 ml), immer Becher mit Trinkhilfe einsetzen, trinkt morgens am liebsten Saftschorle.	**DEH**			
	Aufstehen/Zubettgehen: Umsetzen von Bett in Rollstuhl mit Drehscheibe, behutsam arbeiten, Angst der zu pflegenden Person beachten, feste Schuhe anziehen.	**ST**			
	Toilettengang: Gehen/Schieben des Rollstuhls ins Bad, Umsetzen auf die Toilette, Frau M. zur Ausscheidung Zeit lassen, ggf Wasserhahn aufdrehen Intimhygiene – Wichtig: auf Bauchfalte achten, immer trocken halten, Vorlagenwechsel (Maxi blau), Umsetzen auf Toilettenstuhl.	**INT**			
	Morgenpflege am WB: OK/UK nacheinander aus- und ankleiden, Frau M. hat ein gesteigertes Schamgefühl und friert leicht, alle Utensilien gezielt in die Hand reichen, anleiten und motivieren, sich Hände/Gesicht selbst zu waschen und abzutrocknen, Unterkörper und Rücken übernehmen, ausführliche Hautinspektion insb. der Hautfalten (Übergewicht!), Frau M. ist sehr warmes Wasser gewohnt, wünscht Rücken immer „doppelt" eingecremt, W/O-Lotion verwenden.	**DE** **INT**	4.2.20XX	Duschen jetzt immer abends auf Wunsch der Bewohnerin	Le
	Zahn- u. Mundpflege: Frau M. zur Entnahme ihrer Prothese anleiten, Prothese säubern, verbliebene Vorderzähne mit weicher Zahnbürste putzen, Frau M. wünscht ausdrücklich keine Zahnpasta! Frau. M. anleiten, Prothese wieder selber einzusetzen.				
	Ankleiden gesamt: Frau M. bis auf Rock, Pullover oder Kleid im Bad anziehen, restl. Kleidung im Zimmer. Kleidung selbst auswählen lassen, trägt am liebsten Wollröcke, Kette anlegen, Brille und Hörgerät einsetzen				
	Fortbewegung: Schieben des Rollstuhls zum Esszimmer.	**ST**			
Ca. 8:00/8:30 Uhr	**Mundgerechte Zubereitung/Frühstück:** (siehe Karte) Brot immer in Riemchen, Getränk (mind. 250 ml) in Becher mit Trinkhilfe bereitstellen, immer wieder motivieren zu trinken, ggf. „mittrinken". Wichtig: mag kein Vollkornbrot.	**DEH**			

Tab. 5.27 Maßnahmenablaufplan (Beispiel) *(Forts.)*

Datum, Uhrzeit, Zeitraum, Beginn/ Hdz.	Ablauf einschl. (biografieorientierte) Wünsche, Vorlieben, Abneigungen und Prophylaxe	Prophylaxen	Datum Änderung	Veränderungen, Anpassungen, Abweichungen	Hdz.
10:00 Uhr	**Zwischenmahlzeit:** nur Flüssiges (mind. 150 ml), mag gerne Milch, Kakao, Vanillepudding	**DEH**			
Ca. 9:45 Uhr und ca. 11:45 Uhr …	**Toilettengang:** (wie oben beschrieben) …	**DEH**			

Behandlungspflege:
- Medikamentengabe 2 × tägl. lt. ärztl. AO
- An- und Auskleiden von Kompressionsstrümpfen (Klasse II) lt. Standard Wichtig: Am Duschtag, auf Wunsch Anziehen der ATS erst nach der Mittagsruhe!

Zusätzliche, nicht tägl. vorkommende Termine:
- 1 × wö. Duschen einschl. Haarwäsche (meistens mittwochs)

Allg. soziale Betreuung:
- Biografieorientiertes Angebot: jeden Montag Singkreis
- 1 × wö. freitags „Vertellekes-Runde"
- 1 × mtl. Kegeln

Betreuung gemäß § 43b:
- 1 × wö. Einzelbetreuung mit Schwerpunkt Erinnerungsarbeit

5

zialen Betreuung und/oder zusätzlichen Betreuungsleistung/Entlastungsleistungen. In der Regel wird hierzu ein Durchführungsnachweis genutzt.

Je nach rechtlicher Vorgabe wird ggf. ergänzend für Abrechnungszwecke ein zusätzlicher Nachweis (Leistungsnachweis in der ambulanten Pflege, Anwesenheitsliste in der Tagespflege) eingesetzt.

Eine Bestätigung der durchgeführten Maßnahmen im Berichtswesen, wie z. B. „Pflege nach Plan" ist nicht sinnvoll und stellt eine Mehrfachdokumentation dar.

Varianten der Maßnahmenbestätigung

Die Bestätigung der geplanten Maßnahmen kann in unterschiedlichster Art und Weise erfolgen (➤ 2.2.7). Eine Bestätigung jeder einzelnen Handlung wird immer noch häufig durchgeführt, ist aber grundsätzlich nicht erforderlich. Pflegerische „Verbundhandlungen" können, wenn sie an einer Stelle innerhalb der Pflegedokumentation, z. B. in der Pflege-/Maßnahmenplanung oder in einem Maßnahmenablaufplan, ausführlich beschrieben sind, zusammenfassend abgezeichnet werden, z. B.

- Medikamentengabe
- Morgenpflege wie geplant erbracht
- Grundpflege gemäß Tagesstruktur erbracht

5

REFLEXION

Überprüfen Sie Ihre Durchführungskontrollblätter. Bestätigen Sie jede geplante Maßnahme mit einem einzelnen Handzeichen? Erscheint Ihnen eine andere Form der Maßnahmenbestätigung möglich? Besprechen Sie sich mit den anderen Pflegekräften und ihren Vorgesetzten.

ANMERKUNG STRUKTURMODELL

Im Rahmen des Strukturmodells werden die täglich geplanten und somit immer wiederkehrenden Abläufe der grundpflegerischen Versorgung und Betreuung den „Routinetätigkeiten" zugerechnet und bedürfen keiner Bestätigung mehr. Eine Ausnahme stellt die Durchführung der Dekubitusprophylaxe dar (Bewegungsplan). Auch die Bestätigung der Behandlungspflege erfolgt grundsätzlich weiterhin, da es sich hier um ärztliche Anordnungen gemäß SGB 5 handelt. In der ambulanten Pflege und in der Tagespflege bestehen aufgrund leistungsrechtlicher Voraussetzungen andere Regelungen.
Das Ergebnis einer Expertenberatung bestätigt die Grundstruktur und die Grundprinzipien der vorgeschlagenen Entbürokratisierung einschließlich des „abgespeckten" Durchführungsnachweises. Der Expertenrat weist allerdings auf das Vorliegen notwendiger Rahmenbedingungen für das interne Qualitätsmanagement hin (z. B. Verfahrensanleitungen).

5.8 Professionelle Evaluation/Überprüfung der geplanten Pflege

5.8.1 Evaluationsintervall Maßnahmenplan überprüfen

Die Pflege-/Maßnahmenplanung stellt insgesamt einen zeitlich festgelegten pflegerischen Therapie- und Arbeitsplan dar (➤ Tab. 5.28). Dieser Arbeits-

Tab. 5.28 Struktur Pflege-/Maßnahmenplanung

PESR-Problem-formulierung	Pflegeziel	Beschreibung der Maßnahmen	Auswertung/Evaluation
P: Welche potenziellen Gefahren/Risiken/ Probleme bestehen? • Was genau kann von der zu pflegenden Person nicht ausgeführt werden? • Ggf. Ergebnis der Assessments nutzen! **E: Was ist die Ursache (Etiology) aus fachlicher Sicht?** • Auf Grundlage der Erkrankung? **S: Wie zeigt sich das Problem (Symptome)?** • „Kleine Geschichte" zum Problem? • Wie sieht die zu pflegende Person ihr Problem? • Ggf. Erschwernisfaktoren? • Wichtige Hinweise? **R: Ressource(n)** • Fähigkeiten/Hilfsmittel/ Wünsche, Beratung/Selbstbestimmung/Biografie	**Was ist das gemeinsame Ziel?** • Zu pflegende Person • An-/Zugehörige • Pflege- und Betreuungskräfte • Ggf. Arzt/Ärztin und/oder therap. Fachpersonal **Positive Zielformulierung** • Keine Soll-Formulierungen! • Nicht benennen, was vermieden werden soll! **Realistisches Ziel** • Ist das Ziel wirklich erreichbar? **Konkretes Ziel** • Ist das Ziel überprüfbar? **Wichtig:** Vorhandene Ressourcen/Fähigkeiten erhalten und falls möglich fördern!	**Wie soll die pflegerische Unterstützung ausgeführt werden?** (Wo, wie oft und womit, von wem, z. B. Angeh., Therap.; gibt es Unterschiede am Tag oder in der Nacht? Etc.) • Auf handlungsanweisende Formulierungen achten! **„Sprache" der BRi verwenden** **Formen der Hilfe** auffordern, beaufsichtigen anleiten, motivieren, etc. → individuelle Erklärung! **Sind die Maßnahmen geeignet, um die Ziele zu erreichen?** → „Passen" die Maßnahmen zum Ziel? **Prophylaktische Maßnahmen, Expertenstandard(s) beachten!** **Wichtig:** Einarbeitung biografieorientierter Aspekte (z. B. Wünsche, Abneigungen, Gewohnheiten oder Rituale) **Gibt es wichtige Hinweise?**	**Regelmäßige Auswertung der geplanten Pflege mit Unterschrift und Datum der Pflegefachkraft** • Erfolg der geplanten Pflege und Betreuung? Ziel(e) erreicht? Ist das Ziel mit pflegerischen Interventionen überhaupt lösbar? • Aussagen der zu pflegenden Person? • Sind Problemergänzungen erforderlich? • Müssen Maßnahmen verändert werden? • Alle Ressourcen/ Fähigkeiten weiterhin vorhanden? • Müssen andere Pers. einbezogen werden (z. B. Ärztin, Therapeutin) **Zur Information an die anderen Pflegekräfte kann im Bericht ein kurzer Hinweis zum Ergebnis der Evaluation erfolgen, z. B.:** *15.3.20XX „Pflegeplanung überprüft, alle Maßnahmen greifen, zu pflegende Person äußert weiterhin Wohlbefinden. Alle Ressourcen sind erhalten. Planung bleibt weiter aktuell …"* *15.3.20XX „Pflegeplanung überprüft, alle Ziele weiterhin erreicht, keine Änderungen, Maßnahmen bleiben bestehen …"*

plan ist bei Bedarf und je nach Regelung des internen Qualitätsmanagements zu überprüfen bzw. zu evaluieren.

Es liegt in der Entscheidung der Einrichtung, wie sie die zeitlichen Abstände für eine Überprüfung des Pflege-/Maßnahmenplans festlegt. Wichtig ist hierbei, ob es sich um ein einzelnes Problem handelt, das evaluiert werden soll, oder um den gesamten Pflegeprozess. So kann eine regelhafte Evaluation des Pflegeprozesses über das Qualitätsmanagement einer Einrichtung festgelegt werden, nicht jedoch das individuelle Intervall zur Evaluation eines einzelnen Problems. Diese Entscheidung kann nur die Bezugspflegefachkraft treffen.

Bei einzelnen gefahrenträchtigen Problemen sollte je nach Zielformulierung eine qanz individuell angesetzte Evaluation/Auswertung der Situation erfolgen. Dies kann z. B. nach 2 Wochen, aber auch erst nach 8 Wochen sein.

Evaluationszeitraum bei Bedarf individuell festlegen

Gibt es eine standardisierte Aussage in Bezug auf den festgelegten Evaluationszeitraum in der Einrichtung, kann die Nennung eines Überprüfungsdatums in der Pflege-/Maßnahmenplanung unterbleiben. So könnte einrichtungsintern festgelegt sein, dass alle Pflege-/Maßnahmenplanungen grundsätzlich 2-monatlich evaluiert werden. Solange dieser Zeitraum ausreichend für alle Probleme ist, ist die Angabe eines konkreten Kontrolldatums in der Pflege-/Maßnahmenplanung nicht erforderlich.

Datum zur Zielüberprüfung oft nur in Teilbereichen erforderlich

Müssen in einzelnen Bereichen einer Planung Probleme in kürzeren Abständen als standardisiert vorgegeben überprüft werden, wird in den betroffenen Bereichen mit der Angabe eines genauen Datums zur Zielüberprüfung gearbeitet.

In der Praxis hat es sich bewährt, in der ersten Phase der Übernahme des Pflegeauftrags (ca. die ersten 3 Monate) 1 × monatlich die Pflege-/Maßnahmenplanung zu überprüfen. Im Anschluss ist es bei vielen zu pflegenden Menschen möglich, in einen größeren Überprüfungsabstand zu wechseln, z. B. alle 3–4 Monate.

Überprüfungsintervall individuell verschieden

Besteht ein großes Rehabilitationspotenzial, ist zumeist eine engmaschigere Auswertung und Anpassung der Pflege-/Maßnahmenplanung erforderlich. Sind dagegen bei einer zu pflegenden Person überwiegend Erhaltungsziele geplant, ist wiederum ein längerer Zeitabstand ausreichend.
Zusätzlich zur geplanten Überprüfung sollte eine Ergebniskontrolle immer erfolgen:

- nach einem Krankenhausaufenthalt,
- bei Wiederaufnahme, z. B. nach Aufenthalt in Kurzzeitpflege,
- bei gravierender Gesundheitsverschlechterung oder -verbesserung.

Die Häufigkeit einer Zielüberprüfung steht in engem Zusammenhang mit dem Zustand der zu pflegenden Person.

Ergebnisüberprüfung durch Bezugspflegekraft

Die Ergebniskontrolle der Pflege-/Maßnahmenplanung sollte grundsätzlich durch die Bezugspflegefachkraft erfolgen. Sie hat die Verantwortung für die zu pflegende Person übernommen und kann so die Überprüfung der geplanten und durchgeführten Pflege und Betreuung am besten durchführen.

Die Steuerung des Pflegeprozesses liegt in der Verantwortung der zugeordneten Bezugspflegefachkraft der zu pflegenden Person.

Unterstützt wird sie von den anderen Mitarbeitenden dadurch, dass diese alle erforderlichen Informationen zum Verlauf der Pflege im Berichtswesen (= Informationssammeltopf) einfließen lassen, und durch den mündlichen Austausch während der Übergabe, im Team oder während einer Fallbesprechung.

Zum Zeitpunkt der Überprüfung besteht die Aufgabe der Bezugspflegefachkraft darin, alle Informationen des „Informationssammeltopfes“ zu würdigen und zu entscheiden, welcher Handlungsbedarf sich ggf. aus den dokumentierten Informationen ergibt

Informationen prüfen

Die Überprüfung gibt Auskunft über den Erfolg der Maßnahmen und inwieweit die geplanten Ziele erreicht wurden.

5.8.2 Einbeziehung der an der Pflege beteiligten Personen

Die Bezugspflegefachkraft entscheidet, ob eine Planung angepasst oder verändert werden muss. Um zu einer adäquaten Entscheidung zu kommen, ist die Einbeziehung der zu pflegenden Person und ihrer Angehörigen/Bezugspersonen unumgänglich.

Einbeziehung der zu pflegenden Person

Im Rahmen einer Evaluation der Pflege-/Maßnahmenplanung sollte immer eine Ergebnisbesprechung mit den anderen Pflegekräften erfolgen.

Ergebnisbesprechung mit Kolleginnen und Kollegen

Jegliche Änderung in der Pflege-/Maßnahmenplanung muss allen Mitarbeitenden zur Kenntnis gebracht werden.

Hierbei geht es nicht um eine langatmige Besprechung, sondern um eine kurze Vorstellung der Situation und einen fachlichen Austausch der Pflegenden.

Kurzinfo an alle an der Pflege Beteiligten

Alternativ kann die evaluierende Bezugspflegefachkraft im Berichtswesen auf die geänderte Pflege-/Maßnahmenplanung „aufmerksam“ machen.

FORMULIERUNGSBEISPIEL

Eintrag im Berichtswesen zur erfolgten Evaluation

12.11. Pflege-/Maßnahmenplanung evaluiert, aufgrund weiterer Gesundheitsverschlechterung Anpassung im Bereich Mobilität und Ernährung …

5.8.3 Dokumentation der Evaluation

Im Rahmen der Zielüberprüfung ist von der Bezugspflegefachkraft eine zusammenfassende Auswertung – auf die jeweiligen Ziele bezogen – durchzuführen und im Ergebnis- bzw. Evaluationsfeld zu dokumentieren:

- Ziel erreicht, guter Hautzustand erhalten, Maßnahmen bleiben bestehen …
- Ziele erreicht, Ressourcen konnten erhalten werden. Maßnahmen bleiben bestehen …
- Mobilität konnte gefördert werden. Sturzrisiko besteht nicht mehr, keine weiteren Maßnahmen erforderlich
- Ziel erreicht, keine weiteren Sturzereignisse innerhalb der letzten zwei Wochen, Planung bleibt aktuell …

- Ziel erreicht, Maßnahmen greifen, Frau Z. akzeptiert Körperpflege durch Bezugspflegepersonen, Planung bleibt bestehen …
- Gewicht ist konstant, alle Maßnahmen greifen, Einfuhrplan abgesetzt …

Eine Evaluation kann auch sichtbar machen, dass ein Problem nicht gelöst werden kann!

Falls ein Ziel nicht erreicht wird, geben Sie den Grund dafür an und beschreiben, wie es weitergehen soll:

- Ziel nur teilweise erreicht. Gesichtswaschung erfolgt nun selbstständig; Oberkörperwaschung infolge Verschlechterung des Allgemeinzustands durch Grippe noch nicht alleine möglich, Planung ist weiter aktuell, Maßnahmen werden weitergeführt …
- Ziel aufgrund weiterer Gesundheitsverschlechterung nicht erreicht, Ziele und Maßnahmen angepasst …

Wichtig: Im Falle von nicht oder nur teilweise erreichten Zielen sollten die erforderlichen Veränderungen direkt in den betreffenden Problem-, Ziel- oder Maßnahmenbeschreibungen dokumentiert werden und nicht im Ergebnis- bzw. Evaluationsfeld!

Nicht alle Probleme sind mit pflegerischen Handlungen lösbar

Insbesondere in den Risikobereichen kann es vorkommen, dass sich ein ermitteltes Risiko durch pflegerisches Einwirken nicht lösen lässt. Dies sollte aussagekräftig im Rahmen der Evaluation „freigeschrieben“ werden (➤ Tab. 5.29). Eine solche Freischreibung erfolgt üblicherweise in der Ergebnisspalte auf dem Pflegeplanungsformular, alternativ kann die Beschreibung auch im Berichtswesen erfolgen.

Umfassende Überprüfung bzw. Evaluation

Die Evaluation umfasst nicht nur die Überprüfung der Aktualität der Pflege-/Maßnahmenplanung, sondern gleichzeitig auch die Prüfung aller im Einsatz befindlichen Dokumentationsformulare. Gravierende Veränderungen

Tab. 5.29 Beispiel: Evaluation

Datum/ Hdz.	Probleme/ Ressourcen	Ziele	Maßnahmen	Ergebnis
8.3.20XX Le				*Ziel nicht erreicht, Frau M. stürzt unverändert mind. 1–2 × wö. Problem ist mit pflegerischen Interventionen nicht lösbar. In Rücksprache mit den Angehörigen werden keine weiteren Maßnahmen eingeleitet (s. a. Protokoll Fallbesprechung vom …). Ziel wurde angepasst, derzeitige Maßnahmen bleiben bestehen …*

sind mit Angabe des Datums und Handzeichen der dokumentierenden Pflegekraft zu ergänzen (➤ 2.2.3).

Die Bezugspflegekraft trifft hierbei auch die Entscheidung, welche (Bedarfs-)Formulare weitergeführt und welche ggf. zusätzlich eingesetzt werden müssen.

5.8.4 Schritte der Evaluation

Die Evaluation durch die Bezugspflegefachkraft umfasst folgende Schritte:

- Information und Austausch mit allen an der Pflege beteiligten Pflegekräften über anstehende Überprüfung
- Lesen des Berichtswesens rückwirkend bis zur vorherigen Evaluation
- Sicherung/Übertragung von wichtigen Informationen
- Ggf. erneutes Einschätzen von Risiken und Auswerten eingesetzter Risikoskalen
- Überprüfung der Aktualität der eingesetzten Formulare, z. B. Medikamentenblatt, Einfuhrprotokoll
- Evaluationsgespräch mit der zu pflegenden Person und/oder ihren Bezugspersonen
- Änderung/Anpassung der Pflege-/Maßnahmenplanung und/oder Einleitung weiterer Schritte, z. B. neue Maßnahmen- oder Zielanpassungen falls erforderlich
- Formulierung einer zusammenfassenden Beurteilung zur Evaluation, z. B. im Berichtswesen oder auf dem Pflege-/Maßnahmenplanungsformular
- Information und Austausch an alle beteiligten Pflegekräfte über erfolgte Evaluation

REFLEXION

Besprechen Sie mit den anderen Pflegekräften die Möglichkeit eines variablen Überprüfungsrhythmus für einzelne Probleme. Kontrollieren Sie zudem, ob Sie die Evaluation der Pflege-/Maßnahmenplanung immer auch im Berichtswesen erwähnt haben. Führen Sie Evaluationsgespräche mit den zu pflegenden Menschen und Ihren Kolleginnen und Kollegen. Überlegen Sie, wie diesen evtl. Änderungen der Pflege-/Maßnahmenplanung zur Kenntnis gebracht werden können.

ANMERKUNG STRUKTURMODELL

Im Strukturmodell ist die Evaluation dynamisch und individuell ausgerichtet. Abweichungen oder Veränderungen, die sich ergeben, werden insbesondere durch die Einträge im Berichtswesen mit Schwerpunkt auf Abweichungen der Maßnahmenplanung und tagesaktuelle Ereignisse sichtbar. Bei Bedarf erfolgt eine sofortige Anpassung der Maßnahmen und bei gravierenden Veränderungen zusätzlich eine Überarbeitung der SIS®.

Grundsätzlich liegt es in der Verantwortung der Pflegefachkräfte, die Pflegesituation individuell und anlassbezogen zu überprüfen und ggf. anzupassen.

Zudem erfolgt in fachlich angemessenen Abständen (QM-Regelung), abhängig von der Gesundheitssituation der zu pflegenden Person, eine Evaluation in Form von Pflegevisiten oder Fallbesprechungen.

KAPITEL

6 Formulierungshilfen

In diesem Kapitel finden sich **beispielhafte Formulierungshilfen** für verschiedene Einsatzbereiche. Sie finden zunächst sogenannte „Freischreibsätze" (➤ 6.1) zu den verschiedenen Risikobereichen wie Sturz-, Dekubitus- oder Kontrakturrisiko etc. und Beispiele, wie das Berichtswesen aussagekräftig verfasst werden kann (➤ 6.2). Umfangreiche Formulierungshilfen, die sowohl bei der Anamneseerhebung/Informationssammlung als auch bei der Erstellung einer Pflege-/Maßnahmenplanung unterstützend eingesetzt werden können, runden das Kapitel ab (➤ 6.3).

Die Formulierungshilfen erheben keinen Anspruch auf Vollständigkeit, sie dienen der Anregung beim Schreiben der Pflegedokumentation. Ergänzen Sie die Beispiele durch Ihre eigenen individuellen Formulierungen. Im Laufe der Zeit entwickelt sich so ein stetig anwachsender Formulierungskatalog, der Sie dabei unterstützt, eine aussagekräftige und professionelle Informationssammlung und Pflege-/Maßnahmenplanung zu erstellen.

Da das Strukturmodell zur Entbürokratisierung in der Praxis mittlerweile weitläufig umgesetzt ist, findet sich in den Überschriften immer auch eine mögliche Zuordnung der Formulierungsbeispiele zu den Themenfeldern. Es handelt sich hierbei nicht um eine feststehende Zuordnung, sondern lediglich um ein „Angebot" der Zuordnung.

Hinweis: Alle mit einer Hochziffer (z. B. [1]) gekennzeichneten Formulierungen nehmen Bezug auf die folgende Nummerierung der Expertenstandards des Deutschen Netzwerks für Qualitätsentwicklung in der Pflege (DNQP):

1. Dekubitusprophylaxe in der Pflege
2. Sturzprophylaxe in der Pflege
3. Pflege von Menschen mit chronischen Wunden
4. Ernährungsmanagement zur Sicherung und Förderung der oralen Ernährung in der Pflege
5. Förderung der Harnkontinenz in der Pflege
6. Schmerzmanagement in der Pflege
7. Beziehungsgestaltung in der Pflege von Menschen mit Demenz

6.1 Freischreibsätze/Beratung

Die Freischreibsätze bieten u. a. Beispiele einer wertneutralen und personzentrierten Beschreibung zur Selbstbestimmung und zu den individuellen Wünschen und Bedürfnissen einer zu pflegenden Person. Insbesondere wenn es sich um gefahrenträchtige Situationen handelt, ist es erforderlich, die zu pflegende

Person und ggf. ihre An- und Zugehörigen über die möglichen Folgen aufzuklären oder zu beraten. Mit den Formulierungen soll zum Ausdruck kommen, dass pflegebedürftige Menschen trotz ihrer körperlichen und/oder kognitiven Einschränkungen selbstbestimmt Entscheidungen treffen – auch dann, wenn sie sich damit gegen Empfehlungen ihrer An- und Zugehörigen, der Pflegekräfte oder auch der Ärzte/Ärztinnen oder des therapeutischen Fachpersonals stellen. Zudem geht es darum, das Ergebnis eines Verständigungsprozesses zu beschreiben und den Erfahrungswerten und dem individuellen Wissen einer pflegebedürftigen Person, aber auch ihrer An- und Zugehörigen mit Respekt und Vertrauen zu begegnen. Dies zeigt sich auch durch Sprache und Ausdruck in der Pflegedokumentation. Es empfiehlt sich, Aussagen und Meinungen der zu pflegenden Person oder auch der An- und Zugehörigen in wörtlicher Rede („*Zitat*") mit einfließen zu lassen (➤ 3.2.3, ➤ 4.1, ➤ 5.4.4).

Dekubitusrisiko

- Zu pflegende Person wünscht nachts [ggf. individuelle Zeitspanne angeben, z. B. von 23–5 Uhr] ausdrücklich keine Positionierung, möchte schlafen, ist über das Risiko einer **Dekubitusentstehung**[1] aufgeklärt und zu möglichen Folgen beraten (s. a. Protokoll vom …), Arzt ist informiert … *„Ich will nachts schlafen und brauche meine Ruhe."*
- Zu pflegende Person nutzt seit Jahren ein Schaffell zur Positionierung, besteht selbstbestimmt darauf, dass dieses auch weiterhin zur **Dekubitusprophylaxe**[1] eingesetzt wird. Zu pflegende Person ist über die nicht dem „aktuellen Stand des Wissens" entsprechende Nutzung aufgeklärt und beraten, möchte ihr Fell weiter nutzen (s. a. Berichtswesen vom …) …
- Zu pflegende Person ist beraten und informiert zum erhöhten **Dekubitusrisiko**[1] und den möglichen Maßnahmen, wünscht ausdrücklich keine Veränderung der Situation (s. a. Berichtswesen vom …). *„Es ist alles gut, so wie es ist. Ich brauche keine Positionierung."*
- Zu pflegende Person wünscht trotz vorhandenem **Dekubitus**[1] im Sakralbereich eine Rückenlage in der Nacht und tagsüber die Mobilisation in den Rollstuhl. Sie ist aufgeklärt und beraten zum bestehenden Dekubitus und den möglichen Maßnahmen, um den Heilungsprozess zu unterstützen (s. a. Berichtswesen vom …), Bleibt bei ihrer Entscheidung … *„Ich bestimme selber, was hier mit mir gemacht wird."*
- Angehörige/Bezugspersonen wurden über Notwendigkeit von W/O-(Wasser in Öl)-Waschlotionen im Rahmen der **Dekubituspropylaxe**[1] aufgeklärt, siehe Berichtswesen vom …, wünschen jedoch weiterhin die Waschung des Intimbereichs mit Seife … *„Meine Mutter ist das so gewohnt."*

Sturzrisiko

- Zu pflegende Person wurde über das **erhöhte Sturzrisiko**[2] aufgeklärt und mögliche Maßnahmen der Prävention wurden besprochen. Zu pflegende Person lehnt Einsatz einer Hüftprotektorenhose [Hilfsmittel individuell benennen] ab. Findet, dass diese am Gesäß auftragen, Angehörige/Bezugsperson/Ärztin ist informiert ...

- Zu pflegende Person wünscht ausdrücklich keine Begleitung. Gibt an, sich beim Gehen sicher zu fühlen. Ist bereit, Hilfe bei Bedarf anzufordern. Sie hat keine geistigen Einschränkungen, ist aufgeklärt über das **erhöhte Sturzrisiko**[2], Arzt ist informiert ... *„Ich melde mich, wenn ich Hilfe brauche und nicht weiterkomme."*
- Zu pflegende Person besteht ausdrücklich auf das Anziehen ihrer offenen Pantoffeln. Zu pflegende Person hat keine geistigen Einschränkungen, ist aufgeklärt über das **erhöhte Sturzrisiko**[2] und die möglichen Folgen ... *„Ich laufe wunderbar in meinen Pantoffeln."*
- Zu pflegende Person ist beraten und informiert zum erhöhten **Sturzrisiko**[2] und den möglichen Folgeschäden, wünscht ausdrücklich keine Veränderung der Situation (s. a. Berichtswesen vom ...) ...
- Zu pflegende Person wurde über das erhöhte **Sturzrisiko**[2] aufgeklärt und die möglichen Maßnahmen der Prävention besprochen, zu pflegende Person wünscht derzeit ausdrücklich keine Maßnahmen (s. a. Berichtswesen vom ...) ... *„Ihr könnt mich in zwei Monaten noch mal fragen."*
- **Sturzrisiko**[2] kann durch pflegerische Interventionen/Maßnahmen nicht weiter minimiert werden. Zu pflegende Person stürzt weiterhin/ständig. Maßnahmen zur Reduzierung der Sturzfolgen sind eingeleitet. In Absprache mit den Angehörigen/Bezugspersonen und dem Arzt ausdrücklich keine freiheitsentziehenden Maßnahmen gewünscht. Alle pflegerischen Interventionen/Maßnahmen zur Sturzvermeidung sind ausgeschöpft ...
- Angehörige/Bezugspersonen über **erhöhtes Sturzrisiko**[2] der zu pflegenden Person aufgeklärt und zu möglichen Maßnahmen beraten. Wünschen keinen Einsatz einer Hüftprotektorenhose [Hilfsmittel individuell angeben]. Finden diese für ihre Mutter nicht sinnvoll, halten eine Ablehnung für wahrscheinlich, da ihre Mutter immer sehr auf ihr äußeres Erscheinungsbild und ihre Figur geachtet hat.
- In Absprache mit Angehörigen/Betreuerin und der Ärztin werden trotz häufiger **Sturzereignisse**[2] ausdrücklich keine freiheitsentziehenden Maßnahmen gewünscht, weitere Stürze können mit pflegerischen Interventionen/Maßnahmen nicht vermieden werden (s. a. Protokoll Fallbesprechung/Berichtswesen vom ...) ...
- Gemäß pflegefachlicher Einschätzung derzeit kein erhöhtes **Sturzrisiko**[2]. Alle in der Sturzeinschätzung zutreffenden Faktoren sind kompensiert. Die vorhandene Sehbeeinträchtigung ist durch eine angepasste Sehhilfe ausgeglichen, die eingesetzten Antidepressiva sind bereits langjährig eingesetzt und haben derzeit keine sturzbeeinflussenden Nebenwirkungen ...
- Trotz Vorliegen verschiedener Risikofaktoren derzeit aus pflegefachlicher Sicht kein erhöhtes **Sturzrisiko**[2]. Zu pflegende Person hat keine kognitiven Einschränkungen, schätzt Gefahren adäquat ein, fordert bei Bedarf Hilfe an, läuft sicher ...
- Alle in der Risikoeinschätzung zutreffenden Sturzfaktoren sind ausgeglichen. Trotz Demenz läuft die zu pflegende Person sicher, trägt immer feste Schuhe, hält sich am Haltegriff fest, ist daher aus pflegefachlicher Sicht derzeit nicht erhöht **sturzgefährdet**[2] ...

- **Sturzrisiko**[2] kann durch pflegerische Interventionen/Maßnahmen nicht weiter minimiert werden, die zu pflegende Person stürzt weiterhin 3–5 × wö. [durchschnittliche Anzahl der Stürze angeben, falls möglich]. Bisher keine schwerwiegenden/gravierenden Sturzfolgen. In Absprache mit den Angehörigen/Bezugspersonen und der Ärztin ausdrücklich keine freiheitsentziehenden Maßnahmen gewünscht (s. a. Fallbesprechung vom …). Die Selbstbestimmung der zu pflegenden Person wird berücksichtigt. Evtl. Sturzfolgen werden von den Angehörigen in Kauf genommen … *„Wir wissen, dass mein Vater weiter stürzen wird und dass er sich dabei schwer verletzen kann."*
- Angehörige/Bezugspersonen über ermitteltes **Sturzrisiko**[2] in der Nacht beraten. Möglichkeiten der Sturzprävention gemäß Checkliste besprochen. Wollen sich Einsatz einer Klingelmatte überlegen, besorgen unverzüglich festes Schuhwerk für ihre Mutter …
- Wünscht keine Teilnahme an Bewegungstraining zur Förderung der Kraft und Balance … *„Geturnt habe ich noch nie gerne."*

Kontrakturrisiko

- Zu pflegende Person entscheidet sich selbstbestimmt gegen das Durchbewegen der betroffenen Gelenke im Sinne der **Kontrakturprophylaxe.** Wurde über mögliche Risiken/Spätfolgen aufgeklärt, Arzt ist informiert …
- Zu pflegende Person wurde über das **Kontrakturrisiko** und eventuelle Folgen aufgeklärt. Mögliche Maßnahmen der Prävention besprochen, zu pflegende Person wünscht ausdrücklich keine Durchführung von Bewegungsübungen (s. a. Berichtswesen vom …) … *„Das bringt mir nichts, ich mache selber Übungen, wenn ich das für sinnvoll halte."*
- In Absprache mit Hausärztin und Angehörigen/Betreuerin wird aufgrund … (genaue medizinische/pflegerische Begründung angeben!) trotz **Kontrakturrisikos** keine Positionierung/Mobilisation/Bewegungsförderung durchgeführt …
- Gemäß pflegefachlicher Einschätzung trotz Bewegungseinschränkungen derzeit kein **Kontrakturrisiko.** Zu pflegende Person bewegt regelmäßig Knie- und Fußgelenke selbstständig in ihrem Rollstuhl, ausreichende Hüftbewegungen durch regelmäßige Transfers (Aufstehen aus Bett, Toilettengänge etc.) sichergestellt …

Wundbehandlung

- Zu pflegende Person behandelt ihre Wunde immer wieder selber mit xy [genau angeben] und/oder entfernt eigenmächtig den Wundverband. Wundheilung dadurch verzögert/erschwert. Zu pflegende Person wurde beraten und informiert über Folgen der Selbsttherapie, sie möchte ihr Verhalten nicht ändern … *„Mit ist egal, was der Arzt oder Sie dazu sagen, ich mache was ich will."*
- Zu pflegende Person nutzt Hausmittel [genau angeben] für die Behandlung ihrer Wunde, wünscht ausdrücklich keinen Besuch eines Wundmanagers … *„Ich mache das alles alleine."*

6

- Ärztlich angeordnete **Wundbehandlung**[3] entspricht nicht dem aktuellen Stand des Wissens. Hausarzt besteht ausdrücklich auf seiner Anordnung ... *„Damit habe ich bisher immer gute Erfolge erzielt."*

Risiko Nahrungs-/Flüssigkeitsmangel

Nahrungsmangel/Untergewicht

- Zu pflegende Person entscheidet sich selbstbestimmt **gegen eine Gewichtszunahme**[4], äußert sich sehr zufrieden mit ihrem Gewicht, ist über Risiken aufgeklärt und beraten, Ärztin ist informiert ...
- Zu pflegende Person **ist untergewichtig, wünscht ausdrücklich keine Gewichtszunahme**[4], achtet sehr auf die Figur/ist stolz auf die Figur, war immer sehr schlank [ggf. biografisches Gewicht angeben, z. B. Frau K. hatte immer ein Gewicht von ca. 40–42 Kilo]. Zu pflegende Person ist über die Risiken aufgeklärt und beraten, siehe Berichtswesen vom ...
- Zu pflegende Person ist trotz aller eingeleiteten Maßnahmen **weiterhin unterernährt**[4]; lt. ärztlicher Rücksprache (siehe Berichtswesen vom ...) ist eine Gewichtszunahme aufgrund Fortschreitens der Erkrankung nicht mehr möglich, eine weitere Gewichtsabnahme ist zu erwarten ...
- Zu pflegende Person wünscht ausdrücklich keine Zwischen-, Spät- und/oder Nachtmahlzeit und auch keine Ergänzungskost, äußert, dann gar keinen Hunger/Appetit mehr bei den Hauptmahlzeiten zu haben ...
- Zu pflegende Person **lehnt orale Nahrungsaufnahme nonverbal deutlich ab**[4], lässt alles aus dem Mund laufen, presst die Lippen aufeinander und dreht den Kopf zur Seite; in Absprache mit dem Arzt und den Angehörigen wird die Selbstbestimmung der zu pflegenden Person akzeptiert, keine weiterführenden pflegerischen Maßnahmen, keine PEG-Anlage gewünscht ...
- Zu pflegende Person zeigt **Ablehnung gegen Nahrungszufuhr**[4] durch Schütteln des Kopfes/Zukneifen des Mundes/Schließen der Augen ...
- Zu pflegende Person und ihre Bezugspersonen sind beraten und informiert zum Risiko **Nahrungsmangel/Untergewicht** und/oder Risiko für Flüssigkeitsmangel/Dehydratation und den möglichen/geeigneten Maßnahmen [Datum des Beratungsgesprächs angeben!]. Infoblatt wurde am ... ausgehändigt. Angehörige wünschen derzeit keine Veränderung der Situation, zu pflegende Person soll selbstbestimmt entscheiden, wie viel sie essen möchte ...

Flüssigkeitsmangel/Dehydratation

- Zu pflegende Person trinkt trotz aller eingeleiteten Maßnahmen **weiterhin unter 1.000 ml täglich**[4]; lt. ärztlicher Rücksprache soll eine Trinkmenge von 800 ml toleriert werden, biografisch ist bekannt, dass Frau D. nie viel getrunken hat ...
- Zu pflegende Person lehnt **nächtliche Flüssigkeitszufuhr**[4] ab... *„Ich möchte (durch-)schlafen."*

6

- Zu pflegende Person **lehnt orale Flüssigkeitsaufnahme deutlich ab**[4], lässt Getränke aus dem Mund laufen, presst die Lippen aufeinander und dreht den Kopf zur Seite; in Absprache mit der Ärztin und den Angehörigen wird die Selbstbestimmung der zu pflegenden Person akzeptiert, keine weiterführenden pflegerischen Maßnahmen, keine PEG-Anlage von den Angehörigen gewünscht …
- Zu pflegende Person zeigt **Ablehnung gegen Flüssigkeit**[4] nonverbal deutlich durch Schütteln des Kopfes/Zukneifen des Mundes/Schließen der Augen …
- Zu pflegende Person und ihre Bezugspersonen sind beraten und informiert zum Risiko **Flüssigkeitsmangel/Dehydratation** und den möglichen/geeigneten Maßnahmen [Datum des Beratungsgesprächs angeben!]. Infoblatt wurde am … ausgehändigt. Angehörige wünschen derzeit keine Veränderung der Situation, zu pflegende Person soll selbstbestimmt entscheiden, wie viel sie trinken möchte …

Geschmackssinnanregung/Aspirationsrisiko

- Zu pflegende Person erhält in Rücksprache mit dem Arzt keine Maßnahmen zur **Anregung des Geschmackssinns,** reagiert mit Unruhe und erhöhtem Speichelfluss, es besteht Aspirationsgefahr …
- Zu pflegende Person wünscht trotz Aspirationsgefahr ausdrücklich orale Nahrungszufuhr, ist über die Risiken aufgeklärt und beraten, Ärztin ist informiert und toleriert Entscheidung der zu pflegenden Person (siehe Berichtswesen vom …) …
- Zu pflegende Person isst und trinkt Nahrungsmittel und Getränke gegen ausdrückliche Empfehlung von (Haus-)Arzt/Logopädin. Ist aufgeklärt und beraten zu den möglichen Folgen …

Übergewicht

- Zu pflegende Person entscheidet sich selbstbestimmt **gegen eine Gewichtsabnahme**[4], äußert sich sehr zufrieden mit ihrem Gewicht, ist über Risiken aufgeklärt und zu geeigneten Maßnahmen zur Gewichtsreduzierung beraten (s. a. Berichtswesen vom …), Ärztin ist informiert, sagt, dass sie ein Gewicht bis 100 Kilo für den Zu pflegende Person für tolerabel hält …
- Zu pflegende Person **ist übergewichtig, wünscht ausdrücklich keine Diät**[4], möchte nicht abnehmen, ist zufrieden mit ihrer Figur, war immer übergewichtig [ggf. biografisches Gewicht angeben z. B. biografisches Gewicht von Herrn T. lag immer bei ca. 95–100 Kilo], ist über die Risiken aufgeklärt und beraten (siehe Berichtswesen vom …) … *„Mein Bauch ist mein Kapital.“*
- Zu pflegende Person und ihre Bezugspersonen sind beraten und informiert zum **Übergewicht** und den möglichen/geeigneten Maßnahmen [Datum des Beratungsgesprächs angeben!]. Infoblatt wurde am … ausgehändigt. Angehörige wünschen derzeit keine Veränderung der Situation, zu pflegende Person soll selbstbestimmt entscheiden, wie viel er essen möchte …

- Zu pflegende Person hat **Übergewicht,** wird von An- und Zugehörigen zusätzlich mit Süßigkeiten und anderen Lebensmitteln versorgt. – Zu pflegende Person und An-/Zugehörige wurden über Risiko und die Möglichkeiten zur Gewichtsreduzierung/gesunde Ernährung informiert/beraten (s. Berichtswesen vom …), Merkblatt „Gesunde Ernährung im Alter" ausgehändigt – Die zu pflegende Person und die An-/Zugehörigen entscheiden sich selbstbestimmt gegen empfohlene Ernährungsumstellung/Anpassung. Wünschen (ausdrücklich) keine Diät bzw. kalorienreduzierte Kost und keine weitere Beratung zu dieser Thematik. Übergewicht ist seit Jahren vorliegend, Arzt wurde informiert (s. Fax), sieht ebenfalls keinen Handlungsbedarf. – Problematik mit pflegerischen Interventionen nicht lösbar, Selbstbestimmung der zu pflegenden Person wird akzeptiert …

Ausscheidung

- Zu pflegende Person wünscht Doppelversorgung von Einlage und Inkontinenzhose. Ist aufgeklärt und beraten zu möglichen Konsequenzen, besteht auf gewünschter Versorgung … *„Ich bin das so gewohnt und komme prima damit zurecht."*
- Zu pflegende Person wünscht ausdrücklich keine Störung durch nächtliche Toilettengänge/Vorlagenwechsel, möchte schlafen. Trägt nachts auf eigenen Wunsch geschlossene Inkontinenzhose. Ist über Risiken beraten und informiert …
- **Arzt** informiert, dass **Katheterversorgung** nicht dem aktuellen Stand des Wissens entspricht, hygienische Vorgaben können nicht eingehalten werden. Arzt besteht ausdrücklich auf seine Anordnung mit … [genau beschreiben!] …
- **Ärztin** informiert, dass **Blasenspülung** nicht dem aktuellen Stand des Wissens entspricht, besteht ausdrücklich auf ihrer Anordnung [genau beschreiben!] …

Schmerz

- Zu pflegende Person zeigt (nonverbal) deutliche Anzeichen von Wohlbefinden [Verhalten genau angeben!], stabile Schmerzsituation …
- Zu pflegende Person hat eine gute Schmerzeinstellung, Schmerzsituation stabil, gibt Schmerzen gemäß NRS mit 0 von 10 in Ruhe und max. 2–3 von 10 bei Belastung an. [ggf. Werte der Numerischen Rating-Skala [NRS] oder anderer Skala individuell angeben!]. Wünscht keine weitere Anpassung der Schmerzmedikation … *„Ich kann die Schmerzen gut aushalten, da sie immer nur kurzzeitig auftreten."*
- Zu pflegende Person hat laut eigener Aussage bestmögliche Schmerzeinstellung. *„Manchmal habe ich Schmerzen, aber ich komme gut mit den Schmerzmedikamenten zurecht. Alles soll so bleiben, wie es ist."* Wünscht ausdrücklich keine weitere Anpassung der Schmerzmedikation …

6

- Zu pflegende Person gibt gemäß NRS weiterhin Schmerzen mit 2 von 10 in Ruhe und 6–7 von 10 bei Belastung an. Hausarzt ist informiert, hält weitere Anpassung der Schmerzmedikation für nicht erforderlich (s. a. Eintragung im Berichtswesen vom …) …
- Zu pflegende Person und Angehörige sind über alternative Schmerzmaßnahmen aufgeklärt und beraten, wünschen keine Maßnahmen … *„Das bringt mir nichts. Wenn ich Schmerzen habe, brauche ich richtige Medikamente."*
- Zu pflegende Person zeigt nonverbal weiterhin deutliche Anzeichen von Schmerz. Lt. Aussage der Ärztin erfolgt bestmögliche Schmerztherapie, krankheitsbedingt ist aus ihrer Sicht keine weitere Verbesserung mehr möglich …
- Zu pflegende Person zeigt Verhaltensweisen, die auf Schmerz hinweisen können. Aus pflegefachlicher Sicht und in Rücksprache mit dem Arzt scheint das Schreien und Rufen der zu pflegenden Person eine Form der Kommunikation zu sein. Eingeleitete Schmerztherapie brachte keine Besserung des beobachteten Verhaltens …

Thromboserisiko

- Zu pflegende Person wünscht ausdrücklich das **Anlegen der Kompressionsstrümpfe** erst nach dem Toilettengang. Wurde über die Risiken in Zusammenhang mit dem unsachgemäßen Anlegen der Kompressionsstrümpfe aufgeklärt, Arzt ist informiert …
- Zu pflegende Person wünscht am Dusch-/Badetag ausdrücklich kein **Anziehen der Kompressionsstrümpfe/-verbände,** ist über die Risiken aufgeklärt, Ärztin ist informiert …

Körperpflege

- Zu pflegende Person wünscht ausdrücklich keine Zahn- und Mundpflege, ist über die Risiken aufgeklärt und beraten, siehe Berichtswesen vom …
- Zu pflegende Person nutzt keine festen Pflegeartikel zur Körper- und Zahnpflege, Pflegeartikel werden von Ehefrau/Tochter besorgt, werden je nach Angebot mitgebracht …
- Zu pflegende Person äußert auch auf Nachfrage keine Wünsche/Vorlieben oder Abneigungen zur Körper-/Zahnpflege. Sagt immer wieder: *„Du machst das schon."* …
- Zu pflegende Person lehnt häufig [konkret benennen, z. B. 3–4 × wö.] die komplette Körperpflege ab. Lässt sich dann auch im Verlauf des Tages nicht waschen. In Absprache mit der Tochter (s. a. Berichtswesen vom …) erfolgt die Körperpflege und auch die Zahn- und Mundpflege nur auf „Verhandlungsbasis"; d. h. wenn zu pflegende Person nicht möchte, nicht bedrängen, Körperpflege nicht durchführen …
- Zu pflegende Person lässt häufig [genau beschreiben] die Prothesenpflege nicht zu, versteht dann nicht, warum sie ihre Prothese entnehmen soll,

wehrt ab, fängt laut an zu schreien, schlägt um sich und verlässt das Badezimmer. Wenn „gutes Zureden“ nicht hilft, in Absprache mit Tochter keine weiteren Versuche unternehmen …
- Zu pflegende Person hat ein eigenes Hygieneverständnis, wünscht Duschen max. 1 x monatl. Trägt Kleidung über mehrere Wochen, wünscht keinen Wechsel bei Verschmutzung. Wurde über Risiko der Hautschädigung aufgeklärt. Haut ist derzeit, soweit überprüfbar, intakt …

Beschäftigung

- Zu pflegende Person lehnt jegliche Beschäftigungsangebote ab, wünscht (ausdrücklich) keinerlei Aufforderung oder Information zu den Angeboten. Sie entscheidet selbstbestimmt, nicht an Angeboten des Hauses/der Einrichtung teilzunehmen … *„Ich kann mich wunderbar alleine beschäftigen.“*
- Zu pflegende Person äußert, keine Teilnahme an den Beschäftigungsangeboten zu wünschen, hält sich viel in ihrem Zimmer auf, liest und hört Radio. Biografisch ist bekannt, dass er eher ein Einzelgänger war und immer viel Zeit mit sich selbst verbracht hat. Gruppen oder Menschenmengen, aber auch Familienfeiern hat er lt. Aussage der Tochter/des Sohnes immer schon gemieden …
- Zu pflegende Person zeigt bei der Teilnahme an den Gruppenangeboten deutlich Anzeichen von Unwohlsein. In Absprache mit den Angehörigen und unter Einbeziehung der Biografie erfolgt keine weitere Einbeziehung in Gruppenangebote, sondern ausschließlich Einzelbetreuung …
- Zu pflegende Person plant und strukturiert ihren Tagesablauf eigenständig, sie geht ihrer Biografie entsprechenden Beschäftigungen nach [hier Beispiele angeben] und entscheidet selbstbestimmt über die Teilnahme an Ausflügen, Feierlichkeiten und den Angeboten des Sozialen Dienstes …
- Zu pflegende Person war immer eher eine Einzelgängerin (biografisch bekannt), die ihre Ruhe liebt und gerne mit sich selbst alleine ist. Zu pflegende Person äußert (ausdrücklich), keine Einladung zu den Angeboten zu wünschen …

Einsatz eines Bettseitenschutzes

- Zu pflegende Person ist vollständig bewegungsunfähig. Sie ist zu willkürlichen Bewegungen nicht mehr in der Lage. Der Einsatz des Bettseitenschutzes dient ausschließlich dem Schutz vor ungesteuerten und unwillkürlichen Bewegungen. Es handelt sich hierbei ausdrücklich nicht um eine freiheitsentziehende oder einschränkende Maßnahme …
- Zu pflegende Person wünscht ausdrücklich zur Nacht den Bettseitenschutz hochgezogen. Sagt: „So fühle ich mich viel sicherer“ …

6.2 Formulierungshilfen für das Berichtswesen

An- und Abwesenheit der pflegebedürftigen Person

Allein aus versicherungs- und abrechnungstechnischen Gründen ist die genaue An- und Abwesenheit einer zu pflegenden Person nach Möglichkeit mit Angabe der genauen Uhrzeit im Berichtswesen aufzuführen. Für die ambulante Pflege trifft dies nur bedingt zu.

Auffälligkeiten/Abweichungen vom „Normalzustand" der zu pflegenden Person

- Herr B. statt wie üblich 3 ×, heute Nacht 5 × Hilfe zum Toilettengang angefordert.
- Frau R. hat nicht, wie sonst üblich, bei jedem Rundgang geschlafen, sondern hatte immer Augen und Mund weit geöffnet.
- Herr F. heute im Frühdienst 3 × Verdauung statt, wie sonst üblich, nur 3 × wö.

Verlaufsbeschreibungen

- Medikamentenänderung zeigt Erfolg, Frau H. heute am Abend wesentlich ruhiger, um 22:10 Uhr bereits schlafend im Bett vorgefunden.
- Frau G. äußert, dass das Bedarfsmedikament XY gut wirkt, hat kein Schwindelgefühl mehr, fühlt sich wieder besser [oder direkt Zitat der zu pflegenden Person angeben].
- Keine Hautrötung mehr an re. Hüfte sichtbar. Keine weiteren Maßnahmen.
- Wärmemanschette hat gewirkt, Herr H. äußert sich schmerzfrei: *„Wärme wirkt immer bei mir."*

Allgemeine Befindlichkeit/Stimmung der zu pflegenden Person

- Frau M. gibt an, sich gut eingewöhnt zu haben. *„Ich freue mich auf den ersten Besuch meiner Tochter aus England."*
- Herr T. äußert Wohlbefinden, gibt an, sich in letzter Zeit sehr wohlzufühlen [oder hier direkt Zitat der zu pflegenden Person angeben].
- Frau D. zeigt nonverbal deutliche Zeichen von Wohlbefinden, seufzt immer wieder zufrieden nach der Körperpflege, zeigt eine entspannte Körperhaltung.
- Frau N. findet Gefallen an der Hundebesuchsgruppe. Sie beobachtete die Hunde sehr aufmerksam und streichelte sie auch.
- Frau T. in ihrem Zimmer am Tisch sitzend vorgefunden. Weinte, wollte aber nicht erklären, warum. Bat mich, das Zimmer zu verlassen …

- Herr K. meidet derzeit größere Menschenansammlungen, verlässt sein Zimmer nur noch zu den Mahlzeiten, sitzt oft in zusammengesunkener Haltung in seinem Sessel am Fenster …
- Herr L. lachte und scherzte bei der Körperpflege, hat viele Witze erzählt …

Reaktionen der zu pflegenden Person auf pflegerische Maßnahmen/bestimmte Situationen

- Frau B. hat sich sehr über Post von ihrem Sohn gefreut …
- Herr F. reagierte mit Abwehr auf die Handmassage, zog die re. Hand weg und schlug mit beiden Händen um sich …
- Frau W. reagierte entspannt auf die beruhigende Körperwaschung mit Duftöl, atmete tief und ruhig bei der Durchführung …
- Frau T. weinte bitterlich beim Lied „Stille Nacht, heilige Nacht" …
- Frau D. reagierte enttäuscht, dass der Märchenabend heute ausfällt, da die Erzählerin erkrankt ist. *„Ich hatte mich darauf gefreut."*

Aussagen der zu pflegenden Person

- Frau I. hat laut eigenen Angaben seit 3 Tagen starke Kopfschmerzen …
- Herr G. äußert, sich unwohl zu fühlen, gibt Kopfschmerzen an …
- Herr M. äußert, keinen Appetit zu haben, möchte kein Abendbrot …
- Frau E. schrie mich beim Eintreffen in der Wohnung an, ich solle diese sofort wieder verlassen, ich hätte sie belogen und betrogen und ihr allen Schmuck geklaut …

Wünsche/Bedürfnisse der zu pflegenden Person

- Herr K. hat den Wunsch geäußert, im Speisesaal neben Herrn T. sitzen zu wollen …
- Frau W. wünscht keine abendliche Versorgung mehr …
- Herr G. äußert, auch in der Nacht noch etwas essen zu wollen …
- Frau S. äußert ihr Bedürfnis nach Zweisamkeit, ihr Mann fehlt ihr sehr; erzählte, er wäre sehr liebevoll gewesen …
- Frau U. äußerte heute den Wunsch, unbedingt in diesem Jahr noch einmal auf den Weihnachtsmarkt gehen zu wollen …

Beschwerden/Abneigungen der zu pflegenden Person

- Herr W. beschwert sich, dass sein Tischnachbar ihm das Essen wegisst …
- Frau M. äußert, nicht schlafen zu können, weil ihre Mitbewohnerin so schnarcht …
- Frau D. hat eine Abneigung gegen Hülsenfrüchte. Information wurde in Biografie ergänzt …

Soziale Kontakte/Zusammenarbeit mit Bezugspersonen

- Herr B. hat sich sehr über den Besuch seines ehemaligen Wohnungsnachbarn gefreut, haben sich über frühere Zeiten unterhalten …
- Frau L. hat sich den ganzen Nachmittag angeregt mit einer Mitbewohnerin unterhalten …
- Frau T. hat das erste Mal von ihren Ängsten gesprochen, macht sich Sorgen, dass …
- Herr K. heute zum ersten Mal seit Krankenhausentlassung wieder gelächelt …
- Frau L. läuft mit ihrem Rollator sicher drei Schritte vom Bett bis zum Tisch …
- Frau K. hat einen Joghurt ohne Unterstützung zu sich genommen …
- Herr W. ist heute eigenständig 10 Schritte mit seinem Rollator gelaufen …
- Herr J. konnte heute sein Gesäß mit eigener Kraft anheben und so aktiv bei der Positionierung mithelfen …

Körperliche oder geistige Verschlechterung/Veränderung des Hilfebedarfs

- Frau V. konnte heute Morgen nicht bei der Positionierung mithelfen und sich am Bettgitter festhalten, war zu kraftlos, wurde mit zwei Pflegekräften versorgt …
- Herr S. auch heute wieder nach 5 Schritten zu erschöpft, um weiterzulaufen, restliche Wegstrecke zur Cafeteria wurde er mit dem Rollstuhl geschoben …
- Frau M. kann immer schlechter Aufforderungen umsetzen. Schaut bei der Pflege oft in den Spiegel und nimmt Aufforderung und Anleitung zum Waschen nicht wahr …
- Frau H. heute Nacht erneut 3 × Oberkörperwäsche durchgeführt und komplett umgekleidet wegen starken Schwitzens …
- Auch heute zusätzlich 3 × Mundpflege durchgeführt wegen starker Verschleimung …
- Herr G. 2 × wieder angezogen nach eigenständigen Ausziehversuchen …

Besondere Vorkommnisse/Situationen, die die zu pflegende Person betreffen

Bei der Schilderung von besonderen Vorkommnissen muss neben einer aussagekräftigen Beschreibung der Situation immer auch der Zusammenhang, in dem das besondere Verhalten oder die Auffälligkeit aufgetreten ist, geschildert werden!

- Beim Abholen aus der Cafeteria äußerte Herr K., dass sein Essen vergiftet sei …
- Herr S. fing immer wieder an, sich seine Hände zu waschen, sobald ich das Bad verließ …
- Frau Z. spricht mit ihrem Spiegelbild, beendet aber das Gespräch, wenn eine Person ihr Zimmer betritt …

- Herr A. klagt 15 Min. nach Einnahme der Antibiotika über Übelkeit und Magenschmerzen, Ärztin wurde informiert …

Abweichung von der geplanten Pflege

Eventuell erforderliche Abweichungen von den geplanten Maßnahmen werden einschließlich der Begründung, warum eine Maßnahme nicht durchgeführt werden konnte, beschrieben. Gleichzeitig muss nachvollziehbar sein, welche geänderten Maßnahmen stattdessen erfolgten.

- Keine Mobilisation möglich, Frau S. zu schwach, um aufzustehen, Vitalwerte: RR 115/60, Puls 60. Körperpflege wurde im Bett durchgeführt …
- Positionierungsintervalle geändert, da Angehörige zu Besuch waren …
- Sozialdienstangebot konnte nicht wie geplant durchgeführt werden, weil …
- Frau M. klagt heute über starke Rückenschmerzen, Oberkörperhochlage konnte jeweils nur für 30 Min. durchgeführt werden …
- Körperpflege am Waschbecken nicht durchführbar. Frau D. heute zu kraftlos, um aufzustehen, Ganzkörperwäsche wurde im Bett durchgeführt …

Situationsgerechtes Handeln/eingeleitete Maßnahmen

Im Berichtswesen muss jederzeit ein situationsgerechtes Handeln der Pflegekräfte erkennbar sein. Dies gilt insbesondere in Notfallsituationen (> 4.3).

- Frau M. klagte über starke Kopfschmerzen, Bedarfsmedikation verabreicht …
- Frau Z. war eingenässt und eingestuhlt, wurde geduscht und komplett umgekleidet. Bett frisch bezogen …
- Hautrötung re. Ferse, Fingerdrucktest positiv, Bewegungsprotokoll angelegt, liegt im Zimmer …
- Augenarzttermin für … vereinbart, Taxischein ist bestellt …

Verlaufsdarstellung im Berichtswesen

Auf eine Eintragung von Besonderheiten, z. B. Hautrötung, muss immer eine Reaktion der Mitarbeitenden der nachfolgenden Schicht dokumentiert sein. Die Entwicklung von neu aufgetretenen Problemen ist ebenso erkennbar wie alle eingeleiteten Maßnahmen, deren Erfolg und Abschluss.

FORMULIERUNGSBEISPIEL

Verlaufsbeschreibung Berichtswesen

Bei Ganzkörperwäsche Hautrötung, ca. 3 cm Durchmesser, in rechter Kniekehle sichtbar. Mit Heilsalbe versorgt und rechtes Bein in physiologischer Grundstellung positioniert.

Weitere Einträge zum Verlauf in der nächsten Schicht bzw. den nächsten Tagen:

Rötung in rechter Kniekehle rückläufig, erneut mit Heilsalbe eingerieben.
Keine Rötung mehr in rechter Kniekehle sichtbar, keine weiteren Maßnahmen.

Aussagen in Bezug auf Wirkung/Erfolg der in der Pflegeplanung geplanten Maßnahmen

Hinweise in Bezug auf die Wirkung der geplanten Maßnahme sollten sich insbesondere zu Beginn des Pflegeauftrags im Berichtswesen wiederfinden. Weitere Einträge im Verlauf der Versorgung bestätigen die Wirkung der geplanten Maßnahmen und erleichtern die Evaluation.

- Gehübungen zeigen Erfolg, Frau M. läuft viel sicherer, seit die Gehübungen am Rollator 2 × täglich erfolgen …
- Ernährungsberatung erfolgreich, Herr S. hält sich nun bereits drei Wochen an die Empfehlungen von Frau XY. Gewichtsabnahme von über 4 Kilo erreicht …
- 2-stündliche Toilettengänge zumeist ohne Erfolg, Frau R. ist bei den Toilettengängen immer bereits stark eingenässt, lässt dann auf Toilette keinen Urin mehr, noch eine Woche weitertesten …
- Frau T. hilft bei der Grundpflege mit. Unter Anleitung wäscht sie sich Gesicht und Hände …

Monatsberichte

Wenn sich bei einer zu pflegenden Person dauerhaft tatsächlich keine eintragungswürdigen „Besonderheiten“ ergeben, kann eine kurze Monatszusammenfassung geschrieben werden (➤ 3.5.2): Hinweis: Dies gilt nicht für Pflegende, die mit dem Strukturmodell dokumentieren!

- Frau W. äußert sich zufrieden mit ihrem Zustand, Maßnahmen weiter wie geplant …
- Keine Veränderung der Versorgung …
- Pflege konnte in dieser Woche wie geplant durchgeführt werden, keine Abweichungen erforderlich …
- Alle Ressourcen konnten erhalten bleiben, Haut ist trotz Dekubitusgefahr auch weiterhin intakt …

Wiederaufnahmeberichte

Nach Krankenhausaufenthalt, Kurzzeitpflege oder Urlaub der zu pflegenden Person sollte immer eine kurze Zusammenfassung zu ihrem Zustand erfolgen. Empfehlenswert ist der Einsatz einer Checkliste mit den „Mindestaussagen“, die dokumentiert werden sollen (➤ 3.5.3).

Ergebniszusammenfassung Pflegevisiten/Fallbesprechung

Sowohl die Durchführung der Pflegevisite als auch einer Fallbesprechung sollte im Berichtswesen vermerkt werden. Ggf. kann eine kurze Ergebniszusammenfassung beschrieben werden, meist ist aber ein Verweis auf das entsprechende Zusatzformular ausreichend.

Zusammenfassung/Evaluation der Pflegeplanung

Im Berichtswesen wird zumeist auch die regelmäßige Evaluation/Überprüfung der geplanten Pflege und Betreuung ersichtlich. Begründungen für evtl. erforderliche Anpassungen werden hier erklärt. Alternativ stehen diese Berichte in der Pflegeplanung in der Spalte für die Evaluation (➤ Kap. 5.8).

- Alle Maßnahmen greifen, alle Ressourcen sind weiterhin erhalten. Die Haut des gesamten Körpers ist weiterhin intakt. Der Urin klar, SpDK-Einstichstelle ist reizlos, Frau J. nimmt täglich ihre Mindestflüssigkeitsmenge zu sich. Alle Maßnahmen bleiben aktuell. …
- Pflege-/Maßnahmenplan überprüft, alle Ziele (auch weiterhin) erreicht, Maßnahmen bleiben aktuell …
- Pflege-/Maßnahmenplan überprüft und aufgrund fortschreitender Gesundheitsverschlechterung komplett neu erstellt, Höhergraduierungsantrag ist gestellt …
- Evaluation Pflege-/Maßnahmenplan: Frau D. hat keinerlei Geh- und Stehvermögen mehr, ist nun seit ca. 2 Wochen völlig immobil. In Absprache mit den Angehörigen und dem Hausarzt werden keine weiteren Schritte unternommen. Anpassung der Maßnahmen erfolgt …

Kommunikation/Kontakte mit Arzt/Ärztin

- Telefonat mit Dr. XY, Wundbehandlung ist abgesetzt …
- Nach Rücksprache mit Dr. XY soll Frau H. heute Nachmittag zusätzlich 1 × Bedarfsmedikation XX erhalten, eine Stunde später noch einmal anrufen …
- Nach Rücksprache mit Dr. XY keine weiteren Maßnahmen erforderlich …
- Visite durchgeführt, keine Änderungen erfolgt …

Aussagen/Gespräche/Termine mit Bezugspersonen/Behörden

- Angehörige waren zu Besuch, äußerten sich sehr zufrieden mit der Pflege ihrer Mutter, haben das Gefühl, dass sie sich hier viel besser fühlt als vor der Aufnahme alleine zu Hause …
- Amtsrichter hat sich für Montag, …, zwischen 15 und 16 Uhr angemeldet, Betreuer ist informiert …
- MD kommt am Freitag zwischen 10 und 12 Uhr zur Begutachtung, Tochter ist informiert, versucht auch zu kommen …
- Betreuerin zur Pflegevisite (PV) eingeladen, kann leider nicht kommen. Zufriedenheitsbefragung der PV am Telefon durchgeführt …

6.3 Formulierungshilfen für die Pflegeplanung

Erfolgt die Dokumentation mit dem Strukturmodell, können die Formulierungshilfen in den Spalten Symptome und Fähigkeiten/Ressourcen gut zur Beschreibung der Themenfelder der SIS® genutzt werden.
Hinweis: Alle mit Hochziffer (z. B. [1]) gekennzeichneten Formulierungen nehmen Bezug auf die Expertenstandards (s. o.)

6.3.1 Kommunizieren – Themenfeld 1: Kognitive und kommunikative Fähigkeiten

Symptome	Fähigkeiten/Ressourcen	Ziele	Maßnahmen
Probleme/Risiken: Zu pflegende Person • hat eine eingeschränkte/reduzierte Sinneswahrnehmung (z. B. visuell) • hat eine beeinträchtigte verbale Kommunikation • hat eine beeinträchtigte Kognition **Ursachen:** • Schwerhörigkeit/Taubheit • Ablehnung des vorhandenen Hörgeräts/Sehhilfe • Sehschwäche/reduziertes Sehvermögen (ggf. trotz optimaler Sehhilfe)/Blindheit • Sichtfeldeinschränkung • Artikulationsstörungen (Stottern/Stammeln) • Aphasie, z. B. anamnestische Aphasie/Wortfindungsstörungen • Denkstörungen, z. B. inhaltlich/Wahn • persönliche Verkennung			
Symptome	**Fähigkeiten/Ressourcen**	**Ziele**	**Maßnahmen**
Zu pflegende Person: • traut sich nicht zu sprechen/schämt sich ihrer Aussprache • versteht/spricht die deutsche Sprache nur wenig • spricht undeutlich • leidet unter erworbenem Sprachverlust • ist zeitlich/örtlich/situativ und persönlich desorientiert, findet eigenes Zimmer nicht mehr, spricht andere Mitbewohner als Mutter an (individuelle Beispiele formulieren!)	Zu pflegende Person: • hat keine Einschränkungen beim Hören, Sehen oder Sprechen, kommuniziert uneingeschränkt • gleicht Seh-/Höreinschränkungen eigenständig durch Tragen einer Brille/eines Hörgeräts aus • nimmt Hilfestellung an • beantwortet Fragen mit Ja und Nein • kommuniziert schriftlich • teilt sich durch Sprachtafel mit • liest von den Lippen	Zu pflegende Person: • fühlt sich verstanden, zeigt dies nonverbal durch … (genau beschreiben!) • äußert, sich verstanden zu fühlen • fühlt sich akzeptiert und angenommen • teilt ihre Wünsche und Bedürfnisse mit • versteht die mitgeteilten Informationen und Anleitungen • akzeptiert die Einschränkungen und weiß damit umzugehen • akzeptiert ihre Situation	• Wiederholtes Bewusstmachen des Umfeldes … (individuelle Beispiele formulieren!) • Orientierungshilfen geben/anbringen … (individuelle Beispiele formulieren!) • Angst/Aggression/Missstimmung abbauen durch … (individuelle Beispiele formulieren!) • Basale Stimulation® anwenden (Vorgehensweise genau beschreiben!) • Gesagtes (mind. 2–3 × langsam) wiederholen

(Forts.)

Symptome	Fähigkeiten/Ressourcen	Ziele	Maßnahmen
• zeigt eine ausgeprägte Redseligkeit • zeigt eine erniedrigende/entwertende Sprechweise • ist nur eingeschränkt fähig, eigene Wünsche und Bedürfnisse zu äußern • ist nur eingeschränkt fähig, Gefühle (z. B. Wut, Ärger) zu kontrollieren • spricht ausschließlich einzelne Wörter (z. B. Mama, Aua, Hilfe → individuelle Beispiele angeben) • äußert sich über „Lautieren" **Besondere Verhaltensweisen/ psychische Problemlagen:** Zu pflegende Person: • fühlt sich missverstanden/bedroht • nimmt Erklärungen/Erläuterungen nicht an/versteht nicht • wird bei Überforderung (schnell) verbal/ tätlich herausfordernd • bedroht verbal/beschimpft andere Personen • zeigt vokale Auffälligkeiten (rufen, schreien, klagen …) • gibt (seltsame) Laute von sich • wiederholt ständig Sätze und/oder Fragen	• verfügt über teilweise erhaltene Sprechfähigkeit/Sprachverständnis, versteht und spricht einige Worte • äußert Wünsche und Bedürfnisse durch Ja/Nein/Mimik und Gestik • macht auf sich aufmerksam durch … (z. B. Klopfen ans Bettgitter) • zeigt Ablehnung/Zustimmung durch … (genau beschreiben!) • ist kontaktfreudig • ist orientiert (z. B. zeitlich, örtlich) • hat einen gut ausgebildeten Tastsinn • nimmt die Umwelt wahr durch … • erkennt Hilfsmittel und Orientierungshilfen (z. B. Zeitung, Uhr, Bilder) • reagiert/akzeptiert Erklärungen, Einwände, Hinweise etc. • akzeptiert/toleriert Hilfsmittel/Brille/ Hörgerät (kurzzeitig), z. B. bei der Pflege/der Mahlzeiteneinnahme oder den Aktivitäten • ist bei Erklärung schnell einsichtig • lässt sich ermutigen/motivieren • akzeptiert Regeln des Zusammenlebens • versteht laute und deutliche Ansprache • wünscht/reagiert (gut) auf Ansprache mit Mädchennamen/Vornamen • reagiert (gut) auf validierende Gespräche (Themen oder Schlüsselbegriffe genau beschreiben!) • spricht (gerne) Dialekt/Fremdsprache • hat, wie aus ihrer Biografie hervorgeht, gerne viel/eher wenig gesprochen • hat die Angewohnheit, erst am Nachmittag gesprächig zu werden • ist gerne mit sich alleine	• hat ein Hörgerät/angepasste Sehhilfe, z. B. Brille, Kontaktlinsen • akzeptiert das Hörgerät/die Brille (kurzzeitig) • akzeptiert Hilfe bei der Benutzung des Hörgeräts/der Brille • geht selbstständig mit Hilfsmitteln um, z. B. Brille, Lupe • akzeptiert Anpassung des Zahnersatzes • erfährt Selbstsicherheit durch Verbesserung des Sprachvermögens • verständigt sich über Gestik und Mimik • benutzt Orientierungshilfen, z. B. Radio, Fernseher, Kalender • kommuniziert, ohne Mitmenschen zu verletzen • nimmt ihre Wut, Ärger und Aggression in adäquater Weise wahr, lebt sie aus/ äußert sie	• Ansprache in kurzen Sätzen • Gezielte Ansprache in re./li. Ohr • Immer direkten Blickkontakt herstellen • Immer mit Dialekt/bestimmter Mundart ansprechen (konkrete Beispiele angeben) • Grundsätzlich duzen und mit Kosenamen XY ansprechen • Deutliche direkte Ansprache/betont artikulieren/sprechen • Adressatengerechte Sprache anwenden (genau erklären und Beispiele angeben) • Logopädie (Häufigkeit angeben) • Sprachübungen gemäß logopädischer Anweisung durchführen (Übungen genau erklären und Häufigkeit angeben) • Alle Informationen/Fragen schriftlich mitteilen • Jegliche Kommunikation über Sprachtafeln/Schreibhilfen • Geeignete Medien anbieten/zum Umgang mit Hilfsmitteln/Medien anleiten, z. B. Sprachtafel, Tonpost, Blindenschrift • Vor jedem Gespräch/jeder Ansprache Hörgerät einsetzen • Zum Gebrauch des Geräts (z. B. Hörgerät, Lesehilfe) anleiten • Auf Tragen von Brille/Hörgerät achten/ erinnern • Brille/Hörgerät reinigen auf Funktionalität prüfen (nur angeben, falls nicht in Standard oder ähnl. bereits aufgeführt) • Auf nonverbale Körpersprache wie … achten

(Forts.)

Symptome	Fähigkeiten/Ressourcen	Ziele	Maßnahmen
			• Aktiv zuhören, Fragen wiederholen und bestätigen lassen • Zeit lassen, um Antwort zu geben • Beruhigend einwirken durch … • Auf gut sitzenden Zahnersatz achten (> 6.1.4) **Evtl. Angaben zu Gewohnheiten, Wünschen und Abneigungen ergänzen, z. B.** Zu pflegende Person • wünscht ausdrücklich kein Hörgerät/keine Brille • trägt seit Jahren die gleiche Brille, wünscht ausdrücklich kein neues (passenderes) Modell • wünscht Einsetzen des Hörgeräts/Aufsetzen der Brille erst nach der Körperpflege • hat eine Abneigung gegen Akzente/Dialekte • wünscht ausdrücklich Ansprache mit Vornamen/Kosenamen

6.3.2 Bewegung – Themenfeld 2: Mobilität und Beweglichkeit

Probleme/Risiken:

a) Zu pflegende Person hat gemäß pflegefachlicher Einschätzung ein erhöhtes Dekubitusrisiko[1]

Risiko konkretisieren bzw. betroffene Körperstellen genau beschreiben, z. B.: „Zu pflegende Person hat ein Dekubitusrisiko, insbesondere im Steißbereich tagsüber beim Sitzen im Rollstuhl …"

Bei bestehendem Dekubitus: Art, Lokalisation und Ausprägung genau beschreiben bzw. auf Wunddokumentation verweisen!

Ursachen:

- Immobilität/Bettlägerigkeit[1] (ggf. auf eigenen Wunsch oder ärztlich verordnet)
- eingeschränkte Mobilität[1]
- sensorische Beeinträchtigung[1]
- Katheter/Sonden/körpernahe Fixierungen[1]
- beeinträchtigte Bewusstseinslage[1]
- Schmerzen[1,3]
- reduzierte Körperkraft/körperliche Schwäche
- veränderte Mobilität, Motorik oder Sensibilität[1,2]

b) Zu pflegende Person hat gemäß pflegefachlicher Einschätzung ein erhöhtes Sturzrisiko[2]

Risiko konkretisieren bzw. sturzgefährdende Situation genau beschreiben, z. B.: „Zu pflegende Person hat ein erhöhtes Sturzrisiko, insbesondere in der Nacht bei eigenständigen Aufstehversuchen aus dem Bett …"

Ursachen:

- Sehbeeinträchtigung[2] (z. B. reduzierte Kontrast- oder Sehschärfe, ungeeignete Brillen)
- Beeinträchtigung der Kognition/Stimmung[2] (z. B. Demenz, Depression, Delir)
- Erkrankungen, die zu kurzzeitiger Ohnmacht führen[2] (z. B. Hypoglykämie, Epilepsie)
- Medikamentennebenwirkungen[2] (z. B. Psychopharmaka, Sedativa oder Benzodiazepinen)
- Umgebungsfaktoren innerhalb/außerhalb von Räumen/Gebäuden[2] (z. B. steile Treppen, schlechte Beleuchtung, mangelnde Haltemöglichkeiten, glatte Böden oder Stolperfallen)
- Beeinträchtigte Stehfähigkeit
- Gangunsicherheit/Gangveränderung[2]
- reduzierte Körperkraft/körperliche Schwäche
- Probleme mit der Körperbalance/dem Gleichgewicht/Gleichgewichtsstörungen[2]
- gesteigerter Bewegungsdrang
- Störungen der Bewegungskoordination
- veränderte Mobilität, Motorik oder Sensibilität[1,2]
- Orientierungsstörungen
- Dranginkontinenz/Probleme beim Toilettengang[2]
- Angst vor (erneuten) Stürzen[2]
- unsachgemäße Nutzung/Anwendung von Hilfsmitteln[2] (Genau beschreiben, z. B. „Zu pflegende Person kann Rollator/Rollstuhl nicht lenken …")
- unangepasste/fehlende Kleidung/Schuhe[2] (Genau beschreiben, z. B. „Zu pflegende Person vergisst, ihre Schuhe anzuziehen …")
- sensorische Beeinträchtigung[1]
- Katheter/Sonden/körpernahe Fixierungen[1]

(Forts.)

6

- beeinträchtigte Bewusstseinslage[1]
- epileptische Anfälle/Synkopen
- Schmerzen[1,3]
- einschießende unkontrollierte Bewegungen

c) Zu pflegende Person hat gemäß pflegefachlicher Einschätzung ein Kontrakturrisiko

Betroffene Gelenke und deren Bewegungseinschränkungen genau beschreiben, z. B.: „Zu pflegende Person hat ein Kontrakturrisiko im re. Ellbogen- und Schultergelenk …"
Bei bestehenden Kontrakturen: Art, Lokalisation und Ausprägung genau beschreiben!

Ursachen:

- Immobilität/Bettlägerigkeit[1] (ggf. auf eigenen Wunsch oder ärztlich verordnet)
- eingeschränkte Mobilität[1]
- sensorische Beeinträchtigung[1]
- Lähmungen und anderen neurologische Erkrankungen
- Inaktivität[3] durch Extension, Gips oder Schonhaltung etc.
- Hemiparese
- Spastik
- Muskellähmungen
- Schonhaltung, (z. B. bei Schmerzen)
- Bewegungsmangel/Bewegungsarmut

Symptome	Fähigkeiten/Ressourcen	Ziele	Maßnahmen
Zu pflegende Person: • trägt das eigene Gewicht nicht alleine[1] • braucht Hilfe, um sich aufzusetzen (aus Bett, Stuhl, Rollstuhl)[1] • verbringt die meiste Zeit (auf eigenen Wunsch) im Bett oder im Stuhl/Rollstuhl[1] • führt eigenständig/aus eigenem Antrieb keine aktiven Bewegungen mehr durch • führt auch keinen geringfügigen Positionswechsel ohne Hilfe/eigenständig aus[1] • bewegt/druckentlastet sich nicht regelmäßig und ausreichend alleine[1] • rutscht im Bett/Rollstuhl herunter[1] • ist sehr unruhig (scheuert auf dem Laken)[1] • verändert ihre Lage im Bett/(Roll-)Stuhl nicht eigenständig/nicht ziel- und/oder zweckgerichtet	Zu pflegende Person: • führt rege mäßig kleine Positionswechsel durch[1] • bewegt sich geringfügig[1] • bewegt sich in Bett und Stuhl alleine[1] • hat genügend Kraft, um sich anzuheben[1] • hält (Sitz-)Position (über lange Zeit), ohne herunterzurutschen[1] (ggf. Dauer angeben, z. B. für die Dauer einer Mahlzeit!) • druckentlastet sich eigenständig tagsüber beim Sitzen im Stuhl/Rollstuhl • hat an den dekubitusgefährdeten Hautregionen eine intakte Haut • ist motiviert/kann z. B. Positionierung aktiv unterstützen (genau beschreiben!) • spürt Druckbelastung/äußert Wunsch nach Lageveränderung • hebt ihr Gesäß (unter Anleitung) an • bewegt den Oberkörper frei	Zu pflegende Person: • ist über Dekubitus-,[1] Sturz-[2] und/oder Kontrakturrisiko und mögliche/erforderliche Maßnahmen aufgeklärt • hat an den potenziell gefährdeten Hautregionen eine intakte Haut • Gefährdete Hautbereiche sind druckentlastet • akzeptiert/toleriert Mobilisation in den Rollstuhl mind. 1 × täglich für 1 Stunde • lässt Positionswechsel mind. 2 × in der Nacht zu • hilft aktiv bei z. B. der Lagerung mit • läuft mit Hilfsmittel fünf Schritte innerhalb des Zimmers • bewegt sich innerhalb ihres Zimmers mit dem Rollator/Rollstuhl eigenständig fort • verlässt ihr Bett für mind. 1 Std. täglich • geht mind. 2 × tägl. vom Zimmer in Wohn-/Speiseraum oder ins Bad	• Scherkräftearmer, haut- und gewebeschonender Transfer[1] mit … (Häufigkeit und Art genau beschreiben!) • Haut- und gewebeschonender Positionswechsel[1] Bewegungsplan im Zimmer/am Bett (Wechselintervalle und Art des Positionswechsels genau beschreiben!) • (vollständige) Entlastung „Freilagerung"[1] von … (Körperstellen individuell benennen) • Maßnahmen der Bewegungsförderung[1], z. B. 1 × tägl. Mobilisation in den Pflegeliegerollstuhl für max. 2 Std. • Eigenbewegung fördern[1] durch … (individuell beschreiben) • Katheter/Sonden abpolstern (nur falls individuell erforderlich) • Im Bett befindliche Gegenstände entfernen (individuell benennen z. B. Fernbedienung)

(Forts.)

Symptome	Fähigkeiten/Ressourcen	Ziele	Maßnahmen
• sitzt im Rollstuhl, bewegt den Unterkörper nicht mehr eigenständig/aus eigenem Antrieb • toleriert nur (kurz) eine bestimmte Lage/wünscht keine Positionierung • führt eigenständig/aus eigenem Antrieb keine aktiven Bewegungen/Positionsveränderungen (mehr) durch • hat keine Sitzstabilität/Sitzstabilität nur kurzzeitig gegeben (Zeitspanne genau angeben!) • hat Koordinationsstörungen beim Gehen, setzt die Füße nicht mehr voreinander • schwankt beim Gehen (unvermittelt/plötzlich) zur re./li. Seite • hält das Gleichgewicht beim Gehen nicht/geht unsicher schwankend • Beine knicken ein/weg beim Gehen/Stehen/Transfer • geht nur wenige Schritte mit Unterstützung/Beine knicken weg • zieht ihren re./li. Fuß beim Gehen nach • hat ein überschießendes Gehen/läuft mit unsicherem, trippelndem Gang • steht nicht alleine aus Bett/Stuhl auf • stolpert über ihre eigenen Füße/hebt die Füße nicht ausreichend vom Boden • hat eine (stark) vornübergebeugte Körperhaltung • zittert stark beim Gehen • hat immer wieder/ständig (unvermittelten/plötzlich auftretenden) Schwindel • hat Angst vor (erneuten) Sturzereignissen • fordert keine Hilfe an/wartet nicht auf Hilfe/steht eigenständig auf … (z. B. aus Bett/Stuhl) • nutzt Rollator/Rollstuhl nicht sachgemäß, fährt gegen Türen/andere Personen	• geht am Tag alleine[1] • läuft mithilfe kurze Strecken[1] (Wegstrecke genau beschreiben z. B. innerhalb ihres Zimmers!) • geht regelmäßig 2–3 × pro Schicht/täglich[1] (Häufigkeit angeben!) • steht kurzzeitig (mit Festhalten am Mobiliar) (ggf. genaue Zeitspanne angeben!) • läuft tagsüber sicher, nutzt ihren Gehstock/fordert Hilfe an • ist motiviert, wieder gehen/stehen zu können • bewegt sich mithilfe eines Gehstocks/Rollators/Rollstuhls selbstständig • geht sicher • sitzt sicher im Rollstuhl • Sicherer Transfer ist gewährleistet • fühlt sich sicher beim Stehen/Gehen/Transfer • Stürze sind vermieden/Sturzfolgen sind minimiert • Angst vor erneuten Stürzen ist minimiert • Gefährdete Gelenke sind passiv beweglich • Beweglichkeit der Gelenke ist erhalten • ist über Dekubitus-[1], Sturz-[2] und/oder Kontrakturrisiko und mögliche/erforderliche Maßnahmen aufgeklärt und beraten, siehe Berichtswesen vom … (Datum des Beratungsgesprächs angeben!) • hat Infoflyer/Beratungsblatt zum Dekubitus-[1], Sturz-[2] und/oder Kontrakturrisiko erhalten (alternativ Bezugspersonen!) • Bezugspersonen sind über Dekubitus-[1], Sturz-[2] und/oder Kontrakturrisiko und mögliche/erforderliche Maßnahmen aufgeklärt	• akzeptiert Hilfsmittel, z. B. Hüftprotektorenhose, Wechseldruckmatratze • Beweglichkeit der kontrakturgefährdeten Gelenke (vollständig) erhalten • Bewegung der (gefährdeten) Gelenke ist sichergestellt/gefördert	• Verbände/Schienen/Arm-/Beinprothesen auf korrekten Sitz überprüfen (nur falls individuell erforderlich) • Tägliche Hautinspektion/Kontrolle[1] • Fingerdrucktest bei Hautrötung anwenden[1] • Fachgerechte Hautpflege mit W/O-(Wasser-in-Öl)-Präparaten[1] • Zu pflegende Person/Bezugsperson/Betreuer über Dekubitus-,[1] Sturz-[2] und/oder Kontrakturrisiko und mögliche/erforderliche Maßnahmen aufklären/beraten • Infoflyer über Dekubitus-,[1] Sturz-[2] und/oder Kontrakturrisiko aushändigen • Schmerzmittelgabe (Bedarfsmedikation) lt. ärztl. Anordnung vor jedem Positionswechsel/Mobilisation[1] • Kleinschrittige Anleitung/Erklärung jeder Einzelhandlung bei der Mobilisation • Sicherheitsgebende Begleitung zu allen erforderlichen Räumlichkeiten/auf allen Wegen[2] innerhalb und außerhalb der Einrichtung/Wohnung • Orientierungsgebende Begleitung zu allen erforderlichen Räumlichkeiten (ggf. Häufigkeit angeben) • Zurückführen in die erforderlichen Räumlichkeiten (z. B. in Speisesaal, Bad etc.) • Untergehakt zu allen erforderlichen Räumlichkeiten führen • Auf längeren Strecken Rollstuhl einsetzen • Schiebens des Rollstuhls auf allen Wegen • Motivieren/Anleiten Hilfsmittel beim Gehen zu nutzen • Zu zielgerichtetem/sicherem Gehen (mit Rollator/Gehstock) anleiten

(Forts.)

Symptome	Fähigkeiten/Ressourcen	Ziele	Maßnahmen
• zieht ihre Schuhe nicht an/vergisst, die Schuhe anzuziehen • äußert immer wieder/häufig Nebenwirkungen der Medikamente (genau beschreiben!) • stolpert über herumliegende Gegenstände (z. B. Teppiche, Kleiderständer etc.) • setzt ihre Brille nicht auf/hat keine angepasste Brille • erkennt Gefahrenquellen nicht **Besondere Verhaltensweisen/psychische Problemlagen:** Zu pflegende Person: • zeigt Abwehrverhalten mit Übernahmebehinderung • verkennt Situationen • zeigt eine allgemeine Rastlosigkeit • ständige (motorische) Unruhe • verhält sich passiv, ist unmotiviert, lehnt Erklärungen/Erläuterungen (strikt) ab • überschätzt ihre eigenen körperlichen Kräfte, versucht, alleine aufzustehen/zu gehen • überschätzt ihre Ausdauer/verkennt gefährdende Situationen (genau beschreiben!) • hat den Drang, sich vom Wohnbereich/aus dem Haus/der Wohnung zu entfernen, sucht ihre Kinder/Eltern/Wohnung, möchte zur Arbeit/nach Hause gehen • findet sich in der Einrichtung/Wohnung nicht zurecht/läuft plan- und ziellos durch den Wohnbereich/die Wohnung • verläuft sich/findet den Weg nicht/dringt in andere (Bewohner-)Zimmer ein • ist rast- und ruhelos, wirkt gehetzt • hat stereotype Bewegungsmuster, z. B. Sitzunruhe, Trippeln auf der Stelle • nutzt den Rollator zweckentfremdet, schiebt diesen verkehrt herum	• erkennt Gefahren/Risiken, schätzt Spätfolgen ein • setzt Anweisungen um/führt aus • fordert/nimmt Hilfestellung an/akzeptiert Unterstützung durch Pflegekraft • hat Hilfsmittel/toleriert/nutzt (adäquat) ihr Hilfsmittel • wendet Hilfsmittel selbstständig an • Hilfsmittel werden genutzt/adäquat eingesetzt • Veränderungen sind frühzeitig erkannt • Risiken sind eingeschätzt • Dekubitus-[1], Sturz-[2] und/oder Kontrakturrisiko ist eingeschätzt • Folgeschäden sind vermieden **Falls kein Risiko/Problem vorliegt:** • Derzeit kein Dekubitusrisiko[1]. Zu pflegende Person ist mobil, geht und bewegt sich regelmäßig und verändert alleine ihre Position im Sitzen und Liegen umfassend • Gemäß pflegefachlicher Einschätzung derzeit kein erhöhtes Sturzrisiko[2]. Alle in der Sturzeinschätzung zutreffenden Risikofaktoren sind ausgeglichen • Zu pflegende Person ist mobil, geht und bewegt sich regelmäßig, alle Gelenke sind frei beweglich. Gemäß pflegefachlicher Einschätzung derzeit kein Dekubitus-[1], Sturz-[2] oder Kontrakturrisiko • Trotz Vorliegen verschiedener Risikofaktoren derzeit aus pflegefachlicher Sicht kein erhöhtes Sturzrisiko[2]; zu pflegende Person hat keine kognitiven Einschränkungen, weiß um ihre Sturzgefahr, fordert Hilfe an, läuft sicher mit Festhalten am Geländer • Aufgrund fehlender Geh- und Stehfähigkeit besteht aus pflegefachlicher Sicht kein erhöhtes Sturzrisiko[2]		• Übungen zur Steigerung der Kraft und Balance[2] z. B. in der Pflege, durch Gymnastikangebot und/oder Spaziergänge (genau beschreiben!) • Einsatz körpernaher Hilfsmittel (Hüftprotektorenhose, festes Schuhwerk etc.) • Überprüfung/Anpassung der Hilfsmittel[2] • Unterstützung beim Verlassen der Einrichtung/der Wohnung/Aufenthalt im Freien • Anleitung/Unterstützung im Umgang mit Hilfsmitteln[2] (Hilfsmittel benennen!) • Auf korrekten Einsatz von Seh- und Lesebrillen achten • Überprüfung/Anpassung der Medikamente[2] • Frühzeitige Versorgung am Morgen, um eigenständigem Aufstehen entgegenzuwirken • Beaufsichtigung/Unterstützung bei jeder Transferleistung • Zu pflegende Person motivieren, ihre Brille immer vor dem Aufstehen aufzusetzen • Anpassung der Umgebung,[2] Beseitigung des Teppichs … (Anpassung genau beschreiben!) • Zusätzliche Beaufsichtigung/Kontrollgänge[2] (in der Nacht) • Physiologische Positionierung der Gelenke in Mittelstellung (Häufigkeit und Art der Positionierung genau beschreiben!) • Positionierung unter Berücksichtigung der Neutral-Null-Stellung • Bewegungsförderung durch 2–3-stdl. Toilettengänge (genau beschreiben!) • Zur aktiven/passiven Bewegung des betroffenen Gelenks anleiten/motivieren

(Forts.)

Symptome	Fähigkeiten/Ressourcen	Ziele	Maßnahmen
			• Aktive/assistive/passive Bewegungsübungen durchführen (Übungen genau beschreiben) • Mobilisation aus dem Bett mind. 1 × tägl. für 1 Std. (genau beschreiben!) • Bequeme Sitzmöglichkeit außerhalb des Bettes durch … (genau beschreiben!) **Evtl. Angaben zu Gewohnheiten, Wünschen und Abneigungen ergänzen, z. B.** Zu pflegende Person: • ist es gewohnt, nur auf der re./li. Seite und dem Rücken zu liegen • wünscht ausdrücklich keine Seiten-/Rückenlage • hat eine Abneigung gegen Hilfsmittel (Kissen), wünscht ausdrücklich so wenig Hilfsmittel wie möglich • Position abends immer re. beginnen, zu pflegende Person ist es gewohnt, immer auf der re. Seite einzuschlafen • Biografisch ist bekannt, dass die zu pflegende Person immer nur morgens/nachmittags eine Mobilisation aus dem Bett toleriert hat • Biografisch ist bekannt, dass die zu pflegende Person den Einsatz von Hilfsmitteln (Hilfsmittel benennen!) schon immer abgelehnt hat

6.3.3 Vitalfunktionen – Themenfeld 3: Krankheitsbezogene Anforderungen und Belastungen

Probleme/Risiken:

Zu pflegende Person:

- hat ein gestörtes/eingeschränktes Wärme- und/oder Kälteempfinden
- hat eine beeinträchtigte Atmung/Atemnot
- hat eine(n) Schwindel(-neigung)/Synkopengefahr
- hat eine Pneumoniegefahr
- hat eine Thrombosegefahr
- hat eine Aspirationsgefahr
- hat Einschränkungen/ist unselbstständig bei der Durchführung der ärztlichen Anordnungen (Behandlungspflege) (➤ 6.1.13)
- **hat eine chronische Wunde/Dekubitus[3], kann die Wundbehandlung nicht eigenständig durchführen**
- **hat (chronische/akute) Schmerzen[6]**
- **hat eine instabile Schmerzsituation[6]**
- **ist durch Schmerzen in ihrer Lebensqualität eingeschränkt[6]**

Ursachen:

- erhöhter/zu niedriger Blutdruck (Kreislaufstörungen)
- Adipositas
- Durchblutungsstörungen
- stark erhöhte Schleimsekretion
- Immobilität
- Schmerzen
- kognitive Einschränkungen
- Einschränkungen der Feinmotorik
- eingeschränkte Belüftung der Lungen
- Atmung durch den Mund
- Angst- und Erregungszustände
- chronische Verschleimung der Lungen
- Neigung zu Krampfadern/familiäre Vorbelastung

Symptome	Fähigkeiten/Ressourcen	Ziele	Maßnahmen
Zu pflegende Person: • friert schnell, hat ständig kalte Hände/Füße • schwitzt schnell, hat ständige eine feuchte Haut • hat/äußert Atemnot bei (geringer) Belastung • hustet Bronchialsekret schlecht/nicht ab • hat/äußert Schmerzen beim Ein- und Ausatmen	Zu pflegende Person: • nimmt Hilfestellung an • teilt sich mit • ist mobil • ist orientiert • setzt sich mit der Situation auseinander • akzeptiert ihre Einschränkungen • kennt ihre Belastbarkeit	Zu pflegende Person: • weist Vitalwerte im individuellen Normbereich auf (Schwellenwerte angeben!) • zeigt Verhaltensweisen, um das Freihalten der Atemwege zu verbessern • ist motiviert, im Rahmen ihrer Möglichkeiten mitzuarbeiten (genau beschreiben)	• Blutzucker/Blutdruckmessung nach ärztlicher Anordnung/bei Bedarf • Physikalische Maßnahmen (genau beschreiben!) • (Angemessene) Flüssigkeitszufuhr sicherstellen • Kreislauffördernde Waschungen • Hilfestellung beim Abhusten durch … (Art und Weise genau beschreiben!)

(Forts.)

Symptome	Fähigkeiten/Ressourcen	Ziele	Maßnahmen
• hat/äußert Schmerzen in den Beinen • klagt (häufig) über Schwarzwerden vor den Augen • verschluckt sich an ihrem Schleimsekret • vergisst ihre Medikamente • spritzt sich ihr Insulin nicht • zieht die Kompressionsstrümpfe nicht an **Besondere Verhaltensweisen/psychische Problemlagen:** Zu pflegende Person: • zeigt Abwehrverhalten mit Übernahmebehinderung • verhält sich passiv, ist nicht motiviert • lehnt Erklärungen/Erläuterungen (strikt) ab • besteht auf einer nicht sachgerechten Versorgung • erkennt die Notwendigkeit von Hilfeleistungen nicht • hat keine Einsichtsfähigkeit, Hilfeleistungen anzunehmen • **erkennt die Notwendigkeit einer sachgerechten Wundbehandlung/ Wundversorgung nicht**[3] • **entfernt (ständig) den Wundverband**[3] • **versorgt ihre Wunde mit ungeeigneten Utensilien**[3] **(genau benennen!)**	• schätzt die Situation ein/bleibt ruhig und gelasser • lässt sich schnell beruhigen • versteht Erklärungen • akzeptiert Hilfsmittel, z. B. Sauerstoff, Absauggerät • ist motiviert mitzuarbeiten • hat keine kognitiven Einschränkungen, schätzt ein/erkennt Gefahren/Risiken richtig • ist aufgeklärt und beraten über das Thromboserisiko und die möglichen/ erforderlichen Maßnahmen, siehe Berichtswesen vom … • wurde (ebenso wie Bezugspersonen) über Risiken und mögliche Maßnahmen (z. B. zum Pneumonierisiko) aufgeklärt • bekam Infoflyer/Beratungsblatt ausgehändigt • **äußert/schätzt Schmerzen ein**[6] • **bestmögliche Schmerzeinstellung ist erreicht**[6] • **kennt begleitende Maßnahmen die dem Schmerzen entgegenwirken (konkret benennen)**[6] • **reagiert gut auf Wärme-/Kälteanwendungen, Einreibungen und/oder Ablenkung (konkret benennen)**[6]	• kennt ihre körperliche Belastbarkeit und Fähigkeiten • akzeptiert die Notwendigkeit von Pflegemaßnahmen • erkennt Komplikationen frühzeitig/beugt vor • kennt Techniken zum Abhusten und Atemübungen und wendet diese an • ist ausreichend mit Sauerstoff und Frischluft versorgt • hat gut belüftete Lungen/atmet tief ein- und aus • erkennt und/oder vermeidet auslösende Faktoren • venöser Rückfluss ist unterstützt/gefördert • Risiken/Veränderungen sind frühzeitig erkannt • ärztliche Anordnungen sind umgesetzt • **bemerkt Veränderungen, benennt Veränderungen in Bezug auf die Wunde**[3] • **hat eine intakte Haut, Wunde ist abgeheilt**[3] • **ist schmerzfrei**[6] • **stabile Schmerzsituation**[6] • **äußert, dass Schmerzen gelindert/erträglich sind**[6] • **Schmerzen sind reduziert**[6] • **größtmögliche Schmerzfreiheit ist erreicht**[6]	• Atmungserleichternde Lage, z. B. durch Oberkörperhochlage (genau beschreiben!) • Atmungsstimulierende Einreibung mit … (Art und Weise sowie Häufigkeit angeben), wann (z. B. 2 × täglich im Rahmen der Grundpflege) • Atmungsfördernde Bewegungsübungen im Rahmen der pflegerischen Maßnahmen • Pneumonie-/Aspirationsprophylaxe nach Standard (genau beschreiben!) • Luftbefeuchter aufstellen, Inhalation n. ärztl. Anordnung 3 × tägl. • Ausscheidungen (Stuhl, Urin, Sputum, Erbrochenes) auf Menge, Konsistenz und Farbe überprüfen • (Endotracheales) Absaugen des Sekrets (Bronchial-/Trachealsekrets) nach Standard (Art und Weise, Häufigkeit und Beschaffenheit des Sekrets wie Menge, Aussehen, Blutbeimengungen genau beschreiben!) • Gezielter Einsatz von Maßnahmen der Aromatherapie (Art und Weise und Häufigkeit genau beschreiben!) • Auf warme Kleidung achten, immer mit Wolldecke zudecken • Nur leichte Kleidung anziehen, kein Unterhemd, bei starkem Schwitzen insbesondere in der Nacht zusätzliche Teilwäsche des Oberkörpers durchführen • Sachgerechtes Anlegen von Kompressionsstrümpfen/-verbänden 1 × tägl. morgens im Liegen bei entstauten Venen und abgeschwollenen Beinen • Übernahme der Behandlungspflege gemäß ärztl. AO • **Wundversorgung gemäß ärztl. Anordnung siehe Wunddokumentation**[3] • Einsatz eines Facharztes[3/6] • Gezielte Schmerztherapie[3/6]

(Forts.)

Symptome	Fähigkeiten/Ressourcen	Ziele	Maßnahmen
			• Gezielter Einsatz von Medikamenten/ Bedarfsmedikation einschl. Wirksamkeitskontrolle[3/6] • Alle 3 Monate Schmerzeinschätzung durchführen[6] • Nicht medikamentöse Schmerzlinderung mit … (z. B. Wärme, Kälte, Bewegung, Massage etc. – genau beschreiben)[6] **Falls zutreffend, Angaben zu Gewohnheiten, Wünschen und Abneigungen ergänzen, z. B.** Zu pflegende Person: • hat die Angewohnheit, am Bade-/Duschtag keine Kompressionsstrümpfe anzuziehen • wünscht ausdrücklich, dass das Fenster in ihrem Zimmer immer geöffnet bleibt • hat die Angewohnheit, nach der Morgenpflege ausführlich abzuhusten

6.3.4 Körperpflege einschl. An- und Auskleiden – Themenfeld 4: Selbstversorgung

Probleme/Risiken:
Zu pflegende Person:
- führt eine regelmäßige und der Biografie angemessene Körperpflege einschl. An-und Auskleiden nicht mehr durch/plant nicht
- hat Einschränkungen bei der eigenständigen Durchführung der Körperpflege und dem An- und Auskleiden
- führt die Körperpflege und das An- und Auskleiden nicht (mehr) zweck- und zielgerichtet durch
- ist unselbstständig bei der Durchführung der Körperpflege und dem An- und Auskleiden
- hat krankhafte Veränderungen der Kopfhaut, der Finger- und/oder Fußnägel (Veränderungen und Hautregionen genau beschreiben!) Gefahr der Hautschädigung/ Intertrigogefahr (Hautregionen genau beschreiben!) Soor- und Parotitisgefahr

Ursachen:
- Bewegungseinschränkungen der Arme und/oder Beine
- Kontrakturen der Arme und Beine
- fehlende Gliedmaßen
- gestörte Feinmotorik der Hände
- Seheinschränkungen/Blindheit
- reduzierte Körperkraft/körperlicher Schwäche
- Schwindelneigung
- Gleichgewichtsstörungen
- ausgeprägter Morgensteifigkeit
- beeinträchtigte Gedächtnisleistung
- Störungen im Handlungsablauf
- (ausgeprägte) Bewegungseinschränkungen
- (therapieresistente) Schmerzen
- (ausgeprägter) Tremor
- beeinträchtigte Gedächtnisleistung/kognitive Einschränkungen
- Apraxie/Störungen im Handlungsablauf

Symptome	Fähigkeiten/Ressourcen	Ziele	Maßnahmen
Zu pflegende Person: • hält Waschutensilien/Kleidung nicht fest, und/oder diese fallen ihm aus der Hand • erkennt den Handlungsablauf der Körperpflege/des Kleidens nicht mehr, sitzt vor dem Waschbecken und weiß nichts mit den Waschutensilien anzufangen	Zu pflegende Person: • genießt die Übernahme der Pflege durch Pflegekraft • akzeptiert die Hilfe/Übernahme beim Waschen und Be- und Entkleiden durch Pflegekraft • ist motiviert, bei der Körperpflege/ Kleiden mitzuhelfen/sie wieder selbstständig durchzuführen	Zu pflegende Person: • ist entsprechend ihren Wünschen und unter Berücksichtigung ihrer Biografie gepflegt und gekleidet • akzeptiert mind. 1 × tägl. erforderliche Körperhygiene • akzeptiert 3 × wö. eine Ganzwaschung und frische Wäsche • wäscht sich bis zum … unter Anleitung	• Ganzkörperwäsche am Waschbecken sitzend/im Bett liegend (Hilfe ggf. individuell beschreiben!) • Unterkörperwäsche im Bett, Oberkörperwäsche am Waschbecken sitzend (Hilfe genau beschreiben!) • 1 × wö. Baden/Duschen, Duschstuhl einsetzen, einschl. Haarwäsche

(Forts.)

Symptome	Fähigkeiten/Ressourcen	Ziele	Maßnahmen
• beginnt zunächst eine Verrichtung, bricht sie dann aber (sofort) wieder ab • führt Körperpflege nur auf Verhandlungsbasis durch, äußert, sich selbstständig waschen zu können, vergisst Gesagtes sofort wieder • hat eine Pergamenthaut • hat eine trockene, schuppige Haut/sehr empfindliche (zu Rötungen) neigende Haut • hat ausgeprägte Hautfalten in … (Körperregionen genau beschreiben!) • setzt Waschutensilien/Kleidung zweckentfremdet ein/bringt sich durch unsachgemäßen Gebrauch der Pflegeutensilien (z. B. Rasierapparat) in gefährdende Situationen • geht mit gefährlichen Gegenständen unsachgemäß um, dreht Wasserhahn mit heißem Wasser auf, nutzt Deo als Haarspray • verkennt die Waschsituation, beschimpft die Pflegekräfte, tritt und spuckt zeitweise bei der Pflege • deutet/erlebt die Pflegeabsichten (ggf. biografisch bedingt) für sich als bedrohlich • zeigt aufgrund biografischer Gegebenheiten ein Abwehrverhalten, z. B. beim Duschen • hat Angst vor dem eigenen Spiegelbild, weint oder schimpft bei der Pflege • unterbricht die Körperpflege/das An- und Auskleiden (ständig) mit nachrangigen Tätigkeiten	• wäscht sich teilweise selbstständig/An- und Auskleiden (genau beschreiben) • zieht bereitgelegte Kleidung eigenständig an/aus • äußert Wünsche bezüglich des Waschens/Kleidens • lässt sich gut beruhigen mit/durch … (Art und Weise genau beschreiben!) • reagiert gut auf … (Verhalten genau beschreiben) • zeigt Wohlbefinden bei der Körperpflege (nonverbal) durch … (genau beschreiben!) • legt (großen) Wert auf gepflegte Kleidung/auf äußeres Erscheinungsbild • erfühlt Waschutensilien/Kleidungsteile • hat ein intaktes Wärme-/Kälteempfinden, äußert, wenn er friert/schwitzt • nutzt Hilfsmittel (genau beschreiben, z. B. Strumpfanzieher)	• nutzt vorhandene Fähigkeiten lt. Ressourcen • erkennt die Notwendigkeit der vermehrten Körperpflege/Umkleiden • ist über Risiken/Folgeschäden aufgeklärt • ist gepflegt und äußert Wohlbefinden/äußert nonverbal Wohlbefinden durch … (Verhalten genau beschreiben!) • weist saubere und gepflegte Fuß- und Fingernägel und intakte Umgebungshaut auf • hat eine intakte Mundschleimhaut und saubere Zähne • akzeptiert Haar-/Mundpflege etc. • Aus pflegefachlicher Sicht erforderliche Körperpflege mind. 1 × tägl. ist gewährleistet • Körperhygiene entsprechend der Biografie (z. B. 1 × tägl.) ist gewährleistet • Veränderungen sind frühzeitig erkannt • nutzt/akzeptiert ihr Hilfsmittel (Hilfsmittel genau beschreiben!) • kleidet sich bis zum … eigenständig den Oberkörper/Unterkörper an/aus • akzeptiert z. B. mind. 4 × wöchentlich den erforderlichen Wäschewechsel (Häufigkeit genau angeben!) • akzeptiert bedarfsgerechte Kleidung • ist einsichtig, witterungs- und situationsgerechte Kleidung zu tragen • ist unter Berücksichtigung von witterungsabhängigen, hygienischen und biografischen Gewohnheiten gekleidet • Erforderliche Hilfe beim Waschen/An- und Auskleiden ist gewährleistet	• Teilwäsche Unterkörper am Waschbecken/im Bett • Zu pflegende Person anleiten, sich Hände/Gesicht zu waschen und abzutrocknen • Hände/Gesicht nach den Mahlzeiten • **Fachgerechte Hautpflege mit W/O (Wasser-in-Öl) Präparaten**[2] • **Tägliche Hautinspektion bei jedem Pflegekontakt**[2] • Waschlappen gezielt in die Hand reichen, Anleitung zur selbstständigen Teilwäsche Hände/Gesicht abends und nach jeder Mahlzeit • Teilwäsche des Unterkörpers nach Einnässen/Erbrechen/starkem Schwitzen • Teilwäsche des Unterkörpers, zu pflegende Person schwitzt stark und hat Schweißfüße • Zusätzliche Teilwäsche bei starkem Schwitzen • Zusätzliche Teilwäsche Oberkörper/Unterkörper nach Verunreinigung mit Exkrementen/Kotschmieren (z. B. 3 × wö.) • Zusätzliche Teilwäsche des Oberkörpers nach Erbrechen/starkem Schwitzen (Wichtig: Häufigkeit genau angeben, z. B. 3 × wö.) • Durchführung der selbstständigen Oberkörperpflege beaufsichtigen und anleiten • 2 × wö. Haare waschen und trocknen am Waschbecken/beim Duschen/Baden/beim Friseur/durch Tochter • 1 × wö. Haarwäsche beim Friseur • 1 × wö. VÜ Haare waschen beim Baden/Duschen und Trockenföhnen der Haare

(Forts.)

Symptome	Fähigkeiten/Ressourcen	Ziele	Maßnahmen
• verkennt gefährdende Situationen, läuft mit nackten Füßen durch die Wohnung/die Einrichtung/auf die Straße (Gefahr der Unterkühlung) • zerstört die Kleidung, zieht Fäden heraus, dreht Knöpfe ab (genau beschreiben!) • beschmiert Kleidung mit Nahrung/Exkrementen • toleriert keinerlei Kleidung, entkleidet sich sofort wieder nach dem Ankleiden • hat ein ausgeprägtes/gesteigertes Schamgefühl, wehrt Waschung des Intimbereichs (tätlich) ab • zeigt kein Interesse an körperlicher Sauberkeit/hat ein eigenes/anderes Sauberkeitsempfinden • ist schnell abgelenkt • zeigt während der Durchführung der Pflege unruhiges Verhalten, es besteht erhöhte Verletzungsgefahr insbesondere bei der Zahnpflege und der Rasur • hat einen Waschzwang • zeigt ausgeprägtes labiles oder unkontrolliertes emotionales Verhalten, z. B. weint während der Körperpflege plötzlich situationsunangemessen, hat eine hohe Reizbarkeit (Verhalten genau beschreiben!) • hat ein distanzloses Verhalten, versucht ständig während der Körperpflege, die Pflegekräfte zu streicheln/küssen und zu umarmen (Verhalten genau beschreiben!) • erkennt Kleidung als solche nicht, weiß nichts damit anzufangen • kleidet sich häufig/mehrmals täglich aus • ordnet Kleidungsstücke nicht zu, kleidet sich in falscher Reihenfolge an • zieht mehrere Kleidungsteile übereinander			• Beruhigende Gespräche und Zurückführen ins (Bade-)Zimmer, um Be-/Entkleidung zu Ende zu führen • Bei ablehnendem Verhalten/Schreien/Angst Abbruch der Pflegehandlung und erneuter Durchführungsversuch zu einem späteren Zeitpunkt • Unterstützung/TÜ von Öffnen und Schließen von Knöpfen und Verschlüssen • (Immer) Schmuck und Halstuch etc. anlegen (genau beschreiben!) • Zum regelmäßigen Wäschewechsel anleiten und motivieren • Beratung/Aufklärung der zu pflegender Person und/oder der Angehörigen in Bezug auf angepasste/bedarfsgerechte Kleidung • Einsatz spezieller Bekleidung, z. B. Pflegeoverall (nur bei strenger Indikation!) • Berücksichtigung individueller Kleidungteile (genau angeben z. B. immer Krawatte und/oder Hut anziehen, samstags immer Anzug) • Ggf. individuelle Frisur genau benennen (z. B. Haare immer mit Seitenscheitel links kämmen, zu Zopf gebunden oder hochgesteckt etc.) • Einsatz/Anziehen Hörgerät/Brille (zeitliche Abfolge konkret benennen (z. B. Hörgerät erst nach dem Frühstück einsetzten) • Nutzt ausschließlich Pflegeartikel von Nivea (ggf. Marke nennen.) • Hat keine Vorlieben für bestimmte Pflegeartikel

6

6

Weitere beispielhafte Maßnahmen zu Körperpflege und An-/Auskleiden

- Kämmen der Haare entsprechend der individuellen Frisur (genau beschreiben!)
- Waschutensilien bereitstellen, motivieren, sich selbst zu waschen
- Waschutensilien gezielt in die Hand reichen, zum eigenständigen Waschen von Gesicht und Oberkörper anleiten
- Rasierer gezielt in die Hand reichen, zum eigenständigen Rasieren motivieren/anleiten, Nachrasur am Hals und im Mundbereich
- Anleitung und Beaufsichtigung bei der selbstständigen Rasur, falls erforderlich Nachrasieren
- 1 × tägl./1 × wö. Rasur/Damenbartrasur mit Einmal-, Nass- oder Elektrorasierer
- 2 × tägl. Zahnpflege/Zähne putzen morgens und abends
- Prothesenpflege mit Zahnbürste, danach Einlegen der Prothese in xy
- Anleiten, den Mund nach jeder Mahlzeit auszuspülen
- Soor- und Parotitisprophylaxe gemäß Standard
- Körperpflege mit wechselnden Pflegeartikeln, werden von Angehörigen mitgebracht
- 2 × tägl. Einreibung der Haut mit Dermatika gemäß ärztl. Anordnung
- Nagelpflege 1 × wö. nach dem Baden
- Fußpflege alle 6 Wochen durch Fußpflegerin, Terminierung erfolgt durch Tochter
- Qualifizierte Umstimmungs- und Überzeugungsarbeit, konsequente Vorgabe der Pflegehandlungen
- Zeitaufwendige Umstimmungs- und Überzeugungsarbeit zur Durchführung und Beendigung der Körperpflege
- Beruhigendes Gespräch/Einwirken und Zurückführen ins Badezimmer zur Beendigung der Körperpflege
- Zum sachgerechten/zielgerichteten Umgang mit Rasierer/Kamm/Zahnbürste etc. anleiten
- Anwesenheit einer Pflegekraft notwendig, um Waschvorgang und Pflegehandlungen in allen Einzelhandlungen zu lenken und zu demonstrieren
- Ständige Eingreifbereitschaft erforderlich
- Zur zielgerichteten Durchführung der Körperpflege anleiten und motivieren
- Demonstration von kleinsten Einzelschritten/Lenken des gesamten Waschvorganges
- Kleinschrittige/wiederholte Anleitung/Motivation/Aufforderung zur eigenständigen Durchführung/zur Beendigung der Pflegehandlungen
- Ständige Anleitung während der Durchführung der Körperpflege, gezieltes Lenken von Handlungsschritten
- Wiederholte Anleitung und Aufforderung zum eigenständigen Waschen
- Beruhigende Gespräche und Zurückführen ins Badezimmer
- Qualifizierte Umstimmungs- und Überzeugungsarbeit
- Beraten, informieren und aufklären über Risiken (z. B. Risiko der Hautschädigung)
- Bei ablehnendem Verhalten Abbruch der Pflegehandlung und erneute Durchführung zu einem späteren Zeitpunkt
- Übernahme von Pflegehandlungen durch Angehörige/Bezugspersonen, z. B. 1 × wö. volle Übernahme der Nassrasur durch Sohn (Pflegehandlung genau beschreiben!)

Falls zutreffend, Angaben zu Gewohnheiten, Wünschen und Abneigungen ergänzen, z. B.

Zu pflegende Person:

- nutzt wechselnde Wasch- und Hautlotionen, werden von Angehörigen besorgt
- wünscht ausdrücklich, nicht gebadet/geduscht zu werden
- wünscht die Hautpflege ausdrücklich nur mit Olivenöl
- hat eine Abneigung gegen Hautcreme, wünscht ausdrücklich kein Eincremen der Haut

(Forts.)

- ist es gewohnt/wünscht, nur mit Kamm/(weicher) Bürste frisiert zu werden
- trägt Haare seit Jahren hochgesteckt, äußert genau, wie Haare frisiert werden sollen
- möchte nur nass/elektrisch rasiert werden
- hat die Angewohnheit, keine Zahnprothese zu tragen
- ist Mundausspülen und Prothesenreinigung nach jeder Hauptmahlzeit gewohnt
- hat die Angewohnheit, die Zähne erst nach dem Frühstück zu putzen
- ist Zahnpflege mit Elektrozahnbürste gewohnt
- hat eine Abneigung gegen Zahnpasta
- wünscht den Einsatz der Zahnprothese erst nach dem Frühstück
- wünscht Einsetzen des Hörgeräts/Aufsetzen der Brille erst nach der Körperpflege
- hat eine Vorliebe für gut duftende Creme/Rasierwasser/Parfüm
- ist es gewohnt, die Fingernägel lackiert zu bekommen
- Biografisch ist bekannt, dass die zu pflegende Person nie Rasierwasser/Hautcreme benutzt hat
- Biografisch ist bekannt, dass die zu pflegende Person sich immer mit kaltem Wasser gewaschen hat
- wünscht ausdrücklich, kein Unterhemd anzuziehen
- wünscht ausdrücklich, nachts nur ein T-Shirt zu tragen
- möchte zur Mittagsruhe im Bett die Schuhe anbehalten
- hat eine Vorliebe für Kleidung aus Wolle/Baumwolle/Seide (genau beschreiben!)
- hat eine Vorliebe für bunte/schwarze Kleidung (genau beschreiben!)
- hat eine Abneigung gegen Hosen, trägt immer nur Röcke
- mag keine Strickkleidung
- ist es gewohnt, immer eine Miederhose/Wollhose über der Strumpfhose zu tragen
- ist es gewohnt, immer ein Halstuch/eine Strickjacke/einen Hut zu tragen (genau beschreiben)
- ist es gewohnt, nachts Frotteenachthemden und zusätzlich ein Unterhemd zu tragen
- wünscht ausdrücklich auch im Sommer das Anziehen einer langen Unterhose unter der Hose

6.3.5 Essen und Trinken – Themenfeld 4: Selbstversorgung

Probleme/Risiken:

Zu pflegende Person:

- hat gemäß pflegefachlicher Einschätzung ein Risiko für Nahrungsmangel/Flüssigkeitsmangel[4]
- hat einen Nahrungsmangel[4]/ist unterernährt mit BM < 18,5
- hat einen Flüssigkeitsmangel/ein Flüssigkeitsdefizit[4] trinkt regelmäßig < 1.000 ml tägl.
- ist überernährt/übergewichtig[4] mit BMI > 29
- hat Einschränkungen bei der eigenständigen Aufnahme der Nahrung und Getränke
- bereitet Nahrung/Getränke nicht (mehr) mundgerecht zu
- hat eine Aspirationsgefahr
- hat eine Soor- und/oder Parotitisgefahr
- hat eine PEG, kann sich nicht eigenständig mit Nahrung versorgen (Grund für PEG-Anlage angeben!)
- ernährt sich nicht angemessen, hält die erforderliche Diät nicht ein (Diät genau beschreiben!)
- plant/führt eine regelmäßige und ihrer Biografie angemessene Ernährung nicht mehr durch
- hat kein Sättigungsgefühl

Ursachen:

- kognitive Einschränkungen, Überforderung[4]
- körperlich bedingte Einschränkungen[4] (z. B. Lähmungen, Tremor, Funktionsstörungen der Arme/Hände, Störungen der Feinmotorik der Hände)
- beeinträchtigte Kaufunktion, Kau-/Schluckstörungen[4]
- Zahnprobleme/schlecht sitzende Zahnprothese
- Kieferverformungen[4]
- Kraftlosigkeit[4]
- beeinträchtigte Sehfähigkeit[4]
- (Zahn-)Schmerzen[4]
- Bewegungsmangel[4]
- Medikamentennebenwirkungen[4]
- reduzierter Geschmacks- und Geruchssinn[4]
- fehlende Lust am Essen/Trinken[4]
- reduzierter/fehlender Hunger-/Durstgefühl[4]
- Appetitlosigkeit[4]
- besondere Abneigungen, Vorlieben, Gewohnheiten[4]
- störende Umgebungsfaktoren[4]
- Unzufriedenheit mit dem Essensangebot[4] (z. B. Diätkost, religiöse Bedürfnisse)

(Forts.)

Symptome	Fähigkeiten/Ressourcen	Ziele	Maßnahmen
Zu pflegende Person: • sitzt vor dem Essen/Trinken und weiß nichts damit anzufangen • erkennt den Essvorgang als solchen nicht mehr, spielt mit dem Essen, zerkrümelt das Brot, schüttet Kaffeebecher aus • erkennt die Notwendigkeit des Essens nicht, sitzt vor bereitstehender Nahrung und Getränken, isst und trinkt diese von sich aus nicht • nimmt Hunger und Durst nicht wahr/äußert nicht • erkennt den Akt der Nahrungsaufnahme als solchen nicht mehr • geht mit Besteck nicht mehr um, weiß Messer und Gabel nicht mehr zu nutzen • ist zu kraftlos, um Besteck zu nutzen • führt Nahrung/Getränke nicht mehr zum Mund, Nahrung fällt von der Gabel, Getränke werden verschüttet • kaut und schluckt unkoordiniert, behält Nahrung lange Zeit im Mund, versucht weiter zu essen, ohne vorher zu schlucken • Schluckt Nahrung unzerkaut (Aspirationsgefahr) • setzt Vorgang der Nahrungsaufnahme (Kauen und Schlucken) nur noch eingeschränkt um, Nahrung verbleibt im Mund, entleert den Mund durch Ausspucken • kaut Nahrung nicht mehr klein genug, behält Nahrung daher lange im Mund, schluckt diese nicht hinunter	Zu pflegende Person: • isst gerne • ist motiviert, wieder eigenständig essen zu können • nutzt die li./re. Hand zur Nahrungs-/Getränkeaufnahme • äußert Appetit/Durst • hat ein Sättigungsgefühl • äußert Wünsche in Bezug auf die Nahrungs- und Flüssigkeitszufuhr • äußert Hunger- und Durstgefühl nonverbal, z. B. durch Lippenbefeuchtung mit Zunge (Verhalten beschreiben!) • nimmt dünnflüssige Nahrung schluckweise ein • geht mit Hilfsmittel um • ist motiviert, Hilfsmittel einzusetzen • geht mit behindertengerechtem Besteck um • zerkleinert Nahrung selbstständig • nimmt mundgerecht zubereitete Nahrung eigenständig zu sich • isst vorbereitete Nahrung selbstständig • nimmt mit Anleitung Nahrung und Getränke selbstständig zu sich • trinkt und isst nach Aufforderung selbstständig • nimmt Getränke im Becher mit Trinkhilfe selbstständig ein • isst und trinkt alle angebotenen/bereitgestellten Speisen/Getränke • trinkt selbstständig • öffnet den Mund bei Berührung	Zu pflegende Person: • trinkt täglich durchschnittlich > 1.000 ml gemäß ärztlicher Rücksprache und/oder unter Berücksichtigung der Biografie[4] • hat einen BMI > 20[4] • ist über Risiko für Nahrungsmangel/Untergewicht[4] und/oder Risiko für Flüssigkeitsmangel/Dehydratation[4] aufgeklärt und beraten (alternativ Bezugspersonen/Betreuer) • hat ein Gewicht entsprechend ihrer Biografie von 40–42 kg (biografisches Gewicht genau angeben!) • Gewicht bleibt konstant bei mind. 48 kg (Gewicht genau angeben!) • Gewicht im individuellen Normbereich von 42–44 kg, lt. ärztlicher Rücksprache reduziert die zu pflegende Person ihr Gewicht um mind. 1 kg • Gewicht bleibt konstant bei 48–50 kg (genau angeben!) • BMI im Normbereich von 20–29[4] • nimmt tägl. gemäß ärztlicher Absprache/Anordnung 1.500 Kalorien zu sich • Tägl. Einnahme von drei/fünf Mahlzeiten ist gewährleistet • Risiken/Komplikationen sind frühzeitig erkannt/eingeschätzt • Veränderungen sind frühzeitig erkannt • Folgeschäden sind vermieden • Einer Aspiration ist entgegengewirkt • schluckt sicher Nahrung/Flüssigkeit • Ressourcen sind erhalten (und gefördert) • Mundschleimhaut ist intakt/Ohrspeicheldrüse fördert Sekret	• Individuelle Unterstützung bei der Nahrungsaufnahme[4] (genau beschreiben!) • Umfeldanpassung[4] (genau beschreiben!) • Geeignetes, flexibles Speisenangebot[4], z. B. Wunschkost (genau beschreiben!) • Geeignetes, flexibles Angebot von Getränken[4], z. B. Wunschgetränken (genau beschreiben!) • Geeignete Darreichungsform von Speisen[4], z. B. Fingerfood (genau beschreiben!) • Geeignete Darreichungsform von Getränken[4], z. B. Verdickungsmittel (genau beschreiben!) • Angepasste Hilfsmittel[4], z. B. Tellerrandbegrenzung, Becher mit Trinkhilfe etc. • Information an den Hausarzt/Einbeziehung anderer Berufsgruppen[4], z. B. Ernährungsberaterin • Aufklärung und Beratung der zu pflegenden Person/Bezugspersonen/Betreuer über Risiko für Nahrungsmangel/Untergewicht[4] und/oder Risiko für Flüssigkeitsmangel/Dehydratation[4] und mögliche/erforderliche Maßnahmen • Infoflyer/Beratungsblatt zum Nahrungsmangel/Untergewicht[4] und/oder Risiko für Flüssigkeitsmangel/Dehydratation[4] aushändigen (alternativ an Bezugspersonen!) • Gewichtskontrolle auf eigenen Wunsch (Häufigkeit angeben) • Ärztlich angeordnete Gewichtskontrolle (Häufigkeit angeben)

(Forts.)

Symptome	Fähigkeiten/Ressourcen	Ziele	Maßnahmen
• zerkaut Nahrung nicht mehr ausreichend, da er keine Zahnprothese mehr trägt/tragen möchte/unpassende Zahnprothese trägt • hat eine locker/schlecht sitzende Zahnprothese, die bei der Nahrungsaufnahme verrutscht/aus dem Mund rutscht • ist zu müde zum Essen/Trinken, schläft immer wieder ein • ist zu kraftlos, um Nahrung zu kauen und herunterzuschlucken • äußert, keinen Hunger/Durst zu spüren • äußert, nicht mehr (ausreichend) schmecken zu können • riecht Nahrung nicht mehr • stochert lustlos im Essen • schimpft (ständig) über das Essen, toleriert nur wenige (ungeeignete) Nahrungsmittel • schüttet Nahrung/Getränke (in unbeobachteten Momenten) weg/in den Mülleimer • verschenkt Essen an andere Personen • hört bei lautem Geräuschpegel sofort auf zu essen • unterbricht die Nahrungsaufnahme, ist schnell abgelenkt • steht immer wieder auf während der Nahrungs-/Getränkeeinnahme • verlässt wiederholt während des Essens die Küche/den Speisesaal • isst aus religiösen Gründen nur bestimmte/ausgewählte Nahrungsmittel • isst aus Angst vor Unverträglichkeiten nur bestimmte/ausgewählte Nahrungsmittel	• ist über Risiko für Nahrungsmangel/Untergewicht[4] und/oder Risiko für Flüssigkeitsmangel/Dehydratation[4] und mögliche/erforderliche Maßnahmen gemäß Infoblatt aufgeklärt und beraten, siehe Berichtswesen vom … (Datum des Beratungsgesprächs; alternativ Bezugspersonen angeben!) • hat Infoflyer/Beratungsblatt zum Nahrungsmangel/Untergewicht[4] und/oder Risiko für Flüssigkeitsmangel/Dehydratation[4] erhalten (alternativ Bezugspersonen!) • hat keine kognitiven Einschränkungen • kennt/ist informiert über mögliche Risiken/Spätfolgen/Zusammenhänge • kann Gefahr/Risiko einschätzen • Vorlieben und Abneigungen sind gemäß Essbiografie bekannt **Falls kein Risiko vorliegt:** • Zu pflegende Person ist normalgewichtig mit BMI über 20. Sie isst alle ihre Portionen auf und hat einen normalen Energie-/Nährstoffbedarf. Derzeit kein Risiko für Nahrungsmangel[4]. • Zu pflegende Person trinkt täglich über 1.000 ml, hat einen normalen Flüssigkeitsbedarf. Derzeit kein Risiko für Flüssigkeitsmangel[4]		• Anregung des Geschmackssinns zu allen Mahlzeiten, morgens und nachmittags Lippen/Zunge mit Honig oder Nutella, mittags Mund mit Suppentupfer auswischen, abends Tupfer mit Malzbier einsetzen (gemäß Essbiografie!) • Geschmackssinnanregende Mundpflege zu allen Mahlzeiten • Führen eines Einfuhrplans 1 × monatl. für 24 Std./zwei Tage/eine Woche • Verabreichung der Sondenkost gemäß ärztl. Anordnung • Anwesenheit einer Pflegekraft gewährleisten, um Ablauf der Nahrungsaufnahme in Einzelschritten zu lenken • Beruhigendes Gespräch/Einwirken und Zurückführen in Küche/Speiseraum zur Beendigung der Nahrungsaufnahme • Beaufsichtigen und anleiten bei der Durchführung der selbstständigen Nahrungsaufnahme, ständige Präsenz der Pflegekraft erforderlich • Mahlzeiteneinnahme nur auf Verhandlungsbasis, qualifizierte Umstimmungs- und Überzeugungsarbeit, Zurückführen zum Esstisch • Zeitaufwendige Umstimmungs- und Überzeugungsarbeit zur ausreichenden Nahrungs- und/oder Flüssigkeitsaufnahme • Wiederholte Aufforderung zur ausreichenden Nahrungs- und/oder Flüssigkeitsaufnahme • Zeitaufwendige Umstimmungs- und Überzeugungsarbeit/wiederholte Aufforderung zur Beendigung der Nahrungsaufnahme

(Forts.)

Symptome	Fähigkeiten/Ressourcen	Ziele	Maßnahmen
• hält ihre Diät nicht ein, toleriert nur bestimmte Lieblingsspeisen • ernährt sich einseitig, nimmt ungeeignete Lebensmittel zu sich • versucht immer wieder, das Zimmer/Speiseraum zu verlassen, sucht ihre Kinder (individuell erklären) • konzentriert sich nicht auf Mahlzeiteneinnahme, steht (immer wieder) auf • verunreinigt das Umfeld, lehnt daher Mahlzeiteneinnahme im Speisesaal ab • unterscheidet genießbare Lebensmittel nicht von ungenießbaren Dingen, steckt alles Sichtbare in den Mund, ist ständig auf der Suche nach Essbarem, sammelt alles in der Handtasche (Aspirations- und Vergiftungsgefahr) • weist kein Sättigungsgefühl mehr auf, zeigt eine (völlige) Fixierung auf die Nahrungsaufnahme, nimmt übermäßig alles zu sich, was er erreichen kann • nimmt trotz insulinpflichtigen Diabetes/starken Übergewichts unkontrolliert Nahrung und Getränke zu sich, erkennt Notwendigkeit der Einhaltung einer Diät nicht • schätzt die Mengen falsch ein, lädt sich den Teller zu voll und zwingt sich dann zum Aufessen • trifft keine sinnvollen Entscheidungen in Bezug auf Haltbarkeit von Nahrung, nimmt verdorbene Lebensmittel zu sich • sieht die Notwendigkeit der regelmäßigen Getränkeaufnahme nicht ein, möchte sich den beschwerlichen Weg zur Toilette ersparen			• Ständige Anleitung während der Aufnahme der Mahlzeiten • Kleinschrittige Anleitung zur Förderung der selbstständigen Nahrungs- und/oder Flüssigkeitsaufnahme • Anleitung bei der Benutzung von (behindertengerechtem) Geschirr und Essbesteck bei allen Mahlzeiten • Zur Einnahme jedes einzelnen Bissens kleinschrittig anleiten und zum Schlucken auffordern • Gabel zum Mund führen, zum Schlucken auffordern • Mundgerechte Zubereitung aller Haupt- und Zwischenmahlzeiten (genau beschreiben!) • Getränke in Becher (mit Trinkhilfe) in Reichweite stellen/bereitstellen, zur ausreichenden Flüssigkeitsaufnahme motivieren/anleiten (ggf. genauen Ort angeben!) • Getränke (außerhalb der Mahlzeiten) bereitstellen/anreichen (Häufigkeit angeben!) • Getränke bei jedem Kontakt schluckweise anreichen (z. B. 20 × ca. 20 ml in 24 Stunden) • Nachts nur Getränke anreichen, wenn die zu pflegende Person wach ist • Wiederholte Aufforderung zur ausreichenden Nahrungs- und/oder Flüssigkeitsaufnahme • Bei jedem Kontakt Getränk anreichen • Wunschkost/Zusatznahrung erfragen/anbieten

(Forts.)

Symptome	Fähigkeiten/Ressourcen	Ziele	Maßnahmen
• isst alles, was er finden kann, äußert ständig Hunger, hat aber bereits xy Kilo zugenommen … **Besondere Verhaltensweisen/ psychische Problemlagen:** Zu pflegende Person: • hat einen erhöhten Grundumsatz durch gesteigerten Betätigungs- und Bewegungsdrang • hat eine Aspirationsgefahr, schlingt ihre Nahrung hinunter, verschluckt sich häufig • führt Fehlhandlungen durch Ablehnung der Mahlzeiteneinnahme durch, wirft Teller und Flaschen vom Tisch, spuckt auf den Boden, verschmiert Nahrungsmittel und Getränke • verkennt gefährdende Situationen, nimmt trotz Schluckstörungen unkontrolliert Nahrung und Flüssigkeiten zu sich • braucht für die selbstständige Nahrungs- und Getränkeaufnahme äußerst viel Zeit infolge von … (Grund genau beschreiben!) • lehnt die Ernährungssonde ab, manipuliert (ständig) am Sondenschlauch, versucht, die Sonde zu entfernen • zeigt in Verkennung der Situation stark ablehnendes Verhalten, schlägt der Pflegeperson die Gabel aus der Hand, schreit bei der Nahrungs- und Getränkezufuhr und wirft den Teller/das Glas vom Tisch • hortet/versteckt Nahrung			• Beratung in Bezug auf gesunde und ausgewogene Ernährung/Einhaltung der Diät • Flüssigkeitskontrolle und Dokumentation (Einfuhrplan) • Mehrere kleine Mahlzeiten über den Tag verteilt verabreichen/anbieten • Verabreichung der Sondenkost lt. ärztl. Anordnung • Teilweise Übernahme der Verabreichung der Nahrung/Getränke • Anreichen der Nahrungs- und/oder Flüssigkeitszufuhr • Portionsgerechte Vorgaben bei Diät oder ungehemmter Nahrungsaufnahme • Essen auf Rädern mittags durch … • Zusätzliche Be- und Entkleidung nach der eigenständigen Nahrungs- und Getränkeaufnahme • Hände und Gesicht waschen nach den Mahlzeiten • Beruhigendes Einwirken/Erklärung aller Handlungen • Gezieltes Anreichen der Utensilien (z. B. Essbesteck, Becher mit Trinkhilfe), wiederholte Aufforderung/Motivation zum Trinken • Einsatz von Hilfsmitteln (z. B. Besteck, Trinkbecher) üben • Beaufsichtigung bei der Nahrungs- und Flüssigkeitszufuhr aufgrund von Selbstgefährdung • Schluckweise Getränke mit Becher und Trinkhilfe anreichen • Umfeldsäuberung nach der Nahrungsaufnahme

(Forts.)

Symptome	Fähigkeiten/Ressourcen	Ziele	Maßnahmen
			• Kleiderschutz anlegen • Getränke bereitstellen und bei jedem Kontakt zum Trinken motivieren • Beaufsichtigung und Anleitung bei der selbstständigen Nahrungs- und Flüssigkeitszufuhr • Zurückführen zum Esstisch nach eigenständigem Entfernen, beruhigendes Einwirken. **Falls zutreffend, Angaben zu Gewohnheiten, Wünschen und Abneigungen ergänzen, z. B.** Zu pflegende Person: • ist sechs kleine Mahlzeiten gewohnt • wünscht Frühstück/Abendbrot im Bett • lässt auf eigenen Wunsch (häufig) eine Mahlzeit entfallen • hat eine Abneigung gegen bittere/saure Speisen • wünscht nur kleine Portionen • möchte alle Mahlzeiten in ihrem Zimmer einnehmen • hat die Angewohnheit, auch abends warm zu essen • möchte ihr Brot morgens in Kaffee eingeweicht • ist es gewohnt, die Brote in kleine Stückchen geschnitten zu bekommen • ist es gewohnt, nur flüssige und breiige Speisen/Getränke zu sich zu nehmen • wünscht ihre Mahlzeiten ansprechend auf dem Teller gestaltet • Biografisch ist eine Vorliebe für süße Speisen bekannt

6.3.6 Ausscheidung – Themenfeld 4: Selbstversorgung

Probleme/Risiken:

Zu pflegende Person

- **hat eine abhängig erreichte Kontinenz**[5], benötigt personelle Hilfe bei der Durchführung von Maßnahmen
- **hat eine abhängig kompensierte Inkontinenz**[5], personelle Unterstützung bei der Inkontinenzversorgung ist notwendig
- **hat eine nicht kompensierte Inkontinenz**[5], personelle Unterstützung und therapeutische bzw. Versorgungsmaßnahmen werden nicht in Anspruch genommen
- leidet unter ständigem Durchfall (unklarer Genese)
- ist obstipationsgefährdet/hat (ausgeprägte) Obstipation
- hat eine Stoma-Anlage, kann diese nicht eigenständig versorgen und den Beutel wechseln (Grund für Stoma-Anlage angeben!)
- hat einen DK/SpDK, kann diesen nicht eigenständig versorgen und den Beutel nicht leeren (Grund für DK/SpDK angeben!)
- neigt zu Infektionen durch DK/SpDK
- ist harnwegsinfektionsgefährdet/zystitisgefährdet
- hat häufige/ständige/chronische Harnwegsinfektionen
- legt Urinalkondom nicht selbstständig an/wechselt nicht
- ist zeitweise inkontinent
- leidet unter Inkontinenz durch subjektiv erlebten Mangel an Zuwendung
- hat stark riechenden Urin
- lehnt Hilfsmittel ab
- nimmt selbstständig und unkontrolliert Abführmittel
- leidet unter häufigem Erbrechen, neigt zum Erbrechen
- leidet unter starkem Auswurf
- schwitzt stark
- ist intertrigogefährdet
- hat eine Unverträglichkeit gegen Inkontinenzprodukte
- hat (ständige) Pilzerkrankung im Genitalbereich

Ursachen:

- chronischer Husten[5]
- Harnwegsinfekt(en)[5]
- Erschlaffung der Blasenmuskulatur[5]
- Östrogenmangel[5]
- Lähmung/Erschlaffung des Schließmuskels[5]
- Adipositas[5]
- Veränderung/Operation der Prostata[5]
- chronischer Durchfall[5]
- physische Faktoren wie Mobilitäts-/Geh- und Steheinschränkungen[5]
- kognitive Einschränkungen[5]
- ungünstige/erschwerte Umgebungsfaktoren[5], z. B. niedrige Toilette (genau beschreiben!)
- psychosoziale Einschränkungen[5]

(Forts.)

Symptome	Fähigkeiten/Ressourcen	Ziele	Maßnahmen
Zu pflegende Person: • verliert ungewollt Urin[5] • verliert Urin beim Husten/Lachen/körperlicher Betätigung[5] • verliert Urin auf dem Weg zur Toilette[5] • schämt sich wegen ihrer Inkontinenz • fühlt sich isoliert, hat Sorge/Angst, nach Urin/Kot zu riechen • akzeptiert ihre Inkontinenz nicht, zieht sich zurück • äußert Stuhl-/Harndrang nicht • geht von sich aus nicht zur Toilette • hat ein fehlendes Gefühl für Blasenfüllung • hat einen verzögerten Beginn der Miktion • hat häufigen Harndrang • hat (häufigen) nächtlichen Harndrang (Nykturie) • muss beim Wasserlassen pressen • leidet unter „Nachträufeln" nach dem Wasserlassen • hat einen ständigen unwillkürlichen Harnabgang • äußert (ständig) das Gefühl, eine nicht vollständig entleerten Blase zu haben • hat eine überaktive Blase, hat ständig das Gefühl, zur Toilette zu müssen • nutzt Toilette/Toilettenstuhl nicht selbstständig • hat Völlegefühl und Blähungen aufgrund falscher Ernährungsgewohnheiten • hat Schmerzen bei der Stuhl- und/oder Urinausscheidung • hat eine ständig gereizte Haut • verschmiert Bett/Wände mit Fäkalien (besonders nachts)	Zu pflegende Person: • ist über Inkontinenz und Möglichkeiten der Kontinenzförderung gemäß Infoblatt aufgeklärt und beraten[5] (alternativ Bezugspersonen!) • hat Infoflyer/Beratungsblatt zur Inkontinenz und Möglichkeiten der Kontinenzförderung erhalten[5] (alternativ Bezugspersonen!) • ist orientiert • ist mobil • akzeptiert Hilfsmittel • nimmt gerne Hilfe an • fordert Unterstützung/Hilfe ein • ist einsichtig, akzeptiert Hilfe durch die Pflegekraft • äußert Urin-/Stuhldrang durch Unruhe • spürt (gelegentlich) den Stuhl- und/oder Harndrang und teilt sich mit • teilt durch Gestik/Mimik Bedürfnis mit • achtet auf Körperhygiene • trinkt ausreichend • ist teilweise kontinent • ist stuhlkontinent • akzeptiert Pflegemaßnahmen • ist bei regelmäßigen Toilettengängen harnkontinent/stuhlkontinent • findet zeitweise die Toilette • setzt Hilfsmittel selbstständig ein • akzeptiert Diät • akzeptiert Mobilisationsmaßnahmen • führt die Intimhygiene nach Anreichen der Utensilien eigenständig durch	Zu pflegende Person: • ist sich ihrer Inkontinenz bewusst und kennt die ursächlichen/beeinflussenden Faktoren[5] • führt ein auf ihre individuelle Situation abgestimmtes Blasentraining durch[5] • zeigt Verhaltensweise/Techniken, um die Inkontinenz zu kontrollieren • versucht, Komplikationen zu vermeiden • nimmt ihre Inkontinenz an, kommt so mit ihr zurecht, dass ihre soziale Integration bestehen bleibt • ist über Inkontinenz und Möglichkeiten der Kontinenzförderung aufgeklärt und beraten (alternativ Bezugspersonen!) • hat eine physiologische Stuhl-/Harnentleerung • hat entsprechend ihrer Biografie und/oder in Absprache mit dem Arzt mind. 3 × wö. beschwerdefreien Stuhlgang • hat eine schmerzfreie Stuhl- und Harnentleerung • hat intakte Haut im Intimbereich • fühlt sich sicher/integriert in der Gemeinschaft • akzeptiert Hilfsmittel • akzeptiert die Inkontinenz, findet Wege, damit zu leben • setzt Hilfsmittel selbstständig ein • weist keinen Medikamentenmissbrauch auf • akzeptiert Hilfestellung von Mitarbeitenden • hat ausreichend Bewegung • hat einen ausgeglichenen Flüssigkeitshaushalt • fühlt sich sauber und gepflegt/wohl	• Zu pflegende Person/Bezugspersonen/Betreuer über Inkontinenz und Möglichkeiten der Kontinenzförderung gemäß Infoblatt aufklären und beraten[5] • Infoflyer/Beratungsblatt über Inkontinenz und Möglichkeiten der Kontinenzförderung aushändigen[5] • Einbeziehung der zu pflegenden Person und Berücksichtigung von Wünschen und biografieorientierten Aspekten[5] (zu berücksichtigende Aspekte genau beschreiben!) • Kontinenztraining/Toilettentraining[5] z. B. 2-stdl. tagsüber. Zu pflegende Person zum Toilettengang motivieren und begleiten (Häufigkeit genau beschreiben!) • Versorgung mit Blasenkatether gemäß ärztlicher Anordnung[5] • Einsatz geeigneter Inkontinenzprodukte[5] (Häufigkeit und Artikel genau beschreiben!) • Einsatz geeigneter Hilfsmittel[5], z. B. Toilettensitzerhöhung, Urinflasche (Hilfsmittel und deren Verwendung/Einsatz genau beschreiben!) • Schaffung eines geeigneten Umfeldes/Orientierung und Räumlichkeiten[5] (genau beschreiben!) • Individuelle Unterstützung/Hilfe durch Pflegekräfte[5] (Hilfeform und Häufigkeit genau beschreiben!) • Sorgfältige Hygiene und Hautpflege[5] • Ausgewogene Ernährung mit ballaststoffreicher Kost und ausreichende Flüssigkeitszufuhr[5]

(Forts.)

Symptome	Fähigkeiten/Ressourcen	Ziele	Maßnahmen
• hat häufigen/ständigen dünnflüssigen Stuhlgang • nimmt Harn- und Stuhlgang nicht wahr • ist inkontinent, trägt Vorlagen mit Netzhose, legt diese beim Versuch des selbstständigen Wechsels nicht sachgerecht ein (Gefahr der Hautschädigung) • erkennt verschmutzte Wäsche nicht • leidet unter ständigem Abgang kleinster Urinmengen, lehnt Inkontinenzvorlagen vehement ab • nutzt Servietten, Zeitungspapier oder Waschlappen als Inkontinenzvorlage, hat durch ungeeignete Materialien ständige Hautrötungen und Druckstellen im Genitalbereich (Gefahr der Hautschädigung) • ist mobil, sucht die Toilette eigenständig auf, wehrt sich gegen die Begleitung, führt jedoch den Handlungsablauf eines Toilettenganges nicht sachgerecht durch • führt Intimhygiene nur unzureichend durch, wirft Vorlagen auf Boden oder in Toilette, verunreinigt sich selbst und das Umfeld, insbesondere nach der Stuhlausscheidung • meldet sich nicht für die Stuhl- und Harnausscheidung • uriniert und kotet auf den Boden, ins Waschbecken und sonstige Ersatzbehältnisse (z. B. Mülleimer, Vase), verunreinigt hierbei sich selbst und das Umfeld, ist durch Urin und Kot auf dem Boden sturzgefährdet	**Falls kein Risiko/Problem vorliegt:** Zu pflegende Person • **ist kontinent**[5], hat keinen unwillkürlicher Harnverlust, benötigt weder personelle Hilfe noch Hilfsmittel • **ist kontinent**[5], verspürt Stuhl- und Harndrang, sucht eigenständig die Toilette auf und kann eigenständig die Intimhygiene durchführen • **hat eine unabhängig erreichte Kontinenz**[5] und mit eigenen Maßnahmen/Hilfsmittel keinen unwillkürlichen Harnverlust, ist im Rahmen der Ausscheidung selbstständig • **hat eine unabhängig kompensierte Inkontinenz**[5], zu pflegende Person hat einen unwillkürlichen Harnverlust, benötigt keine personelle Unterstützung bei der Versorgung mit Hilfsmitteln • **hat eine unabhängig kompensierte Inkontinenz**[5], zu pflegende Person hat einen unwillkürlichen Harnverlust, Umgang mit Inkontinenzhilfsmitteln erfolgt völlig selbstständig	• Ressourcen sind weiter erhalten • Komplikationen werden frühzeitig erkannt • Veränderungen sind frühzeitig erkannt • entleert Sputum diskret • braucht keinen DK/SpDK mehr • **Form und Grad der Inkontinenz sind eingeschätzt**[5] • Versorgung mit Inkontinenzmaterial ist gewährleistet • Erforderliche Hilfestellung bei der Harn-und/oder Stuhlausscheidung 6 × tägl. ist gewährleistet • Erbrechen/Schwitzen ist minimiert	• Geeignete Kleidung[5] • Auffordern und motivieren zur Durchführung der (eigenständigen) Toilettengänge • Anleiten zur eigenständigen Durchführung der Intimhygiene, Toilettenpapier gezielt in die Hand reichen/bereitlegen • Unterstützung bei der Intimhygiene nach Wasserlassen in Form von Anreichen des Toilettenpapiers • Intimhygiene nach Stuhlgang, Kleider richten nach Toilettengang mit Anleitung • Zurückführen ins Badezimmer zum Händewaschen • Unterstützung/Anleitung beim Richten der Bekleidung nach den Ausscheidungen • Intimhygiene nach den Ausscheidungen/nach Stuhlgang/nach Wasserlassen • Anleitung zur zielgerichteten Durchführung der Intimhygiene • Sachgerechtes/r Anleger/Wechsel geeigneter Inkontinenzprodukte (Häufigkeit und Artikel genau beschreiben!) • Anleiten, Inkontinenzmaterial/Inkontinenzhose/Vorlage sachgerecht anzulegen • Ausführliche Umfeldsäuberung nach eigenständiger Benutzung der Toilette/Kotschmieren • Wechsel/Entleeren von Urinbeutel/Steckbecken/Toilettenstuhl • Ritualisierten, Toilettengang vor dem Zubettgehen gewährleisten

(Forts.)

Symptome	Fähigkeiten/Ressourcen	Ziele	Maßnahmen
• sieht die Notwendigkeit regelmäßiger Toilettengänge nicht ein • uriniert und kotet auf den Zimmerboden oder in den Papierkorb • geht eigenständig zur Toilette **Besondere Verhaltensweisen/ psychische Problemlagen:** Zu pflegende Person: • zeigt aufgrund biografischer Gegebenheiten ein Abwehrverhalten bei der Intimhygiene/der Inkontinenzversorgung, schreit und schlägt um sich • versucht, sich eigenständig digital auszuräumen, verschmutzt sich und ihr Umfeld mit Kot • spielt mit ihrem eigenen Kot/isst ihren Kot, erkennt Kot als solchen nicht mehr • steht durch ihren erhöhten Bewegungsdrang ständig von der Toilette auf, bevor er die Stuhl- oder Harnausscheidung beendet hat, verunreinigt sich und das Umfeld • „zerpflückt" die Inkontinenzvorlagen • interpretiert Unterstützungsversuche bei den Toilettengängen fehl, wehrt sich gegen Entkleidung des Unterkörpers und die Intimhygiene • toleriert keine Vorlagen, entfernt diese immer wieder, ist deshalb häufig eingenässt • uriniert und kotet in Wohnräume ohne vorliegende Stuhl- oder Harninkontinenz • benötigt Anleitung, um die Toilettenspülung zu betätigen, sich nach dem Toilettengang die Hände zu waschen und/oder beim Kleiderrichten			• Ausscheidungsintervalle erfassen/ Toilettentraining durchführen nach Plan • Wiederholte Aufforderung und Motivation, zur Toilette zu gehen • Zeitaufwendige Umstimmungs- und Überzeugungsarbeit zur Motivation eigenständiger Toilettengänge • Ausscheidung unterstützen durch … (z. B. laufendes Wasser) • Beruhigendes Einwirken • Beaufsichtigung bei der selbstständigen Durchführung aufgrund von Selbstgefährdung/Sturzgefahr • Ständige Präsenz einer Pflegekraft • Zusätzliches Ent- und Bekleiden und ggf. Teilwäsche Unterkörper/Duschen nach Einnässen/Einkoten • Ausführliche Umfeldsäuberung und/ oder Wechseln der Bettwäsche nach Kotverschmieren • Einreibungen mit lauwarmem Pfefferminztee bei starkem Schwitzen • Salbeitee mehrmals täglich • Für ausreichende Flüssigkeitszufuhr sorgen • Laxanzien nach ärztl. Verordnung • Intimhygiene nach Stuhlgang • Umkleiden nach Schwitzen und/oder Einnässen • Teilwäsche Unterkörper/Oberkörper nach Schwitzen/Einnässen • Anleitung und Unterstützung beim Richten der Bekleidung • Intertrigo-, Zystitis- und/oder Obstipationsprophylaxe gemäß Standard • Erforderliche Diätkost anbieten

(Forts.)

Symptome	Fähigkeiten/Ressourcen	Ziele	Maßnahmen
• nässt ein, schämt sich sehr und versucht, dies zu vertuschen, legt eingenässte Vorlagen und Kleidung in Kleiderschrank, läuft ohne Unterwäsche umher			• Tagsüber alle 2 Std. zum Toilettengang auffordern/erinnern • Nachts 2 × zum Toilettengang auffordern, wenn zu pflegende Person wach ist • Anreichen des Steckbeckens und Anleitung bei dessen Benutzung • Toilettenstuhl bereitstellen/leeren • Beobachten und dokumentieren der Ausscheidung 1 × tägl. • Anlegen von großen Vorlagen und Netzhose z. B. 6 × tägl. (genaue Art und Unterschied zwischen Tag- und Nachtversorgung beschreiben!) • Hautpflege mit … • Stomapflege durchführen • Einläufe/Klistier nach ärztlicher Anordnung (Häufigkeit genau beschreiben) • Zur Bewegung motivieren • Bauchmassage durchführen • Unverträglichkeiten/Gewohnheiten erfragen/dokumentieren • Katheterpflege durchführen • Urinbeutel/Stomabeutel leeren (Häufigkeit genau beschreiben!) • Katheterisierung/Blasenspülung lt. ärztl. Verordnung • Spezielle Kleidung, z. B. Pflegeoverall **Falls zutreffend, Angaben zu Gewohnheiten, Wünschen und Abneigungen ergänzen, z. B.** Zu pflegende Person: • ist es gewohnt, bei der Stuhlausscheidung auf der Toilette die Tageszeitung zu lesen

(Forts.)

Symptome	Fähigkeiten/Ressourcen	Ziele	Maßnahmen
			• wünscht unbedingt ein gut geheiztes Badezimmer zur Stuhl-/Harnausscheidung, äußert, nicht ausscheiden zu können, wenn es zu kalt ist • ist es gewohnt, im Stehen zu urinieren • benötigt für die Stuhl-/Harnausscheidung das Geräusch von fließendem Wasser • scheidet immer auf dem Toilettenstuhl aus • wünscht, auf dem Toilettenstuhl auszuscheiden, gibt an, sich darauf sicherer als auf der Toilette zu fühlen • ist Intimhygiene mit Feuchttüchern gewohnt

6.3.7 Ruhen und schlafen – Themenfeld 1: Kognitive und kommunikative Fähigkeiten Themenfeld 5: Leben in sozialen Beziehungen

Probleme/Risiken:
Zu pflegende Person:
- hat Einschlafstörungen
- hat Durchschlafstörungen
- hat einen gestörten Schlaf-Wach-Rhythmus
- leidet unter einer Schlaf-Wach-Umkehr
- leidet unter nächtlicher Unruhe/Unruhezuständen in der Nacht
- erkennt die Notwendigkeit einer ausreichenden Ruhe-/Schlafphase nicht
- hat ein erhöhtes Schlafbedürfnis

Ursachen:
- (erhöhte) Lärm-/Lichtempfindlichkeit
- psychische Beeinträchtigungen/Belastungen
- krankheitsbedingte körperliche Beeinträchtigungen (z. B. Atemwegserkrankungen mit ständigem Husten/Niesen, Juckreiz etc. – genau beschreiben!)
- Schlafmittelabusus mit Hangover
- Nebenwirkungen der verordneten Medikamente
- leichter Schlaf
- Langeweile am Tag, weiß sich nicht zu beschäftigen, schläft aus Langeweile

Symptome	**Fähigkeiten/Ressourcen**	**Ziele**	**Maßnahmen**
Zu pflegende Person: • ist unausgeschlafen • nickt ständig ein/schläft immer wieder ein • ist müde/in kraftloser Tagesverfassung • kommt morgens nicht aus dem Bett, ist (völlig) übermüdet • hat/äußert (ständige) innere Unruhe • hat/äußert Ängste/Kummer/Sorgen • kommt nicht zur Ruhe, findet nicht in den Schlaf • folgt Aufforderungen, ins Bett zu gehen, nicht • wird (ständig) durch verschiedene Geräusche geweckt/wach • fühlt sich durch lautes Schnarchen des Zimmernachbarn gestört	Zu pflegende Person: • nimmt Schlafstörungen wahr und teilt sich mit • hat eigene Schlaf-/Einschlafrituale entwickelt, z. B. heißes Glas Milch vor dem Zubettgehen (genau beschreiben!) • akzeptiert Schlafstörungen, weiß damit umzugehen • akzeptiert Hilfsmittel lt. ärztl. Verordnung • ist einsichtig, akzeptiert Hilfe durch die Pflegekraft • fordert Hilfe an/ein • findet schnell wieder in den Schlaf • gleicht fehlenden Nachtschlaf tagsüber wieder aus (z. B. durch Mittagsschlaf)	Zu pflegende Person: • hat einen für sich erholsamen/ ausreichenden Schlaf von mind. … Std. (Stundenzahl genau angeben!) • schläft nach erforderlichen Störungen schnell wieder ein • schläft mind. 4 Std. hintereinander (Std. genau angeben!) • ist morgens ausgeschlafen und erholt • akzeptiert Schlafstörungen, findet Wege, damit umzugehen • akzeptiert Schlafstörungen, kennt Bewältigungsstrategien • nimmt Maßnahmen zur Schlafförderung an • akzeptiert Hilfsmittel lt. ärztl. Verordnung	• Alle erforderlichen Verrichtungen sehr leise und behutsam durchführen, auf helle Lichtquellen verzichten • Zu pflegende Person zu konsequenter Einhaltung der Mittagsruhe motivieren, um fehlenden Schlaf in der Nacht nachzuholen • Tagesstruktur überprüfen, Aktivitäten tagsüber fördern • Wieder zu Bett bringen nach eigenständigem Aufstehen in der Nacht/ (wieder) in eine zum Ruhen und Schlafen geeignete Position bringen • Beruhigendes Einwirken/Gespräche anbieten/führen

(Forts.)

Symptome	Fähigkeiten/Ressourcen	Ziele	Maßnahmen
• fühlt sich durch erforderliche Pflegehandlungen gestört, kann nach den Verrichtungen nicht wieder einschlafen **Besondere Verhaltensweisen/ psychische Problemlagen:** Zu pflegende Person: • hat lange Wachphasen in der Nacht, ist dann unruhig und ruft laut um Hilfe • zieht sich in Wachphasen in der Nacht selbstständig die Nachtwäsche aus, zerwühlt das Bett, zieht die Bettwäsche ab, zerstört Knöpfe und Verschlüsse • liegt (häufig) quer im Bett/hängt Beine über Bettgitter/zerwühlt das Bett • weint/schreit/ruft im Schlaf … (ggf. geäußerte Wörter angeben!) • zeigt ablehnendes Verhalten in Verkennung der Situation, z. B. Schreien, Kratzen (genau beschreiben!) • toleriert kein Bett, besteht darauf, im Sessel zu schlafen • bemerkt Müdigkeit nicht, ist dann überdreht, kommt nicht mehr zur Ruhe • verlässt nachts das Bett, zieht einzelne Teile der Tageswäsche über den Schlafanzug und wandert mit nackten Füßen umher • verlässt eigenständig das Bett, irrt umher, findet nicht mehr zurück ins Zimmer/Bett • wandert nachts auf dem Wohnbereich/ in der Wohnung umher • dringt in andere Zimmer ein • verlässt den Wohnbereich/die Wohnung, irrt auf der Straße umher • äußert (insbesondere) in der Nacht den Wunsch, nach Hause zu den Kindern/ zum Ehemann zu wollen	• findet eigenständig Beschäftigungsmöglichkeiten in der Nacht • ist tagsüber (sehr) aktiv	• Nächtliche Störungen sind minimiert/ reduziert • Störende Faktoren sind behoben	• Für wunschgerechte Beleuchtung im Zimmer sorgen, (gedimmtes) Licht anlassen/Zimmer völlig abdunkeln/nicht abdunkeln/im Bad Licht anlassen) • Bekanntes/gewünschtes Schlafritual einhalten/unterstützen (Ritual genau beschreiben!) • Betreuungsmaßnahmen in der Nacht durchführen/gewährleisten, z. B. „Mitlaufen „lassen, Vorlesen, Fernsehangebot, Essen und Trinken anbieten (genau beschreiben!) • Bedarfsmedikation/Medikamentengabe (Schmerzmittel, Schlafmittel) nach Absprache mit dem Arzt • Wiederholte Aufforderung und Motivation zur Einhaltung der Nachtruhe • Über mögliche Maßnahmen der nicht medikamentösen Schlafförderung beraten und aufklären • Nicht medikamentöse, schlaffördernde Maßnahmen durchführen, z. B. Duftöl, ruhige Musik (Maßnahme genau beschreiben!) **Falls zutreffend, Angaben zu Gewohnheiten, Wünschen und Abneigungen ergänzen, z. B.:** Zu pflegende Person: • wünscht ausdrücklich, auch im Winter mit geöffnetem Fenster zu schlafen • wünscht, dass die Füße in die Decke eingeschlagen werden • schläft immer auf der li. Seite ein • hat die Angewohnheit, beim Fernsehen einzuschlafen • ist Mittagsruhe im Bett von 13–15 Uhr gewohnt • schläft immer mit einem Stofftier im Arm ein • äußert Angst im Dunkeln, wünscht, dass die Rollläden nicht heruntergelassen werden

6.3.8 Beschäftigung – Themenfeld 5: Leben in sozialen Beziehungen

Probleme/Risiken:
Zu pflegende Person:
- Plant/strukturiert ihren Tagesablauf nicht mehr eigenständig, findet keine für sich sinnvolle Beschäftigung
- leidet unter einem Beschäftigungsdefizit, kann die ihm wichtigen Tätigkeiten/frühere Hobbys nicht mehr ausführen
- langweilt sich aufgrund ihrer reduzierten Beschäftigungsmöglichkeiten
- hat keine Motivation, ihren Tagesablauf/ihre Beschäftigung aus eigenem Antrieb zu gestalten
- gestaltet ihren Tagesablauf nicht eigenständig
- äußert sich unzufrieden mit ihrem Tagesablauf
- nimmt nicht an den (üblichen) Beschäftigungsangeboten teil
- beschäftigt sich aus eigenem Antrieb nicht

Ursachen:
- Immobilität/Bettlägerigkeit
- kognitive Einschränkungen
- Störungen des Kurzzeitgedächtnisses
- eingeschränkte/reduzierte Konzentrationsfähigkeit
- Unruhe/Rastlosigkeit
- Antriebslosigkeit
- Erschöpfung/Kraftlosigkeit

Symptome	Fähigkeiten/Ressourcen	Ziele	Maßnahmen
Zu pflegende Person: • beschäftigt sich von sich aus nicht, sitzt auf dem Stuhl/Sessel, starrt vor sich hin • äußert sich zu langweilen • äußert, sich unsicher in Gruppen/größeren Menschenansammlungen zu fühlen • wirkt unsicher/scheint sich unwohl zu fühlen in Gruppen/größeren Menschenansammlungen • fühlt sich in größerer (Menschen-)Gruppe (oftmals) unwohl • schläft immer wieder ein • zeigt ablehnendes Verhalten • ist unentschlossen, ändert ihre Meinung häufig	Zu pflegende Person: • sucht Kontakt zu anderen Personen, ist kontaktfreudig • hat Selbstvertrauen, äußert Wünsche zur Beschäftigung • ist entscheidungsfreudig, nimmt spontan an Angeboten teil • nimmt an allen Angeboten freudig teil • ist motiviert/engagiert sich • lässt sich schnell/gut motivieren • nimmt Anregung freudig an • beschäftigt sich selbst mit … (genau beschreiben!) • sucht/findet eigenständige Beschäftigungsmöglichkeiten	Zu pflegende Person: • findet eine für sich sinnvolle Beschäftigung • erlebt eine für sich sinnvolle Tagesstruktur • ist mit ihrem Tagesablauf zufrieden • fühlt sich ausreichend beschäftigt • fühlt sich in ihrer Selbstbestimmung akzeptiert/ernst genommen • nimmt an Beschäftigungsangeboten teil • pflegt ihre Interessen/Hobbys • beschäftigt sich ihren Fähigkeiten entsprechend, z. B. mit Malen, Lesen (genau beschreiben!) • findet unter Berücksichtigung ihrer Einschränkungen (neue) Möglichkeiten der Beschäftigung	• Gleichbleibenden Tagesablauf/-struktur gewährleisten/einhalten (genau beschreiben!) • Tagesstruktur anbieten/gemeinsam planen • Täglicher Kurzkontakt, z. B. immer morgens gegen 10 Uhr (genau beschreiben!) • Mehrere Kurzkontakte pro Tag anbieten (genau beschreiben!) • (Kleine) Aufgaben zuteilen, (z. B. Post abholen, Tisch decken) • Einbeziehung in hauswirtschaftliche Tätigkeiten z. B. Staub wischen etc. (genau beschreiben!) • (Tägliche) Einladung zu allen Beschäftigungsangeboten (intern/extern)

(Forts.)

Symptome	Fähigkeiten/Ressourcen	Ziele	Maßnahmen
• ist mit keinem Angebot/Beschäftigung zufrieden **Besondere Verhaltensweisen/ psychische Problemlagen:** Zu pflegende Person: • irrt (unruhig) im Zimmer/Wohnbereich umher • wirkt getrieben • fragt immer wieder, was er tun soll • konzentriert sich nur kurz, wird während der Angebote/Gruppen schnell unruhig • steht nach … Min. auf, möchte das Beschäftigungsangebot/die Gruppe verlassen	• ist orientiert, äußert Wünsche zur Beschäftigung • macht eigenständig Vorschläge zu möglichen Angeboten • ist gegenüber neuen Dingen/ Angeboten aufgeschlossen • reagiert gut auf biografieorientierte Beschäftigungsangebote (genau beschreiben) • lebt ihre (festen) Gewohnheiten • führt Beschäftigungen nach Einführung/ Motivation eigenständig weiter	• sieht/findet neue Beschäftigungsmöglichkeiten • hat Erfolgserlebnisse/Gemeinschaftserlebnisse • nimmt mind. 3 × tägl. an einem (Gruppen-)Angebot teil	• Teilnahme an Festen/Feiern (extern/ intern) immer wieder anbieten/dazu einladen • Zur Teilnahme an Beschäftigungsangebot … motivieren/erinnern/anleiten • Zur Durchführung eigener Beschäftigungen (tägl.) motivieren/erinnern/ anleiten • Impulse zur eigenständigen Beschäftigung geben • In Beschäftigung einführen/anleiten, danach zurückziehen und zu pflegende Person sich selbst beschäftigen lassen • Einzelbetreuung 2 × wö./Gruppenangebote 2 × wö. durch sozialen Dienst … (Angebote genau beschreiben!) • Zusätzliche Betreuungsmaßnahmen gemäß § 43b z. B. 3 × wö. (Angebotsinhalte nach Möglichkeit genau beschreiben!) • Betreuung durch Angehörige/ Bezugspersonen, z. B. tägliche Spaziergänge (genau beschreiben!) • Betreuung durch Ehrenamtliche, Nachbarn o. ä., z. B. alle 2 Wo. Einkaufen mit der (ehemaligen) Nachbarin (Angebote genau beschreiben!) • Zu den Angeboten/Spaziergängen begleiten **Falls zutreffend, Angaben zu Gewohnheiten, Wünschen und Abneigungen ergänzen, z. B.** Zu pflegende Person: • wünscht ausdrücklich keine Teilnahme an den hauswirtschaftlichen Angeboten

(Forts.)

Symptome	Fähigkeiten/Ressourcen	Ziele	Maßnahmen
			• hat die Angewohnheit, die Teilnahme an den Angeboten zunächst abzulehnen, 2- bis 3-malige Einladung zeigt Erfolg • hat eine Vorliebe für handwerkliche Tätigkeiten • hat eine Abneigung gegen Gruppen(-angebote) • ist es gewohnt, nur nachmittags an Beschäftigungsangeboten teilzunehmen • ist es gewohnt, sich selbst zu beschäftigen, gibt an, gerne mit sich allein zu sein • wünscht ausdrücklich nur Einzelbetreuung/Einzelkontakte

6.3.9 Sexualität – Themenfeld 5: Leben in sozialen Beziehungen

Probleme/Risiken:
Zu pflegende Person:
- hat ein ausgeprägtes Schamgefühl (bei der Intimpflege)
- hat kein/ein herabgesetztes Schamgefühl
- hat ein ausgeprägtes/erhöhtes Bedürfnis nach Körperkontakt
- ist unzufrieden mit ihrer Sexualität
- missversteht pflegerische Handlungen
- lebt ihre Sexualität nicht aus, es kommt zu Übergriffen auf Mitarbeitende/Mitbewohner
- zeigt ein enthemmtes Verhalten, z. B. masturbiert ständig (Verhalten genau beschreiben!)
- zeigt aufgrund lebensgeschichtlicher Ereignisse ein Abwehrverhalten gegenüber weiblichen/männlichen Pflegepersonen
- hält die erforderliche Distanz zu einer anderen Person nicht mehr ein, will jede/n Frau/Mann küssen und umarmen
- fühlt sich nicht als vollwertige/r Frau/Mann

Ursachen:
- (erhöhter/geminderte) Libido durch Medikamentennebenwirkung
- gesteigerter Sexualtrieb
- Brustamputation
- Haarausfall
- (ausgeprägter) Damenbart
- eingeschränkte Kognition
- Verkennung der Situation
- biografische/lebensgeschichtliche Begebenheiten

Symptome	Fähigkeiten/Ressourcen	Ziele	Maßnahmen
Zu pflegende Person: • läuft nackt umher/durch die Einrichtung/Wohnung • sucht Körperkontakt zu allen Personen, umarmt diese und versucht, sie zu küssen • lehnt die Pflege durch andersgeschlechtliche Mitarbeitende ab • weint ständig bei den pflegerischen Handlungen • schämt sich, wenn er/sie nackt ist • lehnt Kontakt zu anderen Personen ab • zieht sich zurück	Zu pflegende Person: • nimmt Hilfestellung und Unterstützung an • akzeptiert Hilfe/Beratung durch Pflegekräfte • vertraut den Mitarbeitenden • akzeptiert medikamentöse Behandlung • spricht über/äußert ihre Bedürfnisse/Wünsche • akzeptiert gesellschaftliche Normen • hat ein intaktes Selbstwertgefühl • ist selbstbewusst • ist informiert über die Zusammenhänge einer gesteigerten/geminderten Libido	Zu pflegende Person: • fühlt sich angenommen • hat ein intaktes Selbstwertgefühl • fühlt sich sicher und in ihrer Person angenommen und akzeptiert • lebt ihre Sexualität • äußert Wohlbefinden • fühlt sich verstanden und akzeptiert • Gefahren/Übergriffe sind eingeschätzt und vermieden • Gefahrenquellen werden erkannt • Medikamenteneinnahme lt. ärztl. Anordnung	• Pflege durch Bezugspflegeperson • Pflege durch gleichgeschlechtliche Pflegeperson • Respektieren des Schamgefühls/Wahren der Intimsphäre • Situationsbedingte Gespräche anregen/ermöglichen • Übernahme/Unterstützung beim Anlegen der (Brust-)Prothese • Hinzuziehen eines Experten/Facharztes • Hilfsmittel zur Verfügung stellen (Zeitschriften, Video) • Hilfe bei der Nutzung von Hilfsmitteln

(Forts.)

Symptome	Fähigkeiten/Ressourcen	Ziele	Maßnahmen
• äußert unerfüllte sexuelle Bedürfnisse **Besondere Verhaltensweisen/ psychische Problemlagen:** Zu pflegende Person: • droht Gewalt an • bedroht/erpresst andere Personen • vergreift sich an schwächeren und wehrlosen Personen • entkleidet sich vor Anderen in unpassenden Situationen • greift in unangemessender Weise nach Personen (fasst den Pflegekräften an die Brust/zwischen die Beine/an das Gesäß) • fasst ständig ihre Geschlechtsteile an • fordert sexuelle Handlungen ein • fordert zu sexuellen Handlungen auf • spricht in Fäkalsprache • befriedigt sich (ständig) selbst • führt sexuelle Handlungen (auch) in aller Öffentlichkeit durch	• sucht aus eigenem Antrieb nach Lösungen • ist orientiert • akzeptiert Regeln des Zusammenlebens	• Selbst- und Fremdgefährdung sind vermieden • Intimsphäre ist gewahrt • Lebensgeschichtlicher Hintergrund ist berücksichtigt • Bedürfnis nach Körperkontakt ist erfüllt	• Einsatz einer Berühr-Frau, Sexualassistentin, Prostituierten • Aufklärung; Information Wunschkleidung besorgen

6.3.10 Sicherheit – Themenfeld 5: Leben in sozialen Beziehungen

Probleme/Risiken:
Zu pflegende Person:
- ist unselbstständig in der Ausführung der ärztl. Anordnung, kann die regelmäßige Einnahme von Medikamenten nicht eigenständig durchführen, die Medikamente nicht selbst beschaffen, stellen und einnehmen
- benutzt angepasste Hilfsmittel nicht sachgerecht
- hat andere Ansichten zur eigenen Sicherheit, bringt sich selbst in gefährliche Situationen
- über-/unterschätzt ihre körperlichen Kräfte
- erkennt gefährliche Situationen nicht (genau benennen!)
- bedient die Rufanlage/Hausnotruf nicht
- erkennt Selbstgefährdung nicht, manipuliert die Ernährungssonde bzw. den DK-Schlauch (Selbstgefährdung genau beschreiben!)
- Hin-/Weglauftendenzen, möchte Einrichtung/Wohnung verlassen
- gefährdet andere Personen/Mitbewohner, z. B. schlägt diese, stellt ihnen ein Bein (Situation genau beschreiben!)
- geht unsachgemäß mit gefährlichen Gegenständen um
- geht unsachgemäß mit potenziell gefährdenden Substanzen um

Ursachen:
- eingeschränkte Sinneswahrnehmung
- körperliche Einschränkung
- kognitive Einschränkungen
- Angst/Wahn

Symptome	**Fähigkeiten/Ressourcen**	**Ziele**	**Maßnahmen**
Zu pflegende Person: • ist der Meinung, keine (körperlichen) Einschränkungen zu haben • legt Elektrorasierer ins Waschbecken, nutzt Deo als Haarspray/sprüht sich Deo/Haarspray in die Augen • versucht, immobile Menschen aus dem Bett oder Rollstuhl zu mobilisieren, will mit ihnen laufen • verlässt unbekleidet Haus/Wohnbereich • läuft auf die Straße, versucht, Fahrzeuge anzuhalten • nimmt anderen Personen die Hilfsmittel weg	Zu pflegende Person: • steht unter Betreuung • nimmt Hilfestellung und Unterstützung an • hat Kontakt zu einer Vertrauensperson • vertraut den Mitarbeitenden • akzeptiert Orientierungshilfen • macht sich bemerkbar durch lautes Rufen/Klopfen ans Bettgitter • akzeptiert Unterstützung durch Pflegekräfte • schätzt Gefahren(-situationen) ein • fordert Hilfe im Notfall an • ist sich der Risiken bewusst und darüber aufgeklärt	Zu pflegende Person: • ist über mögliche Gefahren(-situationen) aufgeklärt und beraten • akzeptiert Hilfsmittel • akzeptiert die Sicherheitsvorkehrungen • erkennt ihre Belastungsgrenzen • fühlt sich sicher • Risiken/Gefahren sind eingeschätzt • Gefahrenquellen sind beseitigt bzw. minimiert • Ärztliche Anordnungen sind gewährleistet • Selbst- und Fremdgefährdung sind vermieden • Umgang mit Gefahren wird beherrscht	• Übernahme Medikamentenmanagement • Beratungs- und Informationsgespräch mit zu pflegender Person und/oder Bezugspersonen über Risiken und die möglichen/erforderlichen Maßnahmen führen • Infoflyer zu den ermittelten Risiken aushändigen • Einsatz eines Bettgitters (mit Einverständnis!) • Fixierungsmaßnahmen gemäß richterlicher Genehmigung vom … (genau beschreiben!) • Einsatz eines Hausnotrufs

(Forts.)

Symptome	Fähigkeiten/Ressourcen	Ziele	Maßnahmen
• lässt sehr heißes Wasser aus dem Wasserhahn laufen, lässt Herdplatte/Backofen an **Besondere Verhaltensweisen/ psychische Problemlagen:** Zu pflegende Person: • lehnt jegliche Hilfe ab • zeigt ablehnendes Verhalten mit Verkennung der Situationen • isst und trinkt ungeniessbare Substanzen (isst alles, was er sieht, z. B. Zigaretten, Pflanzen, Abfall – Pica-Syndrom) • verletzt sich selbst durch Gegenstände • zeigt selbstschädigendes/autoaggressives verhalten (schlägt sich selbst, verletzt sich mit Zähnen/Fingernägeln …) • zerstört Dinge/Gegenstände • schlägt, tritt, verletzt andere • unternimmt Verletzungsversuche gegenüber anderen Personen (stoßen, wegdrängen, mir Gegenständen schlagen …)			• Bereitlegen der Notrufklingel • Betreuung einrichten/anregen • Durchführung aller ärztlichen Anordnungen • (wiederholt) beraten, informieren, aufklären über Gefahren • Entfernen gefährdender Substanzen oder Gegenstände • Orientierungshilfen einsetzen

6.3.11 Soziale Bereiche – Themenfeld 5: Leben in sozialen Beziehungen

Probleme/Risiken:
Zu pflegende Person:
- ist von Vereinsamung bedroht
- hat Gefahr/Risiko der sozialen Isolation
- hat kein Interesse an Kontakten/scheut neue Kontakte
- hält Kontakte zu An- und Zugehörigen/Bekannten nicht aufrecht
- verweigert jegliche Kontakte
- leidet unter wenig Kontakten zu anderen Mitbewohnern
- regelt ihre schriftlichen und behördlichen Angelegenheiten nicht eigenständig
- (Gefahr der) Überlastung pflegender Angehöriger
- **Einbeziehung der Angehörigen/Bezugspersonen in die Pflege und Betreuung nicht möglich/nicht gewünscht**
- **Einbeziehung der Angehörigen/Bezugspersonen in die Pflege und Betreuung vonseiten der zu pflegenden Person nicht gewünscht**

Ursachen:
- distanzloses Verhalten
- herausforderndes Verhalten
- eingeschränkte Kognition/Sinneswahrnehmung
- familiäre Belastung/Schwierigkeiten
- lebensgeschichtliche Ereignisse
- fehlende An- und Zugehörige/Freunde

Symptome	Fähigkeiten/Ressourcen	Ziele	Maßnahmen
Zu pflegende Person: • spricht jede Person an • lässt eine andere Person nicht wieder gehen • weint, wenn sich eine Person wieder von ihm lösen/entfernen möchte • bedient das Telefon nicht • unterhält sich nur laut schreiend mit anderen • verlässt ihr Zimmer nicht • beschimpft andere Personen, die Kontakt aufnehmen möchten • äußert sich unzufrieden mit den seltenen Besuchen der Angehörigen • schimpft über ihre Angehörigen/ Bezugspersonen	Zu pflegende Person: • ist gesellig, hat ein offenes Wesen • nimmt von sich aus Kontakt zu anderen auf • ist Neuem gegenüber aufgeschlossen • pflegt/hat Interesse an frühere(n) Kontakte(n) • hat Freundschaft mit (einem) Mitbewohner(n) geschlossen • hat regelmäßig, z. B. 1 × wö., telefonischen Kontakt zu Angehörigen (Häufigkeit genau angeben!) • ist interessiert am Tagesgeschehen • nimmt Hilfestellung und Unterstützung an	Zu pflegende Person: • hat soziale Kontakte • hat Kontakte zu Mitbewohnern • nimmt am gesellschaftlichen Leben teil • ist informiert/beraten über die Situation/Problematik • ist integriert (in die Einrichtung) • Kontakt zu einer Bezugsperson ist gefördert/hergestellt • Kontakt zu Bewohnern, Angehörigen und/oder Mitarbeitenden ist gefördert/ hergestellt • Interesse am Umfeld ist geweckt • **Einbeziehung der Angehörigen/ Bezugspersonen ist gewährleistet**	• Kontakte vermitteln/anbieten/pflegen durch … (genau beschreiben!) • Motivieren, ermuntern zu Maßnahmen der Kontaktpflege … (genau beschreiben!) • Kontakt zu Mitbewohnern, Pfarrei, Ehrenamtlichen herstellen/fördern durch … (genau beschreiben!) • Situationsbedingt Gespräche führen/ anbieten • Kurzkontakte 2 × tägl. (Häufigkeit genau beschreiben!) • Unterstützung und Hilfestellung beim Telefonieren anbieten, ermöglichen • Medien (Radio, Zeitung, Fernsehen) einsetzen

(Forts.)

Symptome	Fähigkeiten/Ressourcen	Ziele	Maßnahmen
• Angehörige/Bezugspersonen kommen nicht zu Besuch • Angehörige/Bezugspersonen halten nur (sporadisch) telefonischen Kontakt **Besondere Verhaltensweisen/ psychische Problemlagen:** Zu pflegende Person: • deutet Verhalten anderer Personen gegen sich • ist nicht/wenig kritikfähig • nimmt Ablehnung/Rückzug anderer Personen nicht an/versteht nicht • ist nicht einsichtsfähig • zeigt distanzlosen Verhalten • auffälliges Einfordern von Aufmerksamkeit • zeigt sozial inadäquate Verhaltensweisen (individuell benennen)	• hat Kontakt zu einer Vertrauensperson • ist interessiert am Umfeld • trifft selbstbestimmt Entscheidungen		• Kontakte über Internet fördern/ ermöglichen • Kontakte fördern/pflegen, z. B. durch Teilnahme an Gruppen, Besuche von Angehörigen (Kontaktförderung genau beschreiben!)

6

6.3.12 Existenzielle Erfahrungen des Lebens – Themenfeld 5: Leben in sozialen Beziehungen

Probleme/Risiken:

Zu pflegende Person:

- **hat chronische Schmerzen**[6] (➤ 6.1.3)
- **ist in ihrer Lebensqualität durch Schmerzen eingeschränkt**[6] (➤ 6.1.3)
- ist infolge der geistigen Verfassung in ihrer Lebensbewältigung eingeschränkt
- hat Mühe, die körperlichen/kognitiven Beschwerden/Einschränkungen zu akzeptieren
- akzeptiert Krankheit/Behinderung nicht
- macht andere Personen für ihren Zustand verantwortlich
- verdrängt Probleme, spricht nicht offen darüber
- hat als ausländischer Bürger Mühe, sich mit einer fremden Kultur auseinanderzusetzen
- äußert, sich abgeschoben/wertlos zu fühlen
- äußert, keinen Sinn mehr im Leben zu sehen
- hat Schwierigkeiten, sich in die Gemeinschaft einzufügen
- leidet unter dem Verlust der Eigenständigkeit
- verwindet den Tod/Trennung vom Partner nicht
- ist misstrauisch fremden Personen gegenüber
- macht sich (ständig) Sorgen um … (genau beschreiben!)
- äußert Angst vor … (genau beschreiben!)
- leidet unter unbewältigten Erlebnissen (genau beschreiben!)
- hadert mit ihrem Leben
- lebt ihre Religion nur eingeschränkt

Ursachen:

- schwierige Lebensumstände
- besondere Sensibilität
- kognitive Einschränkungen
- persönliche/lebensgeschichtliche Gegebenheiten/Ereignissen
- körperliche Einschränkungen

Symptome	Fähigkeiten/Ressourcen	Ziele	Maßnahmen
Zu pflegende Person: • weint häufig/ständig • zieht sich zurück • nimmt nicht am Gemeinschaftsleben teil • entzieht sich engeren Kontakten • zeigt keine Freude	Zu pflegende Person: • findet Kraft und Zuversicht im Kontakt mit der Familie/anderen Personen/der Religion • findet Kraft und Halt in der (Wohn-/Haus-)Gemeinschaft	Zu pflegende Person: • **ist/fühlt sich integriert** • **äußert, sich wohlzufühlen in der Einrichtung** • **empfindet den Aufenthalt in der Einrichtung als existenziell stützendes Erlebnis**	• Situationsbedingte Gespräche • Aktives Zuhören/validierende Gespräche • Bestätigung und Anerkennung geben durch … (genau beschreiben!) • Angehörige mit einbeziehen

(Forts.)

Symptome	Fähigkeiten/Ressourcen	Ziele	Maßnahmen
• ist ablehnend anderen (fremden) Mitbewohnern/Personen gegenüber	• hat eine positive Lebenseinstellung/ Lebensmut • ist interessiert an Neuem • setzt sich mit den Gegebenheiten auseinander • greift auf existenzstützende Erlebnisse zurück • äußert sich grundsätzlich zufrieden mit ihrem Leben • akzeptiert Krankheit/Lebensumstände • ist kontaktfreudig • hat Vertrauen zu den Pflegenden • teilt sich mit/spricht über Gefühle • hat Vertrauen in Gott	• fühlt sich angenommen • macht positive Erfahrungen/hat positive Erlebnisse • akzeptiert die Einschränkungen/ Erkrankung • kann Verlust/Trennung annehmen • spricht über Sorgen/Ängste/Gefühle • findet Möglichkeiten, mit den eigenen Ängsten/Gefühlen umzugehen • äußert Freude/Zufriedenheit • hat Vertrauen • hat wieder/äußert Selbstwertgefühl • sieht einen Sinn im Leben • teilt sich mit • findet Kraft und Halt im Gebet • hat Vertrauen zu Gott/Menschen	• Regelmäßigen Kontakt zur Seelsorge fördern/sicherstellen (ggf. konkrete Häufigkeit angeben!) • Gemeinsames Beten (ggf. konkrete Häufigkeit angeben!) • Besuche auf dem Friedhof/im Heimatort ermöglichen • Regelmäßiger Gottesdienstbesuch in Begleitung (ggf. konkrete Häufigkeit angeben!) • Vertrauen schaffen und Sicherheit geben, z. B. durch taktvollen Umgang (genau beschreiben!) • Externe fachliche Beratung/Unterstützung (Seelsorge, Psychologe) • Besuche von Angehörigen fördern • Maßnahmen zur Förderung der Sinneswahrnehmung durchführen, z. B. Basale Stimulation® (Maßnahmen genau beschreiben!) • Maßnahmen zur Förderung des Selbstwertgefühls/Selbstbewusstseins (Maßnahmen genau beschreiben!) • Einsatz eines Facharztes • Gezielter Einsatz von Medikamenten • Förderung des Wohlbefindens durch … (Maßnahmen genau beschreiben!)

Anhang

Ausfüllhilfen Informationssammlung / SIS®

Tab. A.1 Fragenliste zur Anamneseerhebung / Informationssammlung

Themenfeld 1: Kognitive und kommunikative Fähigkeiten – A(B)EDL® 1: Kommunizieren können

- Wie gut kann die zu pflegende Person hören / sehen / lesen und sprechen? Wie ist die Bewusstseinslage und die Orientierung in Bezug auf Person, Zeit, Raum und Ort?
- Welche Muttersprache hat die zu pflegende Person? Erhält sie logopädische Behandlung? Werden Hilfsmittel genutzt (z. B. Brille oder Hörgerät)?
- Ist das Erinnerungs- und Konzentrationsvermögen intakt? Äußert sie Veränderungen? Wie merkt sich die zu pflegende Person Dinge, die für sie wichtig sind?

Beobachtung Pflegekraft: Wie ist die Bewusstseinslage und die Orientierung?

Themenfeld 2: Mobilität und Beweglichkeit – A(B)EDL® 2: Sich bewegen können

- Hat die zu pflegende Person Einschränkungen in der Aktivität und Mobilität? Lähmungen etc.?
- Geht sie sicher (ggf. mit Hilfsmittel)? Kann sie sich selbstständig (ggf. mit Hilfsmittel) über kurze Strecken (innerhalb der Wohnung / Wohnbereich) fortbewegen? Wie ist die Körperhaltung? Kann sie Treppen steigen? Kann die zu pflegende Person sich eigenständig ausreichend druckentlasten (im Sitzen und Liegen)?
- Kann sie Lage- / Positionswechsel selbstständig durchführen? Kann sie selbstständig Positionsveränderungen (Mikrobewegungen) und / oder Transfers (aufstehen, sich hinsetzen, sich umsetzen) durchführen?
- Kann sie eine aufrechte / stabile Sitzposition halten?
- Kann die zu pflegende Person ihre Gelenke bewegen, bestehen bereits Kontrakturen? Erhält sie Krankengymnastik oder ähnliches (wie oft)?

Beobachtung Pflegekraft: Verhalten in unbeobachteten Momenten? Körperhaltung?
Risiken: Dekubitus-, Kontraktur-, Sturzrisiko? Thrombosegefahr?

Themenfeld 3: Krankheitsbezogene Anforderungen und Belastungen – A(B)EDL® 3: Vitale Funktionen des Lebens aufrechterhalten

- Hat die zu pflegende Person Probleme beim Atmen oder leidet sie unter Blutdruckschwankungen? Friert oder schwitzt sie leicht?
- Erfolgt die Einnahme von Medikamenten selbstständig?
- Sind Allergien bekannt (Nahrung, Medikamente, Nickel etc.)? Besteht eine Schmerzproblematik?

Beobachtung Pflegekraft: Haut blass oder gerötet? Durchblutung? Vitalwerte?
Risiken: Pneumoniegefahr? Aspirationsgefahr? (→ Themenfeld 4 bzw. AEDL 5)

Themenfeld 4: Selbstversorgung – A(B)EDL® 4: Sich pflegen können

- Wobei benötigt die zu pflegende Person Hilfe bei der Körperpflege? In welcher Form?
- Wie sind ihre individuellen Waschgewohnheiten? Gibt es Abneigungen?
- Badet oder duscht sie lieber? Haare beim Baden / Duschen waschen oder beim Friseur? Welche Wünsche / Bedürfnisse bestehen bzgl. Mund-, Haar-, Nagel- und Fußpflege?
- Ist die Haut insgesamt intakt? Hautzustand trocken / feucht? Allergieanfälligkeit? Werden bestimmte Pflegeartikel benutzt oder bevorzugt?
- Sind Hilfsmittel erforderlich (Duschstuhl, Lifter etc.)?
- Bevorzugt / wünscht die zu pflegende Person bei der Intimwaschung eine(n) Pfleger(in)?

Beobachtung Pflegekraft: Hautbeschaffenheit insbesondere an den schwer zugänglichen Stellen?
Risiken: Intertrigo-, Soor-, Parotitisgefahr etc.

Tab. A.1 Fragenliste zur Anamneseerhebung / Informationssammlung *(Forts.)*

Themenfeld 4: Selbstversorgung – A(B)EDL® 5: Essen und trinken können
• Kann die zu pflegende Person bereitgestellte, mundgerecht zubereitete Speisen und Getränke selbstständig mit Gabel oder Löffel oder ggf. mit Hilfsmittel aufnehmen? • Ist passierte Kost notwendig, liegt eine PEG-Anlage o. a. vor? • Erkennt sie die Notwendigkeit einer ausreichenden Nahrungs- und Flüssigkeitsaufnahme? Äußert sie Hunger / Durst und Nahrungs- bzw. Getränkewünsche, isst und trinkt sie (mit Appetit) alle Portionen / alle bereitgestellten Speisen und Getränke auf? • Ist das biografische Gewicht bekannt? Ist das Gewicht konstant? BMI > 20? • Wie viele Mahlzeiten ist die zu pflegende Person gewohnt? Portionsgrößen kleiner / groß? **Beobachtung Pflegekraft:** Gewichtserhebung / BMI, Hautzustand (z. B. stehende Hautfalten) **Risiken:** Risiko Nahrungs- / Flüssigkeitsmangel? Übergewicht? Aspirationsgefahr?
Themenfeld 4: Selbstversorgung – A(B)EDL® 6: Ausscheiden können
• Ist die zu pflegende Person kontinent oder hat sie einen unwillkürlichen Harnverlust? Bemerkt sie Harndrang und fordert Hilfe an? • Geht sie eigenständig zur Toilette oder meldet sie sich zum Toilettengang? Kann sie die Toilette / Toilettenstuhl selbstständig nutzen? • Kann sie die Intimhygiene / Richten der Bekleidung nach Toilettengang selbstständig durchführen? Benötigt sie Hilfsmittel (Urinflasche, Katheter, Inkontinenzartikel etc.) und ist sie selbstständig im Umgang damit? Gibt es Unterschiede in der Nutzung am Tag / in der Nacht? • Geht sie zu festen Zeiten zur Toilette? Wie oft hat die zu pflegende Person Stuhlgang? **Beobachtung Pflegekraft:** Beschaffenheit Stuhl / Harn? Ausscheidungsintervalle? **Risiken:** Harninkontinenz, Harnwegsinfektion, Obstipations- u. Intertrigogefahr?
Themenfeld 4: Selbstversorgung – A(B)EDL® 7: Sich kleiden können
• Kann sich die zu pflegende Person selbst an- bzw. auskleiden? Wählt sie ihre Kleidung aus? • Benötigt sie Spezialkleidung (orthopädisches Schuhwerk, spezielles Mieder)? Was trägt sie tagsüber am liebsten? Welche Wäsche / Kleidung in der Nacht? Wechselt sie ihre gesamte Kleidung täglich oder nur die Unterwäsche? • Trägt sie an Sonn- und Feiertagen besondere Kleidung? Besondere Vorlieben? **Beobachtung Pflegekraft:** Sitz der Kleidung? Saubere Kleidung? Besondere Vorlieben?
Themenfeld 3: Krankheitsbezogene Anforderungen und Belastungen – A(B)EDL® 8: Ruhen und schlafen können
• Wie sind die Schlafgewohnheiten? Früh- / Spätaufsteher, gewünschte Weckzeit? Regelmäßige Ruhepausen? Hält die zu pflegende Person Mittagsschlaf? Wenn ja, wo? Wie viele Stunden schläft er? Schläft sie gut? Ein- oder Durchschlafstörungen? Starkes nächtliches Schwitzen? (→ Themenfeld 3 / AEDL 3) • Hat sie Probleme beim Aufstehen? (Drehschwindel etc. → Themenfeld 3 / AEDL 3) Einschlafritual-, Position / Einschlafhilfen (pflanzlich, natürlich, chemisch)? **Beobachtung Pflegekraft:** Auffällige Müdigkeit, Schlafintervalle?
Themenfeld 5: Leben in sozialen Beziehungen – A(B)EDL® 9: Sich beschäftigen
• Wie gestaltet die zu pflegende Person ihren Tagesablauf? Hat sie Hobbys? Interessiert sie sich für Medien (TV, Radio, Zeitung)? • Was bereitet ihm Freude? Mag sie Musik, Tiere, Kinder? • Mag sie die Gesellschaft von anderen Menschen? Ist sie gerne allein? Bestehen noch Kontakte zur Nachbarschaft oder Freunden / Bekannten? • Zusätzliche Betreuungsleistungen nach § 87a / § 45 b (eingeschränkte Alltagskompetenz)? **Beobachtung Pflegekraft:** Eigenständige Beschäftigung? Jetzige Möglichkeiten? **Risiken:** Gefahr der Vereinsamung / Isolation

Tab. A.1 Fragenliste zur Anamneseerhebung / Informationssammlung *(Forts.)*

Themenfeld 5: Leben in sozialen Beziehungen – A(B)EDL® 10: Sich als Mann / Frau fühlen und verhalten können
• Ist / war die zu pflegende Person verheiratet; gibt es einen Lebenspartner, gemeinsame Kinder? Welche Rolle spielte bzw. spielt Sexualität (heute)? • Wenn Hilfe bei der Intimpflege nötig ist → Bevorzugt der Bew. / Pat. eine(n) Pfleger(in)? **Beobachtung Pflegekraft:** Wie lebt die zu pflegende Person seine / ihre Sexualität? Besteht ggf. ein erhöhter Sexualtrieb, z. B. aufgrund von Medikamentennebenwirkung? Kann die zu pflegende Person mit ihrer / ihrer Sexualität umgehen (Triebe)?
Themenfeld 5: Leben in sozialen Beziehungen – A(B)EDL® 11: Für eine sichere und fördernde Umgebung sorgen können
• Gibt es Probleme beim Umgang mit Elektrogeräten, Feuer, Wasser, Strom? Möchte / kann die zu pflegende Person Wohnung / Zimmer eigenständig säubern? • Kann die zu pflegende Person im Notfall Hilfe anfordern (Notrufklingel, Hausnotruf, Telefon)? Kann sie Gefahren einschätzen? **Beobachtung Pflegekraft:** Können Gefahrensituationen eingeschätzt werden? **Risiken:** Selbst- und Fremdgefährdung?
Themenfeld 5: Leben in sozialen Beziehungen – A(B)EDL® 12: Soziale Bereiche des Lebens sichern können
• Wer sind derzeit ihre engsten Bezugspersonen? (Kinder, andere Angehörige?) Welche gesellschaftlichen Kontakte hat sie (Freundeskreis, Nachbarschaft, Kirche)? • Welche Kontakte möchte sie auf jeden Fall weiterhin aufrechterhalten? • Besteht oder ist eine Betreuung beantragt worden? In welchen Angelegenheit? **Beobachtung Pflegekraft:** Familiensituation, Unterstützung durch Angehörige / andere Pers.?
Themenfeld 5: Leben in sozialen Beziehungen – A(B)EDL® 13: Mit existenziellen Erfahrungen des Lebens umgehen können
• Gab es einschneidende Erlebnisse (gute und / oder schlechte)? • Was gibt der zu pflegenden Person Halt in ihrem Leben? Wovor hat sie Angst? Ist sie religiös? Wie lebt sie ihre Religion? • Welche Gedanken hat sie sich über Tod / Sterben gemacht? Patientenverfügung? Beeinträchtigen Schmerzen ihr Leben? (→ Themenfeld 2 / AEDL® 2) **Beobachtung Pflegekraft:** Umgang mit Freude / Trauer, Anzeichen für Schmerz?

Tab. A.2 Leitgedanken / Ausfüllempfehlungen zur Informationssammlung in der SIS® – stationäre Pflege

Was bewegt Sie im Augenblick? Was brauchen Sie? Was können wir für Sie tun?
In die „Welt" der zu pflegenden Person eintauchen: Wie schätzt sie selbst ihre Situation / Risiken ein? Die zu pflegende Person in den Erzählfluss kommen lassen und empathisch zuhören! Hier ausschließliche Dokumentation in „wörtlicher Rede" (O-Ton) der zu pflegenden Person, soweit möglich auch bei kognitiv eingeschränkten Personen. Alternativ Aussagen der Bezugspersonen. Wichtig: In allen untenstehenden Themenfeldern kann ebenfalls die wörtliche Rede der zu pflegenden Person und / oder ihrer Bezugspersonen aufgenommen werden.
Themenfeld 1 – Kognitive und kommunikative Fähigkeiten
Gibt es Einschränkungen / Auffälligkeiten beim Hören, Sehen oder Sprechen oder einen besonderen Sprachgebrauch? Wie fühlt sich die zu pflegende Person mit ihren Einschränkungen? Hat sie einen Leidensdruck? Werden Einschränkungen selbstständig oder durch Hilfsmittel ausgeglichen? Können Wünsche und Bedürfnisse geäußert werden, ggf. nonverbal? Bestehen Einschränkungen in der Orientierung (zeitlich, örtlich etc.)? Zeigt sich ein herausforderndes Verhalten und / oder bestehen andere (auffällige) Verhaltensweisen oder psychische Problemlagen? Welche Ressourcen gibt es zu den bestehenden Einschränkungen / Auffälligkeiten? Was hat sich als hilfreich erwiesen?
Themenfeld 2 – Mobilität und Beweglichkeit
Gibt es Einschränkungen beim Gehen, Stehen, Sitzen oder Umsetzen (Transfer)? Zeigt sich ein besonderes Gangbild / eine auffällige Körperhaltung? Gibt es Schwierigkeiten / Unsicherheiten bei der Fortbewegung innerhalb und / oder außerhalb des Hauses / der Einrichtung? Gibt es Bewegungsschmerzen (helfen Schmerzmittel)? Wie fühlt sich die zu pflegende Person mit ihren Einschränkungen? Hat sie einen Leidensdruck, wünscht sie eine Veränderung? Wodurch werden evtl. Einschränkungen ausgeglichen (Hilfsmittel / sichere Nutzung)? Welche Ressourcen bestehen diesbezüglich?
Themenfeld 3 – Krankheitsbezogene Anforderungen und Belastungen
Gibt es Einschränkungen bei der selbstständigen Durchführung ärztlicher oder therapeutischer Anordnungen / Therapien (Medikamente, Wundbehandlung, Bewegungsübungen, Krankengymnastik, Arztbesuche etc.)? Wird eine Erkrankung von der zu pflegenden Person als Belastung erlebt (z. B. Depressionen, Inkontinenz, Schmerz)? Hat sie einen Leidensdruck, wünscht sie eine Veränderung? Welche Ressourcen gibt es / welche Hilfsmittel? Gibt es eine (chronische / akute) Schmerzsituation? Ist diese durch eine medikamentöse / nicht medikamentöse Therapie ausgeglichen (kann ggf. auch in Themenfeld 2 beschrieben werden)? Gibt es Auffälligkeiten beim Gewicht (z. B. Über- / Untergewicht oder Gewichtsschwankungen)? Wie fühlt sich die zu pflegende Person mit ihrem Gewicht? Hat sie einen Leidensdruck (kann ggf. auch in Themenfeld 4 beschrieben werden), wünscht sie eine Veränderung (Selbstbestimmung)?
Themenfeld 4 – Selbstversorgung
Hat die zu pflegende Person Einschränkungen, sich selbst zu versorgen? Kann sie sich alleine waschen, an- und ausziehen oder sich mit Essen und Trinken versorgen? Benötigt die zu pflegende Person Hilfe bei der Ausscheidung? Welches Kontinenzprofil besteht? Gibt es grundsätzlich Rituale (Körperpflege, Baden, Duschen, Frisur etc.), Gewohnheiten (insbesondere beim Essen und Trinken) oder Abneigungen bei der Selbstversorgung (z. B. keine männliche Pflegekraft)? Welche Hilfsmittel werden genutzt?
Themenfeld 5 – Leben in sozialen Beziehungen
Wie ist der gewohnte Tagesablauf der zu pflegenden Person? Wie beschäftigt sich die zu pflegende Person selbst? Ist sie damit zufrieden? Mit wem ist sie (noch) in (engem) Kontakt? Besteht Interesse an neuen Kontakten? Nutzt sie Telefon oder PC für Kontakte? Sind Freizeitaktivitäten gewünscht? Gibt es liebgewonnene Hobbys oder Abneigungen → Selbstbestimmung? Gibt es besondere Wünsche beim Ruhen und Schlafen?
Themenfeld 6 – Wohnen / Häuslichkeit
Was wünscht / braucht die zu pflegende Person um sich zu Hause wohl fühlen zu können? Was möchte sie mitbringen, was ist ganz wichtig für ihn? Gibt es besondere Absprachen bezüglich der Wäscheversorgung, Einkäufe betreffend oder falls ein Haustier mitgebracht wird (z. B. bzgl. Tierarztbesuche)?

Tab. A.3 Leitgedanken / Ausfüllempfehlungen zur Informationssammlung in der SIS® – ambulante Pflege

Was bewegt Sie im Augenblick? Was brauchen Sie? Was können wir für Sie tun?
In die „Welt" der zu pflegenden Person eintauchen, wie schätzt sie selber ihre Situation / Risiken ein? Die zu pflegende Person in den Erzählfluss kommen lassen und empathisch zuhören! Hier ausschließliche Dokumentation in „wörtlicher Rede" (O-Ton) der zu pflegenden Person, soweit möglich auch bei kognitiv eingeschränkten Personen. Alternativ Aussagen der Bezugspersonen. Wichtig: In allen untenstehenden Themenfeldern kann ebenfalls die wörtliche Rede der zu pflegenden Person und / oder ihrer Bezugspersonen aufgenommen werden.
Themenfeld 1 – Kognitive und kommunikative Fähigkeiten
Gibt es Einschränkungen / Auffälligkeiten beim Hören, Sehen oder Sprechen oder einen besonderen Sprachgebrauch? Wie fühlt sich die zu pflegende Person mit ihren Einschränkungen? Hat sie einen Leidensdruck? Werden Einschränkungen selbstständig oder durch Hilfsmittel ausgeglichen? Können Wünsche und Bedürfnisse geäußert werden, ggf. nonverbal? Bestehen Einschränkungen in der Orientierung (zeitlich, örtlich etc.)? Zeigt sich ein herausforderndes Verhalten und / oder bestehen andere (auffällige) Verhaltensweisen oder psychische Problemlagen? Welche Ressourcen gibt es zu den bestehenden Einschränkungen / Auffälligkeiten? Was hat sich als hilfreich erwiesen?
Themenfeld 2 – Mobilität und Beweglichkeit
Gibt es Einschränkungen beim Gehen, Stehen, Sitzen oder Umsetzen (Transfer)? Zeigt sich ein besonderes Gangbild / eine auffällige Körperhaltung? Gibt es Schwierigkeiten / Unsicherheiten bei der Fortbewegung innerhalb und / oder außerhalb des Hauses / der Einrichtung? Gibt es Bewegungsschmerzen (helfen Schmerzmittel)? Wie fühlt sich die zu pflegende Person mit ihren Einschränkungen? Hat sie einen Leidensdruck, wünscht sie eine Veränderung? Wodurch werden evtl. Einschränkungen ausgeglichen (Hilfsmittel / sichere Nutzung)? Welche Ressourcen bestehen diesbezüglich?
Themenfeld 3 – Krankheitsbezogene Anforderungen und Belastungen
Gibt es Einschränkungen bei der selbstständigen Durchführung ärztlicher oder therapeutischer Anordnungen / Therapien (Medikamente, Wundbehandlung, Bewegungsübungen, Krankengymnastik, Arztbesuche etc.?). Wird eine Erkrankung von der zu pflegenden Person als Belastung erlebt (z. B. Depressionen, Inkontinenz, Schmerz)? Hat sie einen Leidensdruck, wünscht sie eine Veränderung? Welche Ressourcen gibt es / welche Hilfsmittel? Gibt es eine (chronische / akute) Schmerzsituation? Ist diese durch eine medikamentöse / nicht medikamentöse Therapie ausgeglichen (kann ggf. auch in Themenfeld 2 beschrieben werden)? Gibt es Auffälligkeiten beim Gewicht (z. B. Über- / Untergewicht oder Gewichtsschwankungen)? Wie fühlt sich die zu pflegende Person mit ihrem Gewicht? Hat sie einen Leidensdruck (kann ggf. auch in Themenfeld 4 beschrieben werden), wünscht sie eine Veränderung (Selbstbestimmung)?
Themenfeld 4 – Selbstversorgung
Hat die zu pflegende Person Einschränkungen, sich selbst zu versorgen? Kann sie sich alleine waschen, an- und ausziehen oder sich mit Essen und Trinken versorgen? Benötigt die zu pflegende Person Hilfe bei der Ausscheidung? Welches Kontinenzprofil besteht? Gibt es grundsätzlich Rituale (Körperpflege, Baden, Duschen, Frisur etc.), Gewohnheiten (insbesondere beim Essen und Trinken) oder Abneigungen bei der Selbstversorgung (z. B. keine männliche Pflegekraft)? Welche Hilfsmittel werden genutzt?
Themenfeld 5 – Leben in sozialen Beziehungen
Wie ist der gewohnte Tagesablauf der zu pflegenden Person? Wie beschäftigt sich die zu pflegende Person selbst? Ist sie damit zufrieden? Mit wem ist sie (noch) in (engem) Kontakt? Besteht Interesse an neuen Kontakten? Nutzt sie Telefon oder PC für Kontakte? Sind Freizeitaktivitäten gewünscht? Gibt es liebgewonnene Hobbys oder Abneigungen → Selbstbestimmung? Gibt es besondere Wünsche beim Ruhen und Schlafen?
Themenfeld 6 – Haushaltsführung
Wie und durch wen ist der Haushalt organisiert? Gibt es Hilfebedarf bei der Haushaltsführung (Kochen, Waschen, Putzen etc.) und / oder besondere Absprachen bezüglich der Wäscheversorgung, Einkäufe betreffend oder falls es ein Haustier gibt? Ist Unterstützung / Begleitung beim Verlassen der Wohnung gewünscht (z. B. für Arztbesuche und Einkäufe)?

Tab. A.4 Leitgedanken/Ausfüllempfehlungen zur Informationssammlung in der SIS®–Tagespflege

Was bewegt Sie im Augenblick? Was brauchen Sie? Was können wir für Sie tun?
In die „Welt" des Tagespflegegastes eintauchen, wie schätzt er selbst seine Situation/Risiken ein? Den Gast in den Erzählfluss kommen lassen und empathisch zuhören! Hier ausschließliche Dokumentation in „wörtlicher Rede" (O-Ton) des Tagespflegegastes, soweit möglich auch bei kognitiv eingeschränkten Personen. Alternativ Aussagen der Bezugspersonen. Wichtig: in allen untenstehenden Themenfeldern kann ebenfalls die wörtliche Rede des Gastes und/oder seiner Bezugspersonen aufgenommen werden.
Themenfeld 1 – Kognitive und kommunikative Fähigkeiten
Gibt es Einschränkungen/Auffälligkeiten beim Hören, Sehen oder Sprechen oder einen besonderen Sprachgebrauch? Wie fühlt sich der Tagespflegegast mit seinen Einschränkungen? Hat er einen Leidensdruck? Werden Einschränkungen selbstständig oder durch Hilfsmittel ausgeglichen? Können Wünsche und Bedürfnisse geäußert werden, ggf. nonverbal? Bestehen Einschränkungen in der Orientierung (zeitlich, örtlich etc.)? Zeigt sich ein herausforderndes Verhalten und/oder bestehen andere (auffällige) Verhaltensweisen oder psychische Problemlagen? Welche Ressourcen gibt es zu den bestehenden Einschränkungen/Auffälligkeiten? Was hat sich als hilfreich erwiesen?
Themenfeld 2 – Mobilität und Beweglichkeit
Hat der Gast Einschränkungen beim Gehen, Stehen, Sitzen oder Umsetzen (Transfer)? Zeigt sich ein besonderes Gangbild/eine auffällige Körperhaltung? Gibt es Schwierigkeiten/Unsicherheiten bei der Fortbewegung innerhalb und/oder außerhalb des Hauses/der Einrichtung? Gibt es Bewegungsschmerzen? Helfen Schmerzmittel? Wie fühlt sich der Tagespflegegast mit seinen Einschränkungen? Hat er einen Leidensdruck, wünscht er eine Veränderung? Wodurch werden evtl. Einschränkungen ausgeglichen (Hilfsmittel/sichere Nutzung)? Welche Ressourcen bestehen diesbezüglich?
Themenfeld 3 – Krankheitsbezogene Anforderungen und Belastungen
Gibt es Einschränkungen bei der selbstständigen Durchführung ärztlicher/therapeutischer Anordnungen/Therapien (Medikamente, Wundbehandlung, Bewegungsübungen, Krankengymnastik, Arztbesuche etc.?). Wer kümmert sich um das Medikamentenmanagement? Wird eine Erkrankung vom Gast als Belastung erlebt (z.B. Depressionen, Inkontinenz)? Hat er einen Leidensdruck, wünscht er eine Veränderung? Welche Ressourcen gibt es/welche Hilfsmittel? Gibt es eine (chronische/akute) Schmerzsituation? Ist diese durch eine medikamentöse/nicht medikamentöse Therapie ausgeglichen (kann ggf. auch in Themenfeld 2 beschrieben werden)? Gibt es Auffälligkeiten beim Gewicht (z.B. Über-/Untergewicht oder Gewichtsschwankungen)? Wie fühlt sich der Tagespflegegast mit seinem Gewicht? Hat er einen Leidensdruck (kann ggf. auch in Themenfeld 4 beschrieben werden), wünscht er eine Veränderung (Selbstbestimmung)?
Themenfeld 4 – Selbstversorgung
Hat der Gast Einschränkungen, sich selbst zu versorgen? Kann er sich alleine waschen, an- und ausziehen oder sich mit Essen und Trinken versorgen? Wer leistet hierbei Unterstützung? Benötigt der Tagespflegegast Hilfe bei der Ausscheidung? Welches Kontinenzprofil besteht? Gibt es grundsätzlich Rituale (Körperpflege, Baden, Duschen, Frisur etc.), Gewohnheiten (insbesondere beim Essen und Trinken) oder Abneigungen bei der Selbstversorgung (z.B. keine männliche Pflegekraft)? Welche Hilfsmittel werden genutzt? Ist weitere Hilfe gewünscht (z.B. ambulante Pflege, weitere Entlastungsleistungen)?
Themenfeld 5 – Leben in sozialen Beziehungen
Wie ist der gewohnte Tagesablauf des Tagespflegegastes? Wie beschäftigt sich der Gast in seinem häuslichen Umfeld selbst? Ist er damit zufrieden? Mit wem ist er (noch) in (engem) Kontakt? Besteht Interesse an neuen Kontakten? Nutzt er ggf. Telefon oder PC für Kontakte? Sind Freizeitaktivitäten gewünscht? Gibt es liebgewonnene Hobbys oder Abneigungen → Selbstbestimmung? Gibt es besondere Wünsche bei der Mittagsruhe (Bett/Sessel)?
Themenfeld 6 – Erhalt/Förderung von Alltagsfähigkeiten bzw. Sicherstellung von Rückzugsbedürfnissen
Welche Alltagsfähigkeiten möchte der Tagespflegegast erhalten oder fördern? Alternativ: Welche Wünsche gibt es diesbezüglich von Seiten der Bezugspersonen? Äußert der Tagespflegegast/die Bezugspersonen Wünsche/Hinweise in Bezug auf Rückzug und Ruhe? Ist der Gast eher ein Einzelgänger und wünscht sich auch in der Tagespflege Ruhe? Sind besondere Rituale bezüglich Ruhe und/oder Rückzug gewünscht/einzuhalten?

Tab. A.5 Leitgedanken / Ausfüllempfehlungen zur Informationssammlung in der SIS® – Kurzzeitpflege

Was bewegt Sie im Augenblick? Was brauchen Sie? Was können wir für Sie tun?
In die „Welt" des Kurzzeitpflegegastes eintauchen, wie schätzt er selbst seine Situation / Risiken ein? Den Gast in den Erzählfluss kommen lassen und empathisch zuhören! Hier ausschließliche Dokumentation in „wörtlicher Rede" (O-Ton) des Kurzzeitpflegegastes, soweit möglich auch bei kognitiv eingeschränkten Personen. Alternativ Aussagen der Bezugspersonen. Wichtig: in allen untenstehenden Themenfeldern kann ebenfalls die wörtliche Rede des Gastes und / oder seiner Bezugspersonen aufgenommen werden
Themenfeld 1 – Kognitive und kommunikative Fähigkeiten
Gibt es Einschränkungen / Auffälligkeiten beim Hören, Sehen oder Sprechen oder einen besonderen Sprachgebrauch? Wie fühlt sich der Kurzzeitpflegegast mit seinen Einschränkungen? Hat er einen Leidensdruck? Werden Einschränkungen selbstständig oder durch Hilfsmittel ausgeglichen? Können Wünsche und Bedürfnisse geäußert werden, ggf. nonverbal? Bestehen Einschränkungen in der Orientierung (zeitlich, örtlich etc.)? Zeigt sich ein herausforderndes Verhalten und / oder bestehen andere (auffällige) Verhaltensweisen oder psychische Problemlagen? Welche Ressourcen gibt es zu den bestehenden Einschränkungen / Auffälligkeiten? Was hat sich als hilfreich ergeben?
Themenfeld 2 – Mobilität und Beweglichkeit
Hat der Gast Einschränkungen beim Gehen, Stehen, Sitzen oder Umsetzen (Transfer)? Zeigt sich ein besonderes Gangbild / eine auffällige Körperhaltung? Gibt es Schwierigkeiten / Unsicherheiten bei der Fortbewegung innerhalb und / oder außerhalb des Hauses / Einrichtungen? Gibt es Bewegungsschmerzen? Helfen Schmerzmittel? Wie fühlt sich der Kurzzeitpflegegast mit seinen Einschränkungen? Hat er einen Leidensdruck, wünscht er eine Veränderung? Wodurch werden evtl. Einschränkungen ausgeglichen (Hilfsmittel / sichere Nutzung)? Welche Ressourcen bestehen diesbezüglich?
Themenfeld 3 – Krankheitsbezogene Anforderungen und Belastungen
Gibt es Einschränkungen bei der selbstständigen Durchführung ärztlicher / therapeutischer Anordnungen / Therapien (Medikamente, Wundbehandlung, Bewegungsübungen, Krankengymnastik, Arztbesuche etc.?). Wer kümmert sich um das Medikamentenmanagement? Wird eine Erkrankung vom Gast als Belastung erlebt (z. B. Depressionen, Inkontinenz)? Hat er einen Leidensdruck, wünscht er eine Veränderung? Welche Ressourcen gibt es / welche Hilfsmittel? Gibt es eine (chronisch / akute) Schmerzsituation? Ist diese durch eine medikamentöse / nicht medikamentöse Therapie ausgeglichen (kann ggf. auch in Themenfeld 2 beschrieben werden)? Gibt es Auffälligkeiten beim Gewicht z. B. Über- / Untergewicht oder Gewichtsschwankungen? Wie fühlt sich der Kurzzeitpflegegast mit seinem Gewicht? Hat er einen Leidensdruck (kann ggf. auch in Themenfeld 4 beschrieben werden), wünscht er eine Veränderung (Selbstbestimmung)?
Themenfeld 4 – Selbstversorgung
Hat der Gast Einschränkungen, sich selbst zu versorgen? Kann er sich alleine waschen, an- und ausziehen oder sich mit Essen und Trinken versorgen? Wer leistet hierbei Unterstützung? Benötigt der Kurzzeitpflegegast Hilfe bei der Ausscheidung? Welches Kontinenzprofil besteht? Gibt es grundsätzlich Rituale (Körperpflege, Baden, Duschen, Frisur etc.), Gewohnheiten (insbesondere beim Essen und Trinken) oder Abneigungen bei der Selbstversorgung (z. B. keine männliche Pflegekraft)? Welche Hilfsmittel werden genutzt?
Themenfeld 5 – Leben in sozialen Beziehungen
Wie ist der gewohnte Tagesablauf des Kurzzeitpflegegastes? Wie beschäftigt sich der Gast in seinem häuslichen Umfeld selbst? Ist er damit zufrieden? Mit wem ist er (noch) in (engem) Kontakt? Wer ist Ansprechpartner während des Aufenthaltes in der Kurzzeitpflege? Ist der Gast eher ein Einzelgänger? Besteht Interesse an neuen Kontakten? Nutzt er ggf. Telefon oder PC für Kontakte? Wird die Teilnahme an Angeboten / Freizeitaktivitäten gewünscht? Gibt es liebgewonnene Hobbys oder Abneigungen? Gibt es besondere Wünsche bei der Mittagsruhe (Bett / Sessel)?
Themenfeld 6 – Wahrung der Individualität während des Aufenthaltes / Erste Einschätzung zur weiteren Versorgung nach der Kurzzeitpflege
Was ist im Rahmen der Selbstbestimmung während des (befristeten) Aufenthaltes des Gastes besonders zu beachten? Welche Alltagsfähigkeiten möchte der Gast erhalten oder fördern? Alternativ, welche Wünsche gibt es diesbezüglich von Seiten der Bezugspersonen? Äußert der Kurzzeitpflegegast Wünsche / Hinweise in Bezug auf Rückzug und Ruhe? Sind besondere Rituale bezüglich Ruhe und / oder Rückzug gewünscht / einzuhalten? Gibt es bereits Aussagen zur Gestaltung der weiteren Versorgung nach dem Kurzzeitpflegeaufenthalt? Ist weitere Hilfe im Anschluss an den Aufenthalt gewünscht (z. B. ambulante Pflege, Tagespflege oder weitere Entlastungsleistungen)?

Anmerkungen zum Strukturmodell kompakt

EINFÜHRUNG DES STRUKTURMODELLS

Im Jahre 2015 erfolgte auf Initiative des Pflegebevollmächtigten der Bundesregierung in enger Zusammenarbeit mit den Verbänden, den Einrichtungs- und Kostenträgern auf Bundes- und Landesebene sowie den Prüfinstanzen und den (Bundes-)Ländern die Einführung des Strukturmodells in der Langzeitpflege. Es handelt sich dabei um eine der größten bundespolitischen Aktionen zur Entbürokratisierung der Pflegedokumentation.

Die Einführung des neuen Strukturmodells bedeutet einen Paradigmenwechsel in der Pflege. Statt einer Dokumentation entlang der etablierten Pflegemodelle wie z. B. „Aktivitäten des täglichen Lebens " (ATL) oder „Aktivitäten, Bedürfnisse und existenzielle Erfahrungen des Lebens" (ABEDL®) wird stattdessen ein wissenschaftsbasiertes Konzept mit dem Kerngedanken des personzentrierten Ansatzes verfolgt, der die Individualität und die Selbstbestimmung der Pflegebedürftigen in den Mittelpunkt stellt.

Das Strukturmodell ist mit seinen vier Elementen an den vierphasigen Pflegeprozess der WHO angelehnt (➤ Abb. 1.1, ➤ Abb. 5.1).

Mitte 2014 wurde durch einen als Presseerklärung kommunizierten Beschluss der Vertragspartner nach § 113 SGB XI festgestellt, dass eine Pflegedokumentation basierend auf den Prinzipien des Strukturmodells mit den geltenden „Maßstäben und Grundsätzen zur Sicherung und Weiterentwicklung der Pflegequalität" (MuG) sowie den Qualitätsprüfrichtlinien (QPR) des Spitzenverbandes Bund der Pflegekassen vereinbar ist [22]. Dies bedeutet konkret, dass es bei dem Strukturmodell um *„eine praxistaugliche, den Pflegeprozess unterstützende und die Pflegequalität fördernde Pflegedokumentation"* handelt, die *„über ein für die Pflegeeinrichtungen vertretbares und wirtschaftliches Maß"* nicht hinausgeht (§ 113 Abs. 1 Satz 4 Nr. 1 SGB XI). Des Weiteren findet sich in den Begründungen zum zweiten Pflegestärkungsgesetz zu den Änderungen im § 113 Abs. 1 Satz 3 folgender Absatz: *„Mit dem Strukturmodell wird der Praxis nun erstmals eine verlässliche, das heißt mit den Kosten- und Einrichtungsträgern sowie den Prüfinstanzen konsentierte und hinsichtlich wichtiger Rechtsfragen geprüfte Richtschnur zur angemessenen und sachgerechten Gestaltung der Pflegedokumentation an die Hand gegeben. Auf dieser Grundlage kann überflüssiger Dokumentationsaufwand erheblich reduziert werden, ohne fachliche Standards zu vernachlässigen, die Qualität der pflegerischen Versorgung zu gefährden oder haftungsrechtliche Risiken aufzuwerfen."* [9]

➤ *Kap. 1.2.1*

ZIELE DES STRUKTURMODELLS

Bei Anwendung des Strukturmodells reduziert sich der Umfang der Pflegedokumentation deutlich (➤ Abb. 1.1). Da neben der strukturierten Informationssammlung „SIS®" und einem individuellen Maßnahmenplan im Berichtswesen nur noch Abweichungen und akute Ereignisse / Besonderheiten dokumentiert werden, ist auch der oftmals auftretende berufsethische Konflikt zwischen Zeitaufwand der Dokumentation und der dadurch nicht für die Pflege zur Verfügung stehenden Zeit deutlich gemildert. Den Pflegenden erschließt sich dadurch wieder leichter die Sinnhaftigkeit der Dokumentation, was zumeist auch zu erhöhter Akzeptanz derselben führt.

➤ *Kap. 1.2.1*

BEZUG DES STRUKTURMODELLS ZU PFLEGEMODELLEN

Das Strukturmodell ist wissenschaftsbasiert entwickelt worden. Die Ausrichtung der Pflegedokumentation an einem Pflegemodell ist möglich, aber nicht erforderlich.

Durch die gesetzliche Verankerung des Erhalts und der Förderung der Selbstständigkeit (SGB XI) und auch durch die Charta der Rechte hilfe- und pflegebedürftiger Menschen (www.pflege-charta.de) ergibt sich bereits eine klare Orientierung professioneller Pflege.

Grundvoraussetzung für Einführung und Umsetzung des Strukturmodells ist der personzentrierte Ansatz. Gemäß dieses Ansatzes stehen die Wünsche und Bedürfnisse der zu pflegenden Person im Mittelpunkt der Versorgung. Unter dem Aspekt der Selbstbestimmung werden diese kontinuierlich in die Gestaltung der Pflege und Betreuung (Pflegeprozess) integriert.

➤ *Kap. 5.1.2*

PERSONZENTRIERTER ANSATZ ALS GRUNDPRINZIP

Der personzentrierte Ansatz geht von der Überzeugung aus, dass jeder über ein inneres Potenzial zur konstruktiven Gestaltung seines Lebens verfügt. Dieses Potenzial kann sich in wertschätzender Begegnung mit anderen Personen entwickeln (den Pflegenden).

Der personzentrierte Ansatz gehört zu den Grundprinzipien des Strukturmodells. Dies bedeutet für den individuellen Pflege- und Betreuungsprozess die konsequente Ausrichtung und Orientierung an den Wünschen und Bedürfnissen und Ressourcen der zu pflegenden Person.

Fragen sie sich, ob sie alles Ihnen Mögliche dazu beigetragen haben, das Potenzial der Ihnen anvertrauten pflegebedürftigen Person wahrzunehmen und zu fördern. ➤ *Kap. 3.1.2*

DAS STRUKTURMODELL IN DEN GESETZEN DER PFLEGEVERSICHERUNG

Die Regelwerke der Pflegeversicherer sind sprachlich noch nicht an die Neuerungen des Strukturmodells angepasst, was allerdings in der Praxis keine rechtlichen Schwierigkeiten aufwirft. Da die Entwicklung des Strukturmodells in Zusammenarbeit mit den Versicherern erarbeitet wurde, wird trotz sprachlich anderslautender Vorgaben die Dokumentation im Rahmen des Modells von den Pflegeversicherern vollumfänglich rechtlich anerkannt.

Die Entwicklung in der Pflege ist mit dem Strukturmodell nicht abgeschlossen. Auf verschiedenen Ebenen wurde und wird immer noch an einer Verbesserung dieser gearbeitet (➤ Tab. 1.1). ➤ *Kap. 1.2.1*

DER PFLEGEPROZESS IM STRUKTURMODELL

Das Strukturmodell orientiert sich am vierphasigen Prozess nach Yura und Walsh (➤ Abb. 5.2).

Im Strukturmodell werden […] die bisherigen ersten drei Schritte des sechsphasigen Pflegeprozesses (Anamnese mit Problemen, Ressourcen, Zielen) zusammengefasst. Der Verzicht auf die Schritte 2 und 3 des sechsphasigen Pflegeprozessmodells dient keinesfalls nur dem Ziel der Aufwandsreduzierung. Ziel ist vielmehr die Abkehr von einer Vorstellung der „Zerlegung" des Menschen in einzelne „Probleme" / „Diagnosen" / „Ressourcen", die in einem linearen Prozess „gelöst" werden. […]

Ziele sind immanenter Bestandteil der geplanten Maßnahmen. Maßgeblich kommt dies im Sinne der individuellen Zielsetzung durch die Aussagen und Wünsche der pflegebedürftigen Person zu ihrer Situation zum Ausdruck (personzentrierter Ansatz).

Die Evaluation erfolgt auf Grundlage einer individuellen Vorgehensweise zu Erkenntnissen aus der SIS®, dem Maßnahmenplan und dem Berichteblatt [20]. ➤ *Kap. 5.1.4*

GRUNDSÄTZE DER STRUKTURIERTEN INFORMATIONSSAMMLUNG (SIS®)

Im Strukturmodell erfolgt als erstes Element des vierphasigen Pflegeprozesses die Beschreibung der Einschätzung zur Situation der zu pflegenden Person in der wissenschaftsbasierten strukturierten Informationssammlung „SIS®". Im Vordergrund steht dabei eine knappe Darstellung der pflege- und betreuungsrelevanten Aspekte der zu pflegenden Person mit den daraus resultierenden Handlungsbedarfen (Problemen). Hierbei finden sich, zugeordnet zu den sechs Themenfeldern der „SIS® ", neben der Angabe von Fähigkeiten und Fertigkeiten (Ressourcen) auch die für die Versorgung relevanten biografischen Daten. Abschließend erfolgt in der Risikomatrix auf Grundlage der zuvor gesammelten und beschriebenen Informationen eine (Erst-)Einschätzung der in der Langzeitpflege am häufigsten vorkommenden Pflegerisiken (s. Anhang, SIS®-Beispiele). ➤ *Kap. 5.3.3*

ANPASSUNG UND VERSIONIERUNG DER SIS®

Im Strukturmodell erfolgt die Informationssammlung einschließlich Problem-/Risikobeschreibung und den vorhandenen Ressourcen/Fähigkeiten in der eigens dafür entworfenen strukturierten Informationssammlung „SIS®". Diese wird nur bei gravierenden Veränderungen, die wesentliche Aspekte der Themenfelder und entsprechende Einschätzungen in der Risikomatrix betreffen, angepasst (bei EDV-gestützter, sogenannter Versionierung) bzw. (in der papiergestützten Dokumentation) neu erhoben. (Kleine) Veränderungen, bei gleichbleibender fachlichen Situationseinschätzung der SIS®, sind über Einträge im Berichtswesen und den daraus folgenden Anpassungen in der Maßnahmenplanung nachvollziehbar (➤ Tab. 5.5, Variante 3, ➤ Kap. 5.2.6). ➤ *Kap. 5.2.6*

INHALTLICHE BESONDERHEITEN DER SIS®

Der „strukturierten Informationssammlung" (SIS®) kommt im Strukturmodell eine besondere Bedeutung zu. Sie wird als Einstieg in den vierphasigen Pflegeprozess verwendet und vorrangig im Rahmen des Erstgespräches oder bei gravierenden Veränderungen im Laufe der Versorgung eingesetzt. Die SIS® ist im klassischen Sinne Informationssammlung und erfasst im Vergleich zu den üblichen Formularen zur Anamneseerhebung oder Informationssammlung zusätzlich

- die Sichtweise der zu pflegenden Personen zu ihrer Lebens- und Pflegesituation einschließlich ihrer Wünsche und Bedarfe an Hilfe und Unterstützung im Originalton (wörtliche Rede),
- ggf. Ergebnisse des Verständigungsprozesses zwischen allen Beteiligten im Hinblick auf die gewünschten Lösungen für die Pflege und Betreuung,
- eine eigens entwickelte Risikoeinschätzung (Matrix) zu einer individuellen pflegerelevanten Ersteinschätzung von Phänomenen und Risiken.

➤ Abb. 2.2 zeigt beispielhaft ein standardisiertes Formular für die strukturierte Informationssammlung SIS®.

Die SIS® ist ein wissenschaftsbasiertes Konzept, das von Experten entwickelt wurde und nicht mit anderen Pflegedokumentationssystemen vermischt werden kann. ➤ *Kap. 2.2.2*

EINSTIEGSFRAGEN INNERHALB DER SIS®

Bei der Anwendung des Strukturmodells erfolgt der Einstieg in den Pflegeprozess mit der strukturierten Informationssammlung (SIS®), der ein wissenschaftsbasiertes Konzept zugrunde liegt.

Sie beginnt mit klientenzentrierten **Einstiegsfragen** [21] (➤ Tab. 5.2, ➤ Kap. 5.2.3), die die zu pflegende Person ermuntern, ihre Wünsche und Vorstellungen zu einem selbstbestimmten Leben, ihre Wahrnehmung zur individuellen (Pflege-)Situation und den persönlichen Vorstellungen von Hilfe und Pflege zu äußern. Wichtig ist hierbei, die getätigten Aussagen der zu pflegenden Person oder der Bezugspersonen ohne jegliche Interpretation oder Mutmaßung in wörtlicher Rede zu formulieren! (➤ Kap. 3.2)

Im Weiteren beinhaltet die „SIS®" sechs Themenfelder, in denen die Pflegefachkraft ihre Einschätzung zur aktuellen Situation zum Zeitpunkt der Erfassung vornimmt. Hierbei werden sowohl Handlungsbedarfe (Probleme) als auch Fähigkeiten und Fertigkeiten (Ressourcen) der zu pflegenden Person beschrieben. Das wesentliche Prinzip im Vorgehen lautet: eine knappe Darstellung der pflege- und betreuungsrelevanten Aspekte abzubilden, einschließlich wesentlicher biografischer Informationen sowie individueller Wünsche und Bedürfnisse der zu pflegenden Person und ggf. ihrer Bezugspersonen.

Zur Unterstützung/Anregung eines (Aufnahme-)Gesprächs und Einschätzung der (Gesamt-)Situation gibt es zu den Themenfeldern 1–5 **Leitfragen** und in den Themenfeldern 1–6 **Leitgedanken,** die der Pflegefachkraft eine Orientierung bieten, welche Informationen in welchem Themenfeld dokumentiert werden können [20] (➤ Tab. 5.3). Zu beachten ist, dass die **Leitfragen** im Zusammenhang mit den Modulen des Begutachtungsinstruments (NBI) stehen und daher inhaltlich verbindlich formuliert sind. Die **Leitgedanken** sollten inhaltlich bei Bedarf entsprechend einrichtungsspezifisch angepasst werden (s. Anhang, ➤ Tab. A.2, ➤ Tab. A.3, ➤ Tab. A.4, ➤ Tab. A.5).

Wichtig: Weder Leitfragen noch Leitgedanken sollten in einem Gespräch „abgearbeitet" werden!

Den Abschluss der ersten Phase des Pflegeprozesses bildet die in die „SIS®" integrierte Risikomatrix. Mit ihr erfolgt auf Grundlage der in den Themenfeldern beschriebenen Informationen eine erste rationale Einschätzung und Dokumentation der fünf zentralen Risiken und Phänomene, die im Zusammenhang von Pflegebedürftigkeit am häufigsten auftreten (➤ 5.3). ➤ *Kap. 5.2.3*

SELBSTAUSSAGEN DER ZU PFLEGENDEN PERSON IN DER SIS®

Im Rahmen der Informationssammlung wird besonderer Wert auf die Selbstaussage der pflegebedürftigen Person gelegt. Im Feld B des Formulars zur strukturierten Informationssammlung „SIS® ", wird die zu pflegende Person durch offene Einstiegsfragen ermuntert, zu ihrer Sichtweise der derzeitigen Situation, zu ihren Vorstellungen des Hilfebedarfs, ihren ggf. vorhandenen Ängsten, ihrer Befindlichkeit und ihren individuellen Wünschen Stellung zu nehmen. Im Vordergrund steht die narrative Erzählweise, bei der die zu pflegende Person unterstützt wird, in einen „Erzählfluss" zu kommen. Entscheidend für den Gesprächsverlauf ist das aktive Zuhören der aufnehmenden (Bezugs-)Pflegefachkraft. Die Antworten werden (zusammengefasst) „als Zitat", d.h. im Originalton, niedergeschrieben, um eine ungewollte Interpretation durch die Pflegefachkraft zu vermeiden.

Im weiteren Verlauf der SIS® wird im Feld C1 (Themenfelder 1–6) die fachliche Einschätzung der (Bezugs-)Pflegefachkraft zur Situation dargestellt. Dies erfolgt ggf. einschließlich pflege- und biografierelevanter Daten der zu pflegenden Person. Zusätzlich werden mögliche Risiken mit der zu pflegenden Person/Bezugspersonen und Vorschläge zu entsprechenden Maßnahmen besprochen und das Ergebnis in den jeweiligen Themenfeldern (1–6) festgehalten (Verständigungsprozess). Dieser bewusste Prozess des sich Annäherns sorgt dafür, dass Pflegekräfte die Situation der pflegebedürftigen Person in ihrer Gesamtheit einordnen können und in Kooperation mit der pflegebedürftigen Person und den Angehörigen/Betreuern die gewünschten Lösungen im Hinblick auf die Pflege und Betreuung gemeinsam festlegen [21]. ➤ *Kap. 5.2.4*

BIOGRAFISCHE DATEN IN DER SIS®

Im Rahmen der Pflegedokumentation nach dem Strukturmodell gibt es ausdrücklich keine Empfehlung für ein separates Biografieblatt. Da grundsätzlich nur die pflege- und betreuungsrelevanten Daten erhoben werden sollen, werden diese mit in die strukturierte Informationssammlung (SIS®) aufgenommen. Wichtige, im weiteren Pflegeverlauf bekannt gewordene Biografiedetails können im Rahmen der ggf. erforderlichen Evaluation oder Neuanlage einer SIS® ergänzt werden. Alternativ können biografische Daten oder Erkenntnisse fortlaufend über das Berichtswesen gesichert und im Bedarfsfall mit in den Maßnahmenplan bzw. die Tagesstruktur eingearbeitet werden. ➤ *Kap. 2.3.4*

EINSCHÄTZUNG VON RISIKEN IN DER SIS®

Im Rahmen der strukturierten Informationssammlung (SIS®) erfolgt ein „integriertes rationales Verfahren" zur Risikoeinschätzung. Am Ende der strukturierten Informationssammlung (SIS®) findet sich eine Matrix, anhand derer die Pflegefachkraft im Ankreuzverfahren (ja / nein) Risiken einschätzen kann (= initiales Screening). Es handelt sich hierbei um die in der Langzeitpflege zentralen Risiken und Phänomene, die im Zusammenhang mit Pflegebedürftigkeit stehen. Die Bewertung eines Risikos geschieht auf Grundlage der in den Themenfeldern der SIS® erhobenen Informationen sowie der fachlichen Einschätzung der Pflegefachkraft. Hält diese eine weitere (differenzierte) Einschätzung für erforderlich, kann sie neben den Möglichkeiten einer fachlichen Expertise oder einer befristeten Beobachtung auch ein Assessmentinstrument oder eine Risikoskala einsetzen. Auf einen regelhaften oder routinemäßigen Einsatz von Skalen oder Assessmentinstrumenten wird bei Anwendung des Strukturmodells bewusst verzichtet! So bleibt Raum für eine ganz individuelle pflegefachliche Risikobewertung! ➤ *Kap. 4.5.2*

ASSESSMENTS IM STRUKTURMODELL

Im Strukturmodell wird von einer schematischen Anwendung diverser schriftlicher Assessments Abstand genommen. Die individuelle pflegefachliche Entscheidung wird ausdrücklich in den Vordergrund gestellt, wobei im Rahmen einer „weiteren Einschätzung" auch ein Assessmentinstrument oder eine standardisierte Skala zum Einsatz kommen kann (➤ Kap. 4.5). ➤ *Kap. 2.3.3*

PROBLEME UND RESSOURCEN IM STRUKTURMODELL

Die Beschreibung der Ressourcen erfolgt im Strukturmodell in der strukturierten Informationssammlung „SIS®". Zugeordnet zu den sechs Themenfeldern finden sich hier neben den Problemen und möglichen biografischen Daten auch die Ressourcen und Fähigkeiten der zu pflegenden Person beschrieben. ➤ *Kap. 5.4.4*

AUFNAHMEBERICHT IM STRUKTURMODELL

Bei Anwendung des Strukturmodells finden sich die Informationen des Aufnahmeberichtes größtenteils direkt in der SIS® beschrieben. Es ist dringend darauf zu achten, dass eine doppelte Dokumentation im Berichtswesen vermieden wird! ➤ *Kap. 3.5.1*

HANDZEICHEN IN DER SIS®

Im Strukturmodell ist es vorgesehen, dass abschließend die strukturierte Informationssammlung (SIS®) als Ausdruck der gegenseitigen Verständigung sowohl von der Pflegefachkraft als auch von der zu pflegenden Person bzw. ihren Bezugspersonen / Bevollmächtigten unterzeichnet wird. Die verbindliche Unterschrift aller Beteiligten „besiegelt" das Ergebnis des vorherigen Verständigungs- und Aushandlungsprozess zur Einschätzung und Darstellung der aktuellen Pflege- und Betreuungssituation. Diese Form der Verbindlichkeit kann insbesondere bei unterschiedlicher Einschätzung einer Situation / Risiken aller Beteiligten Klarheit und Sicherheit bieten. ➤ *Kap. 5.1.3*

ZIELFORMULIERUNGEN IM STRUKTURMODELL

Wie im vierphasigen Pflegeprozess üblich, finden sich keine Zielformulierungen extra beschrieben oder im Maßnahmenplan aufgeführt. Im Strukturmodell wird mit „indirekt" formulierten Zielen gearbeitet. Anhand der „Einstiegsfragen" (➤ Tab. 5.2) an die zu pflegende Person und / oder ihre Bezugspersonen werden die individuellen Ziele erkennbar bzw. ergeben sich direkt oder indirekt im Rahmen des „Verständigungsprozesses". Die konsequente Beachtung von Individualität und Selbstbestimmung der zu pflegenden Person hat hierbei oberste Priorität und gibt damit die Ausrichtung für den gesamten Pflegeprozess vor. Die Ziele sind in den Maßnahmen inbegriffen (immanent enthalten) (➤ Tab. 5.20). ➤ *Kap. 5.5.3*

MASSNAHMENPLANUNG IM STRUKTURMODELL

Die Beschreibung der Maßnahmen erfolgt im Rahmen des Strukturmodells zusammenfassend in Form eines individuellen Maßnahmenplanes über 24 Stunden. Optional wird dem Maßnahmenplan eine „Grundbotschaft" vorangestellt. Mögliche Inhalte beziehen sich hier auf Wünsche, Bedürfnisse, Aspekte der Selbstbestimmung, Verhaltensauffälligkeiten etc. Der Maßnahmenplan leitet sich aus den relevanten Informationen in den Themenfeldern der SIS® und der darin integrierten Risikomatrix ab. Die Maßnahmen werden handlungsleitend unter Einsatz vorliegender Verfahrensleitungen erstellt (s. Anhang, Maßnahmenplan). ➢ *Kap. 5.6.7*

VERFAHRENSANLEITUNGEN IM STRUKTURMODELL

Das Pflege- und Qualitätsmanagement legt bei Anwendung des Strukturmodells für eine überschaubare Anzahl von Pflege- und Betreuungssituationen Verfahrensanleitungen für das übliche Vorgehen im Qualitätshandbuch (oder in anderer Form) fest. Diese Verfahrensanleitungen dienen dem klaren Ziel, die Pflegenden von unnötigem Schreibaufwand zu entlasten. Maßnahmen können so in knapper Form formuliert werden. Darüber hinaus sind sie sinnvoll, um ein einrichtungsbezogenes Pflegeverständnis abzubilden. Verfahrensanleitungen sorgen dafür, dass fachliche Grundsätze für alle Mitarbeitenden verbindlich sind und nicht noch einmal in der jeweiligen Pflegedokumentation beschrieben werden müssen. (s. Anhang, Beispiele Verfahrensanweisung). ➢ *Kap. 5.6*

DOKUMENTATIONSPFLICHT IM STRUKTURMODELL (I)

Im Strukturmodell erstreckt sich die Verpflichtung zur Dokumentation auf wichtige diagnostische und therapeutische Maßnahmen und auf die wesentlichen Verlaufsdaten [11]. Nicht dokumentationspflichtig sind Standardaufgaben, Routinemaßnahmen und Selbstverständlichkeiten [12].

Dies setzt voraus, dass eben jene standardisierten Routineaufgaben und Üblichkeiten in Form einer übergeordneten Verfahrensanleitung schriftlich niedergelegt wurden und die Kenntnisnahme der Pflegekräfte durch Gegenzeichnung hinterlegt wurde. Dokumentiert durch die Pflegekraft wird somit eine individuell strukturierte Informationssammlung (SIS®) und der sich daraus ableitende Maßnahmenplan. Zusammengenommen mit einem Zeugenbeweis ergeben diese Instrumentarien, bei einer etwaigen Unterstellung eines Dokumentationsmangels, den sogenannten „Immer-so"-Beweis, welcher Haftungsansprüchen entgegenwirkt [9].

Zweite Kasseler Erklärung der juristischen Expertengruppe zur Bedeutung der Einzelleistungsnachweise für Maßnahmen der Grundpflege in der (teil-) stationären Versorgung (November 2015) Praktische Umsetzung und rechtliche Rahmenbedingungen. Hier heißt es: *„Im Rahmen der Umsetzung des Strukturmodells ist nun die Frage aufgetreten, ob auch bei Verzicht auf Einzelleistungsnachweise noch konkret erkennbar sein muss, wer die jeweilige Maßnahme – auch die Routinemaßnahme im Bereich der Grundpflege – konkret erbracht hat, …"*

Dazu nimmt die juristische Expertengruppe wie folgt Stellung: *„Aus haftungsrechtlicher Sicht ist dies nicht notwendig. In einer haftungsrechtlichen Prozesssituation ist es ausreichend, wenn nachgewiesen ist, dass alle Mitarbeitende, die mit der Versorgung einer Verbraucherin bzw. eines Verbrauchers zu tun haben, in die betreffende individuelle Maßnahmenplanung eingeführt worden sind und wenn entsprechende Verfahrensanleitungen im Qualitätsmanagement hinterlegt sind und es regelmäßige Schulungen hierzu gibt."* [23]. ➢ *Kap. 1.2.1*

DOKUMENTATIONSPFLICHT IM STRUKTURMODELL (II)

Im Strukturmodell besteht unter bestimmten Voraussetzungen (u. a. bei vorliegenden Verfahrensanleitungen für die körperbezogenen Pflegemaßnahmen und pflegerischen Betreuungsmaßnahmen) die Möglichkeit, in der stationären und teilstationären Pflege auf das Abzeichnen regelhaft wiederkehrender Maßnahmen zu verzichten.

Wichtig: In der ambulanten Pflege besteht diese Regelung aufgrund leistungsrechtlicher Anforderungen (Abrechnung Pflegekasse / pflegebedürftige Person) nicht.

Zur Einschätzung von Risiken wurde durch die Möglichkeit der Beobachtung im Rahmen der Risikoeinschätzung in der SIS®, insbesondere bei Aufnahme einer zu pflegenden Person, die Möglichkeit geschaffen, ganz bewusst einzelne Risiken mit einer erhöhten Aufmerksamkeit zu belegen. Dies z. B. durch die Beschreibung des Ess- oder Ausscheidungsverhaltens etc. für einen (kurz) befristeten Zeitraum. Liegen nach Auswertung der dokumentierten Daten genügend Information vor, ist es das Ziel, die „erweiterte" Dokumentation bewusst wieder einzustellen. ➢ *Kap. 1.2.2*

DOKUMENTATIONSPFLICHT IM STRUKTURMODELL (III)

Im Strukturmodell wird auf eine Dokumentation der regelmäßig erbrachten Leistungen verzichtet („Immer-so-Beweis" – Zweite Kasseler Erklärung der juristischen Expertengruppe zur Entbürokratisierung der Pflegedokumentation [23]).

➢ *Kap. 1.2.2*

DURCHFÜHRUNGSBESTÄTIGUNG IM STRUKTURMODELL

Im Strukturmodell erfolgt keine Bestätigung von Routinetätigkeiten mehr. Die geplanten Maßnahmen der Pflege und Betreuung einschließlich Prophylaxen werden den Routinetätigkeiten zugeordnet und gelten grundsätzlich als erbracht. Sie bedürfen daher keiner Bestätigung mehr.

Die Dokumentation von Leistungen der Behandlungspflege und von Lagerungs- und Bewegungsprotokollen bei Dekubitusrisiko bleibt davon unberührt. Hier ist weiterhin ein Nachweis der Durchführung erforderlich. Zudem erfolgt das (befristete) Abzeichnen ggf. erforderlicher Maßnahmen des Risikomanagements (z. B. Einfuhrplan für 5 Tage).

In der **ambulanten Pflege** müssen aufgrund der leistungsrechtlichen Voraussetzungen auch weiterhin die Bestätigung der „eingekauften" Pflegeleistungen entsprechend dem Pflegevertrag sowie die ärztlich verordnete Behandlungspflege und ggf. zusätzliche Betreuungs- und Entlastungsleistungen nach §45 b SGB XI erfolgen.

➢ *Kap. 2.2.5*

BESONDERHEITEN DER DURCHFÜHRUNGSBESTÄTIGUNG

Im Rahmen des Strukturmodells werden die täglich geplanten und somit immer wiederkehrenden Abläufe der grundpflegerischen Versorgung und Betreuung den „Routinetätigkeiten" zugerechnet und bedürfen keiner Bestätigung mehr. Eine Ausnahme stellt die Durchführung der Dekubitusprophylaxe dar (Bewegungsplan). Auch die Bestätigung der Behandlungspflege erfolgt grundsätzlich weiterhin, da es sich hier um ärztliche Anordnungen gemäß SGB V handelt. In der ambulanten Pflege und in der Tagespflege bestehen aufgrund leistungsrechtlicher Voraussetzungen andere Regelungen. Das Ergebnis einer Expertenberatung bestätigt die Grundstruktur und die Grundprinzipien der vorgeschlagenen Entbürokratisierung einschließlich des „abgespeckten" Durchführungsnachweises. Der Expertenrat weist allerdings auf das Vorliegen notwendiger Rahmenbedingungen für das interne Qualitätsmanagement hin (z. B. Verfahrensanleitungen).

➢ *Kap. 5.7.1*

BERICHTE IM STRUKTURMODELL

Im Strukturmodell dient das Berichtswesen schwerpunktmäßig der Dokumentation von Abweichungen der geplanten Pflege und Betreuung und von tagesaktuellen Ereignissen. Im Sinne dieser Abweichungen sind hierbei positive als auch negative Aspekte zu berücksichtigen. Durch die Konzentration der Dokumentation auf Abweichungen sind jegliche Veränderungen schnell erkennbar.

➢ *Kap. 2.2.3*

EVALUATION IM STRUKTURMODELL

Im Strukturmodell ist die Evaluation dynamisch und individuell ausgerichtet. Abweichungen oder Veränderungen, die sich ergeben, werden insbesondere durch die Einträge im Berichtswesen mit Schwerpunkt auf Abweichungen der Maßnahmenplanung und tagesaktuelle Ereignisse sichtbar. Bei Bedarf erfolgt eine sofortige Anpassung der Maßnahmen und bei gravierenden Veränderungen zusätzlich eine Überarbeitung der SIS®. Grundsätzlich liegt es in der Verantwortung der Pflegefachkräfte, die Pflegesituation individuell und anlassbezogen zu überprüfen und ggf. anzupassen. Zudem erfolgt in fachlich angemessenen Abständen (QM-Regelung), abhängig von der Gesundheitssituation der zu pflegenden Person, eine Evaluation in Form von Pflegevisiten oder Fallbesprechungen.

➢ *Kap. 5.8.4*

Literatur

Verweisquellen

[1] Roßbruch, Die Pflegedokumentation aus haftrechtlicher Sicht, PflegeG 1998, 126, 127.
[2] Rahmenberufsordnung des Deutschen Pflegerates e. V., Geisbergstraße 39, 10777 Berlin, vom Mai 2004.
[3] Altenpflege Ausbildungs- und Prüfungsverordnung vom 26. November 2002.
[4] Altenpflegegesetz (AltPflG) vom 25. August 2003 in der Fassung vom Juli 2017.
[5] Krankenpflegegesetz (KrPflG) vom 16. Juli 2003 in der Fassung vom Juli 2017.
[6] Gemeinsame Grundsätze und Maßstäbe zur Qualität und Qualitätssicherung einschl. des Verfahrens zur Durchführung von Qualitätsprüfungen gemäß §113 SGB XI.
[7] Pflege-Weiterentwicklungsgesetz (PfWG) vom Juli 2008.
[8] Prüfanleitung zur Qualität nach den §§ 114 ff. SGB XI.
[9] Beikirch, Nolting, Wipp, Dokumentieren mit dem Strukturmodell, Vincentz, 21,22,44, 58,59,60,61,62.
[10] Rahmenvertrag NRW gemäß §§ 132, 132a Abs. 2 SGB V.
[11] OLG Brandenburg, OLG-Report 2005, 489,491.
[12] BGH VersR 1994, 386, 387.
[13] Wiese, Heimrechtliche Anordnung aufgrund von Dokumentationslücken, Pflegerecht, 534, 537.
[14] „Die Beweislastumkehr im Zivilprozess bei Pflege- und Behandlungsfehlern", Diplomarbeit Oliver Roth, Febr. / April 2003.
[15] Sträßner, Rechtliche Anmerkungen zur Pflegedokumentation, PflegeR, 279, 282 f.
[16] Expertenstandards des Deutschen Netzwerks für Qualitätsentwicklung in der Pflege (DNQP) Fachhochschule Osnabrück.
[17] Grundsatzstellungnahmen des Medizinischen Dienstes der Spitzenverbände (MDS), siehe „Weiterführende Literatur".
[18] Böhme, H. (2000): Standards sind vorweg genommene Sachverständigengutachten. In: Pro Alter 3 / 00, 55–56.
[19] Handlungsanleitung zur praktischen Anwendung des Strukturmodells (ambulant / stationär) der integrierten Strukturierten Informationssammlung (SIS). Berlin 2014.
[20] Richtlinien des GKV-Spitzenverbandes zur Feststellung der Pflegebedürftigkeit nach dem XI. Buch des Sozialgesetzbuches - vom 15. April 2016, geändert durch Beschluss vom 22.03.2021.
[21] „Informations- und Schulungsunterlagen zur Einführung des Strukturmodells in der ambulanten, stationären und teilstationären Langzeitpflege" Version 2.0, Oktober 2017, https://www.ein-step.de/schulungsunterlagen/schulungsunterlagen/S. 14, 19, 61.
[22] Gemeinsame Pressemitteilung der Vertragspartner gem. §113 SGB XI (2014) unter https://www.ein-step.de/fileadmin/content/documents/Gemeinsame_Pressemitteilung_2014-12-18_Start_Implementierung.pdf.
[23] Stellungnahme Juristische Expertengruppe Pflegedokumentation, sog. „Kasseler Erklärung". Erste Kasseler Erklärung 2014 z. B. unter https://www.ein-step.de/fileadmin/content/documents/Kasseler_Erklaerung_Pflegedoku_HaftR_21_01_2014.pdf; Zweite Kasseler Erklärung 2015 z. B. unter https://www.ein-step.de/fileadmin/content/documents/Kasseler_Erklaerung_2_Nov_2015_fin.pdf.

Weiterführende Literatur

Ehmann, M; Völkel, I.: Pflegediagnosen in der Altenpflege, 6. A. Elsevier, München 2020
Fichter, V.; Meier M.: Pflegeplanung, 10. A. Recom Verlag, Bad Emstal 1998
Gordon, M.: Handbuch Pflegediagnosen, 6. A. Hogrefe, Göttingen 2019
Grundsatzstellungnahme Dekubitus, Medizinischer Dienst der Spitzenverbände, Essen 2001
Grundsatzstellungnahme Ernährung und Flüssigkeitsversorgung älterer Menschen, Medizinischer Dienst der Spitzenverbände, Essen 2014
Grundsatzstellungnahme Pflegeprozess und Dokumentation, Medizinischer Dienst der Spitzenverbände, Essen 2014
Hindrichs, S.: Expertenstandards praktisch anwenden. Vincentz Network 2018
Hindrichs, S.: Strukturmodell to go. Vincentz Network 2022
Krämer, U.; Schnabel M.: Pflegedokumentation leicht gemacht, 2. A. Hogrefe, Göttingen 2005
Kreikenbaum, J; Lay, R.: Pflegeplanung leicht gemacht, 9. A. Elsevier, München 2022
Löser, A.: Pflege- und Betreuungsberichte professional schreiben. 7. A. Schlütersche, Hannover 2018
MDK-Anleitung zur Prüfung der Qualität nach den §§ 114 ff. SGB XI in der ambulanten Pflege, von März 2023, Medizinischer Dienst der Spitzenverbände, Essen 2023
MDK-Anleitung zur Prüfung der Qualität nach den §§ 114 ff. SGB XI in der stationären Pflege, vom 01.06.2023, Medizinischer Dienst der Spitzenverbände, Essen 2023
MDK-Anleitung zur Prüfung der Qualität nach den §§ 114 ff. SGB XI in der Tagespflege, vom 01.04.2022, Medizinischer Dienst der Spitzenverbände, Essen 2022
Müller, H.: Arbeitsorganisation in der Altenpflege, 6. A. Schlütersche, Hannover 2020
Palesch, A. (Hrsg.): Leitfaden Ambulante Pflege. 5. A. Elsevier, München 2020
Richtlinien der Spitzenverbände der Pflegekassen zur Begutachtung von Pflegebedürftigkeit nach dem XI. Buch des Sozialgesetzbuches, Medizinischer Dienst der Spitzenverbände, Essen 2021
Rosenberg, M.B.: Gewaltfreie Kommunikation. 12. A. Junfermann, Paderborn 2016
Van der Kooij, C.: Ein Lächeln im Vorübergehen. 2. A. Hogrefe, Göttingen 2012
Van der Kooij, C.: Die Magie der Bewohnerbesprechung, Hogrefe, Göttingen 2015
Völkel, I.; Ehmann M.: Spezielle Pflegeplanung in der Altenpflege, 7. A. Elsevier, München 2021

Register